ウルトラ図解

オールカラー 家庭の医学

くび・肩・背中の痛み

不快な症状をもとから治す、知識と治療

監修 手塚正樹 東京都済生会中央病院
整形外科 担当部長

法研

はじめに

肩こりは、くびや肩、背中などに生じる不快感、筋緊張感や痛みであり、日常的に非常に多くみられる症状です。むしろ肩こりを経験したことがない人の方が少ないのではないでしょうか。

もともと人間の骨格は重い頭部を支え、両腕をぶら下げた構造であるため、身体を起こしているだけでも、常にくびや肩に負担がかかりやすい状況であると言えます。それに加えて、現代人の生活の中には、肩こりを起こしやすい局面が大変多くみられます。長い時間同一姿勢をとったり、姿勢が悪かったりすると筋肉の緊張状態を引き起こし、肩こりの原因となるケースが多くみられます。また運動不足や精神的ストレスなども肩こりの原因となります。パソコンやスマートフォンなどの画面を長く見るだけでも、目の疲れにより、肩こりの大きな原因になるのです。現代人の日常生活はあまりに多くの肩こりを生じる要因に取り巻かれていると言えます。

このように普通に日常生活を送っているだけでも、肩こりは自然に起こってきてしまいます。しかしながら、肩こりに悩まされている大半の方が、よほどひどい症状にならない限り、医療機関にかかることなく、何らかのセルフケアか、マッサージなどで対処しているると思われます。

肩こりはマッサージなどで一時的に症状は解消されますが、それだけではすぐに再発してしまいます。肩こりを根本的に改善させるには、生活習慣や自分の姿勢の癖などを見直し、原因を正確に把握すること、そしてくびや肩周辺にかかる負担を少なくすることが必要です。また肩こり、くびや肩周辺の痛みの中には、頸椎や肩関節の病気から起こっているものも多くみられます。放っておくと深刻な症状に進行していくこともあります。

本書では肩こりのメカニズムや肩こりを起こす病気についてわかりやすく解説し、自分で簡単にできる効果的なセルフケアや、生活の中での肩こり予防法を詳しく説明しましたので、肩こりに悩んでいる人は是非実践してみてください。

しかし不快感や痛みが増強する場合や、あまりにも長く肩こりが続く場合は、早めに医療機関を受診してください。単なる肩こりだと思って放置していたものが、実は別の病気による痛みだったということもあるのです。

本書が肩こりに悩む皆様にとって、症状改善の一助となれば幸いです。

東京都済生会中央病院　整形外科　担当部長
手塚正樹

1章 くび・肩・背中が痛い!!

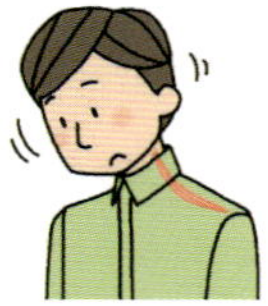

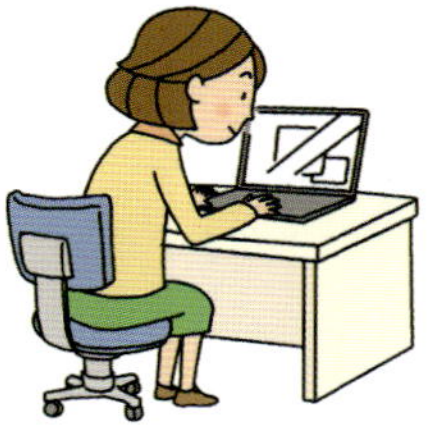

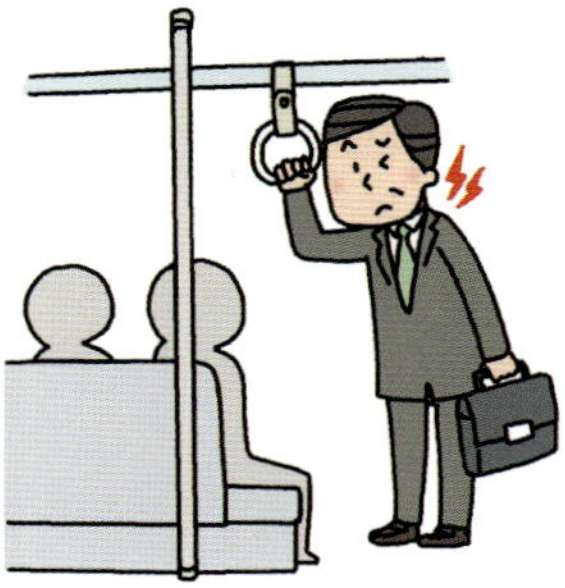

2章 なぜ、くび・肩・背中が痛むのか

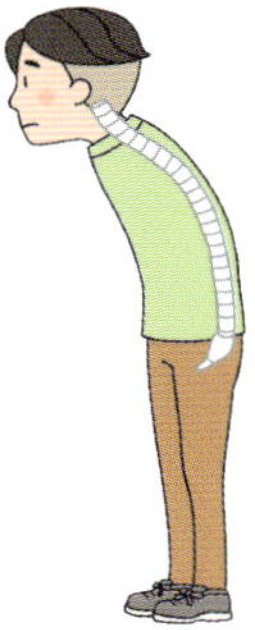

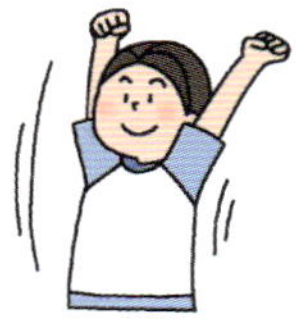

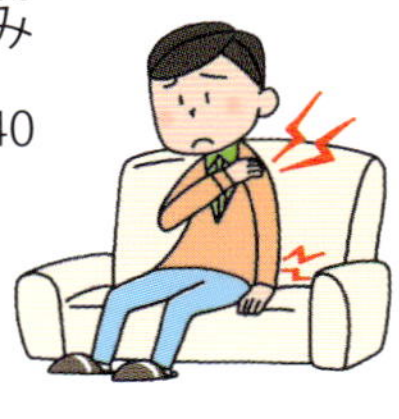

3章 病気やけがが原因のくび・肩・背中の痛み

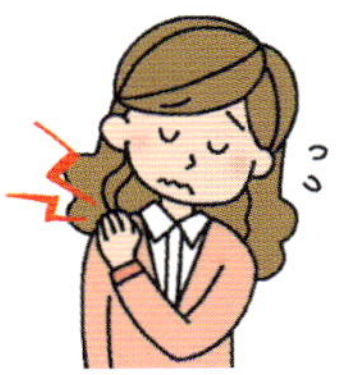

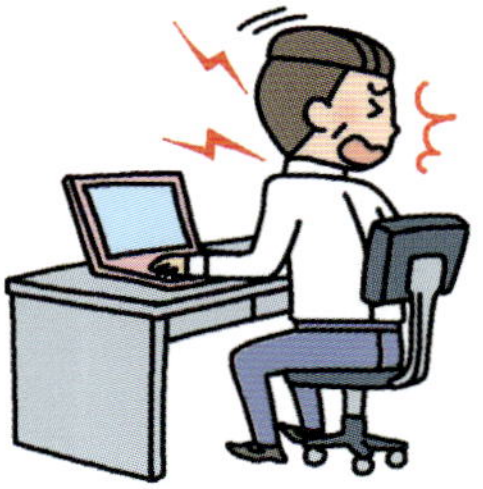

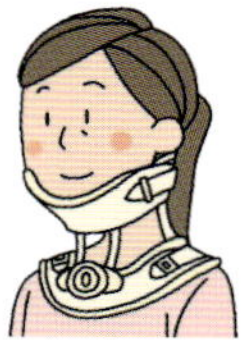

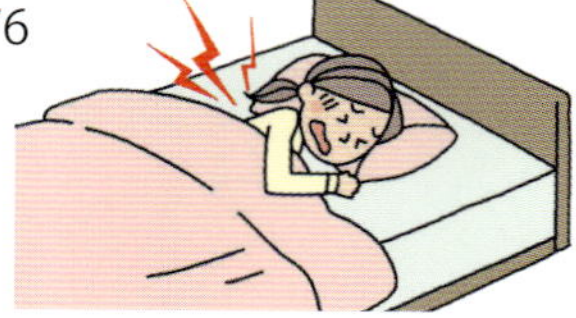

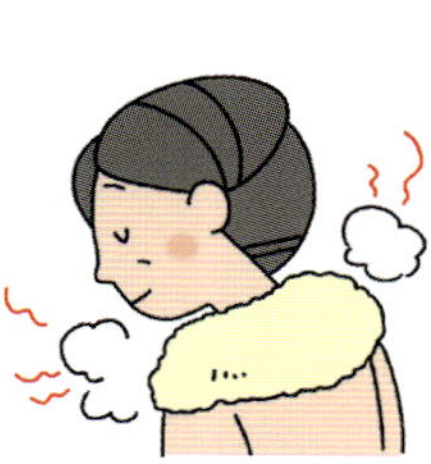

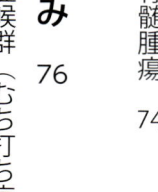

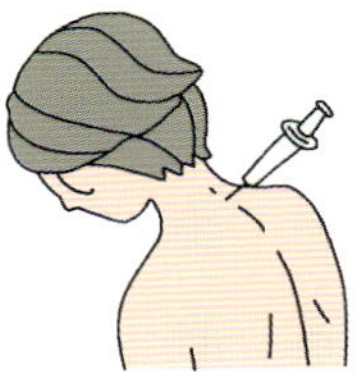

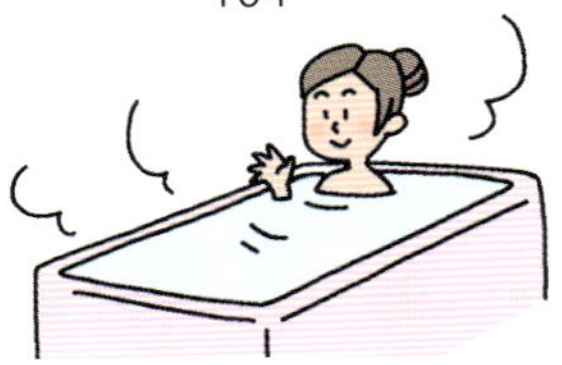

4章 くび・肩・背中の痛みを解消する生活

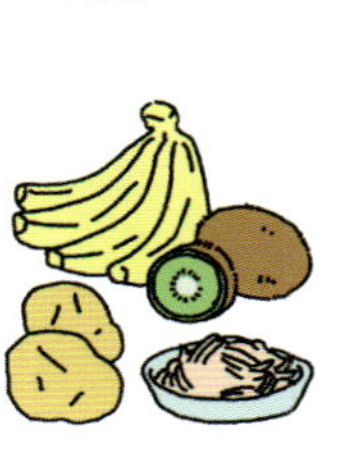

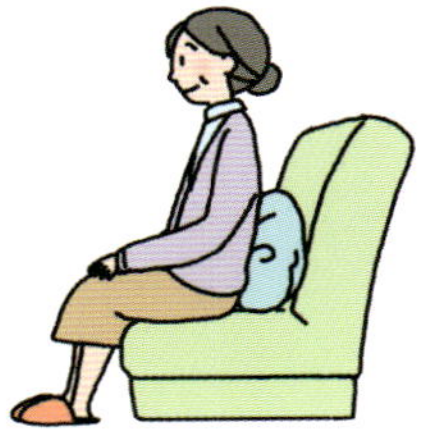

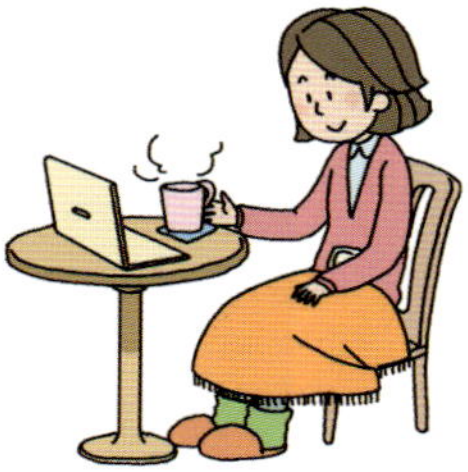

5章 自分でできるこりや痛みの解消法

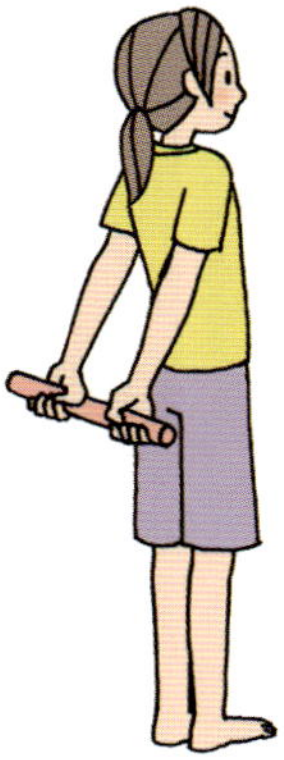

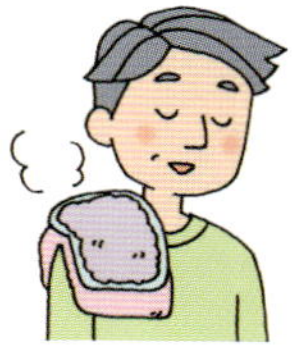

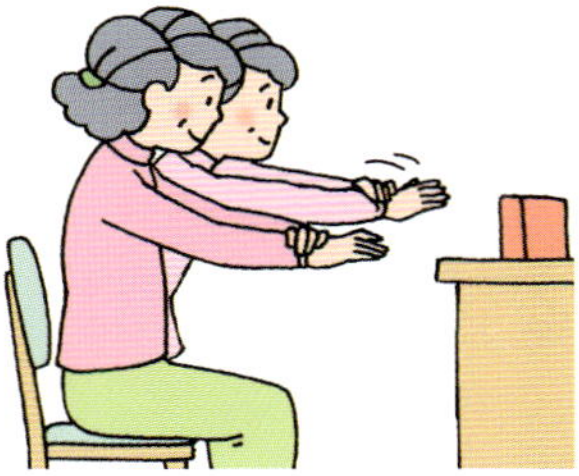

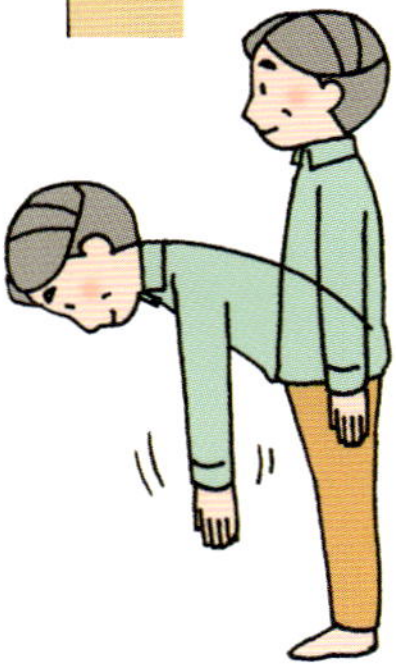

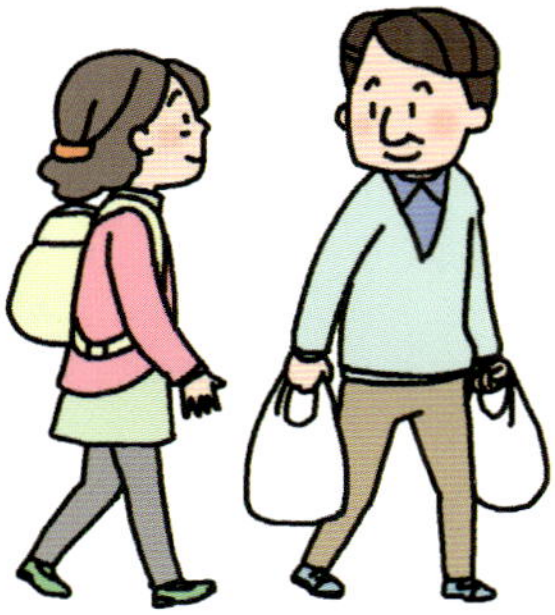

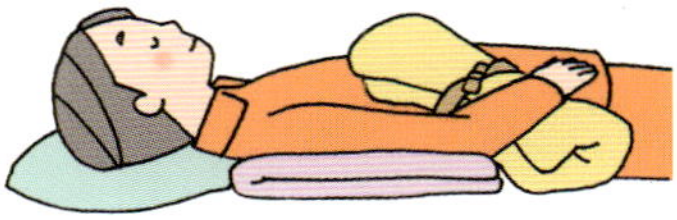

【装丁・本文デザイン】HOPBOX
【図解デザイン・イラスト】HOPBOX

第１章

くび・肩・背中が痛い!!

多くの人が悩んでいる、くび、肩、背中の痛み。それらの不快な症状が起こる理由を知るために骨格や筋肉などからだのしくみについてみていきます。

くび・肩・背中の痛みは人類の宿命？

我慢できる？　できない？　不快な症状

くび・肩・背中の痛みに悩んでいる人は、いつの時代もなくなることはありません。厚生労働省が行った「平成25年国民生活基礎調査」の「気になる症状」に「肩こり」を挙げている人は、男性では腰痛に次いで第2位、女性では第1位となっています。男性では30代から、女性は20代から自覚症状を訴える人が増えています。

肩こりとは、くび・肩・背中の筋肉の緊張状態が続いて血行障害を起こし、筋肉が疲労した状態をいいます。「頸肩腕症候群《けいけんわんしょうこうぐん》」とも呼ばれ、くび・肩・背中にかけての筋肉の違和感、不快感、だるさ、しびれ、鈍痛などの症状があります。

これらの症状はいったい、なぜ起きるのでしょうか？　それは人類の祖先である脊椎動物《せきついどうぶつ》の進化と深い関係があるといわれています。

人類の祖先は他の脊椎動物と同じく4足歩行をしていました。当然、骨格もそれに見合ったつくりで、肩甲骨《けんこうこつ》が脊柱《せきちゅう》に乗った構造になっています。

しかし、進化の過程で4足から2足歩行になり、重い腕や肩甲骨を肩からぶら下げて歩くことになったのです。当然ながら肩の筋肉にその重さがのしかかるようになりました。

そのうえ、直立することになった人類は、約6～7キロもある頭部を、くびと肩で支えなければならず、よりいっそう筋肉への負担が増えたのです。

多くの現代人が悩まされている不快な症状は、人類の宿命といえるのかもしれません。

だからといって、くび・肩・背中の痛みをずっと我慢し続けるわけにもいきません。痛みの解消法を探り、一日も早く痛みから解放されましょう。

用語解説　脊椎動物　からだの中軸の骨格として背骨（脊椎）を持つ動物。魚類、両生類、爬虫類、鳥類、哺乳類など。

多くの人がくび・肩・背中の痛みで悩んでいる

男女別気になる症状 上位3症状（複数回答）

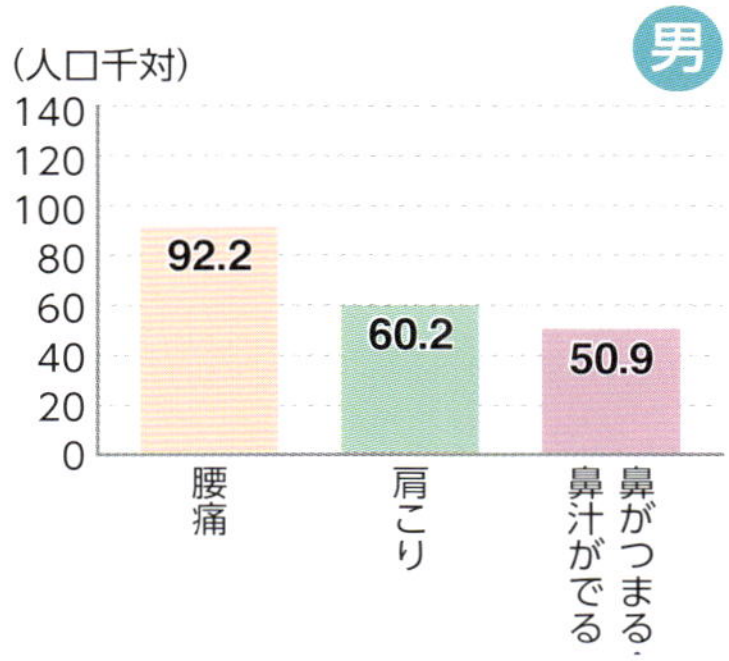
男
（人口千対）
140
120
100
80
60
40
20
0
92.2
60.2
50.9
腰痛
肩こり
鼻がつまる・鼻汁がでる

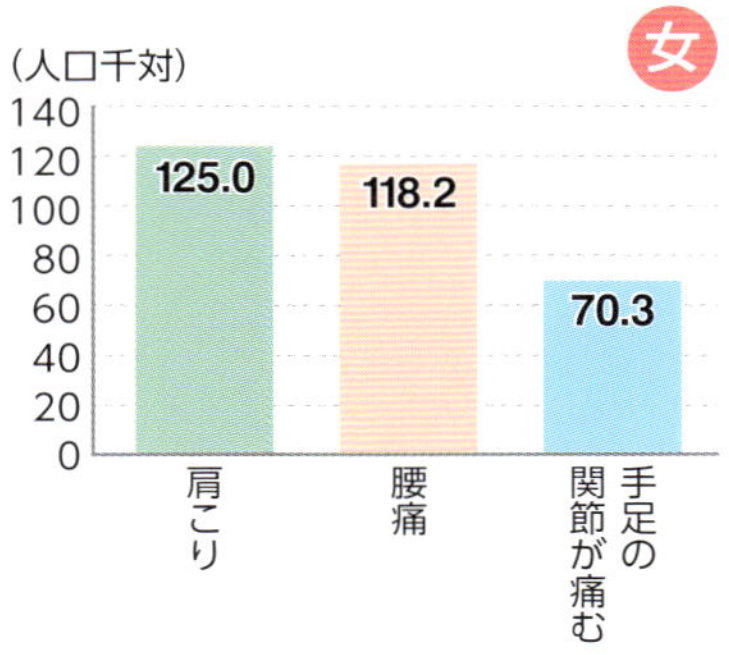
女
（人口千対）
140
120
100
80
60
40
20
0
125.0
118.2
70.3
肩こり
腰痛
手足の関節が痛む

※有訴者には入院者は含まないが、分母となる世帯人員数には入院者を含む
＊『平成25年国民生活基礎調査　厚生労働省』より

4足歩行の動物

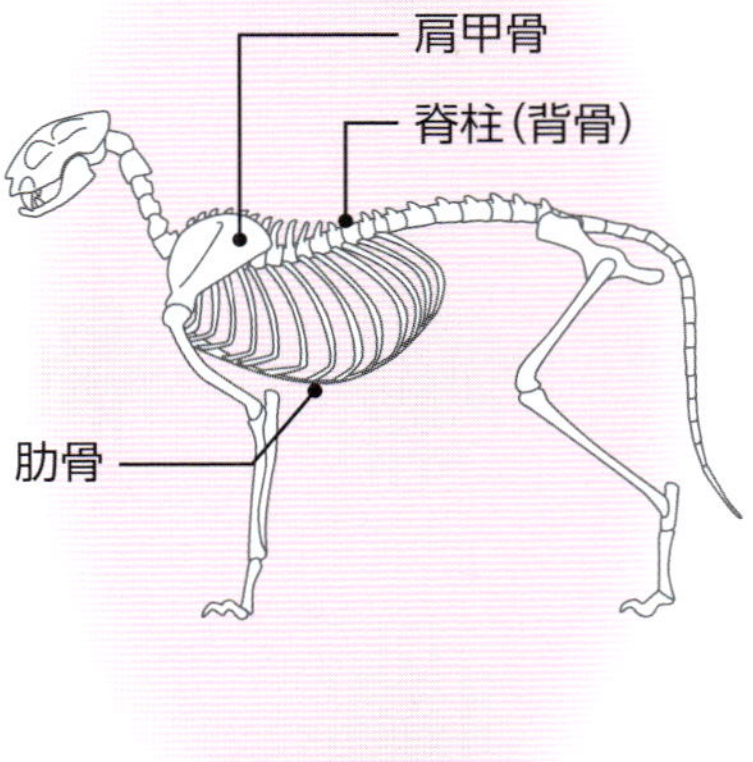
肩甲骨
脊柱（背骨）
肋骨

重い腕や肩甲骨を
しっかり支える構造

2足歩行の人間

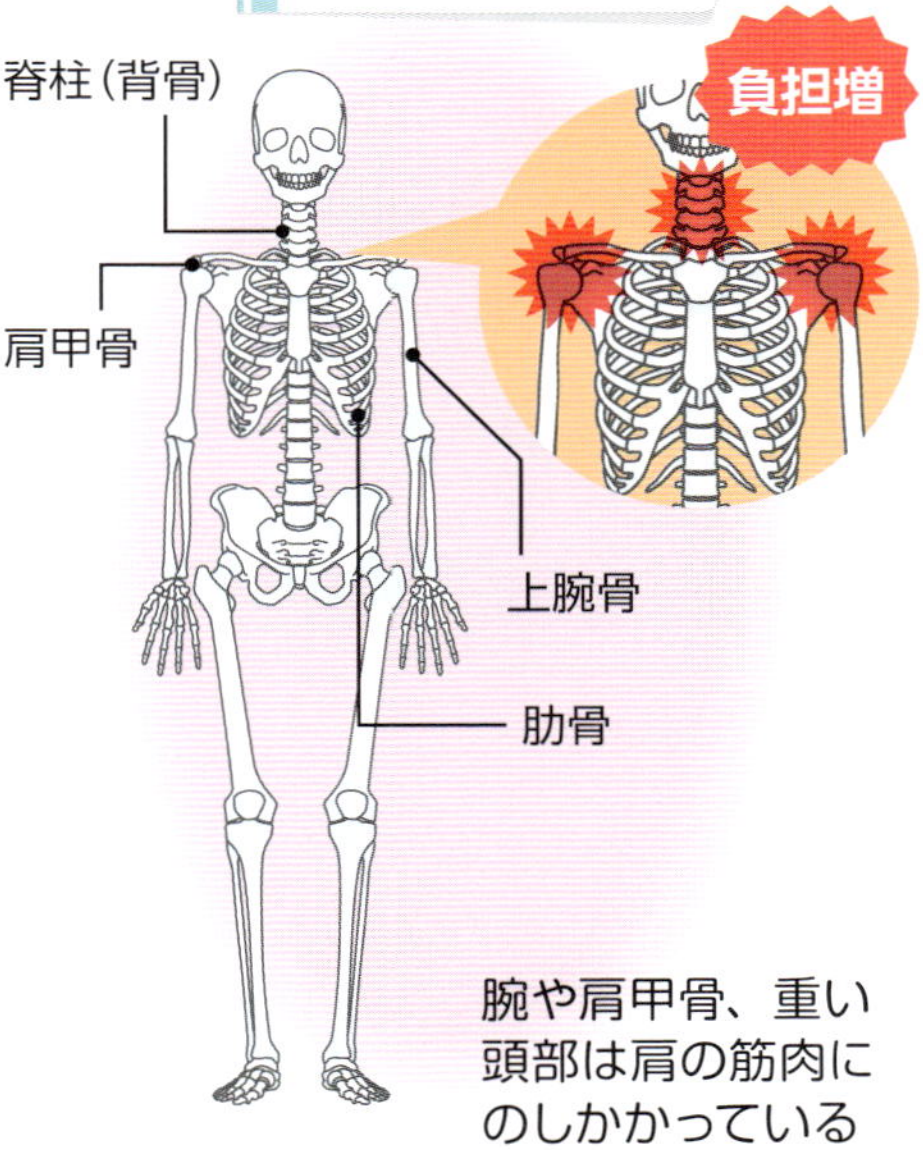
脊柱（背骨）
負担増
肩甲骨
上腕骨
肋骨

腕や肩甲骨、重い
頭部は肩の筋肉に
のしかかっている

POINT **くび・肩・背中の痛みは、立ち上がって2足歩行になった人類の宿命** ➡ **解消法を学ぼう**

現代の生活環境が痛みを誘発する？

日本人に肩こりが多いわけ

くび・肩・背中の痛みは日本人の誰もが感じたことのある症状の一つです。これらの痛みは日本人に多く、欧米人にはあまり見られない症状だといわれています。それは日本人と欧米人の筋肉量の違いに深く関わっています。

筋肉量の少ない日本人は欧米人に比べて、くび・肩・背中の筋肉への負担が大きく、痛みが生じやすいといわれています。くび・肩・背中の痛みは筋肉量に関係しているというのです。

確かに、筋肉質のがっしりとした体型の人が、「肩こりがひどい」と訴えるケースはあまり多くありません。また、男性に比べて筋肉量の少ない女性のほうが、肩こりで悩んでいる人が多いことからもうかがえます。

とはいえ、筋肉量ばかりが肩こりの原因かといえば、そうではありません。

ある調査で、年齢別に肩こりに悩んでいる人を調べたところ、40~50代が多く、筋肉量が減少するはずの60代以上になると減少していることがわかります。このことから、筋肉量に限らず、仕事や子育てで忙しく働いている年代特有の生活習慣が、痛みに大きく関与しているということがわかります。

だからといって、「体質だから」「忙しくしているから」と、くび・肩・背中の痛みをあきらめるわけにはいきません。痛みは生活の質をも低下させます。生活習慣は自ら見直し、改善できるものです。

筋肉量の少ない日本人であっても、生活習慣を見直すことで、くび・肩・背中の痛みを改善することができます。くび・肩・背中の痛みを引き起こす要因を知って、少しずつ解消していきましょう。

肩がこりやすい人は？

欧米人に比べて日本人は筋肉量が少ない！

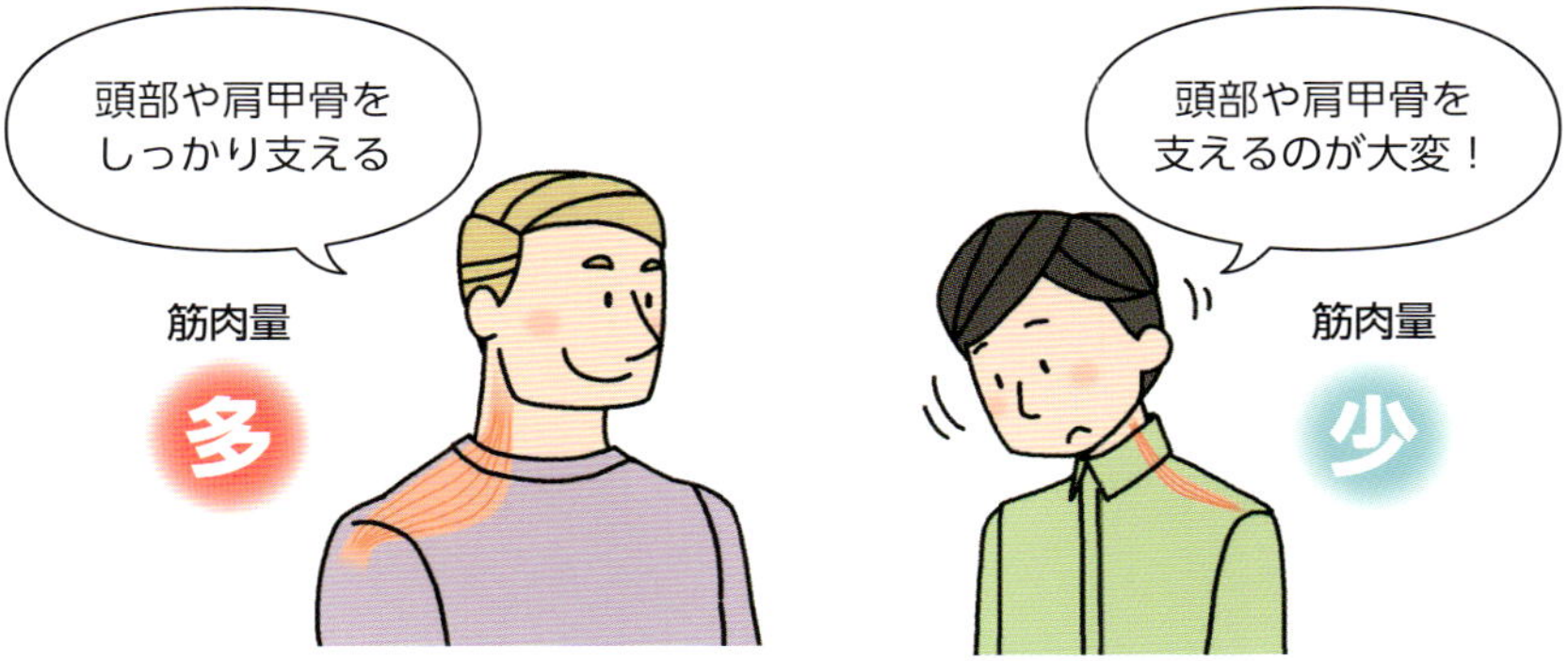
頭部や肩甲骨を
しっかり支える
筋肉量
多
頭部や肩甲骨を
支えるのが大変！
筋肉量
少

だから日本人は肩こりが多い

男女別・年齢別　肩こりの有訴者率（複数回答）

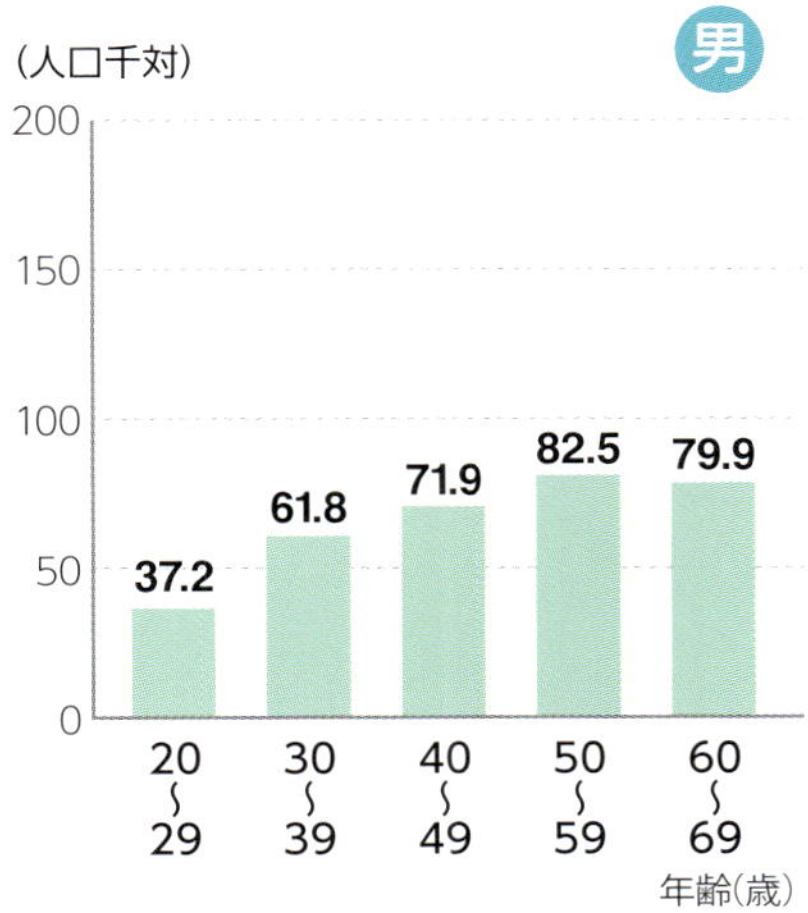
（人口千対）
男
200
150
100
50
0
37.2
61.8
71.9
82.5
79.9
20〜29
30〜39
40〜49
50〜59
60〜69
年齢（歳）

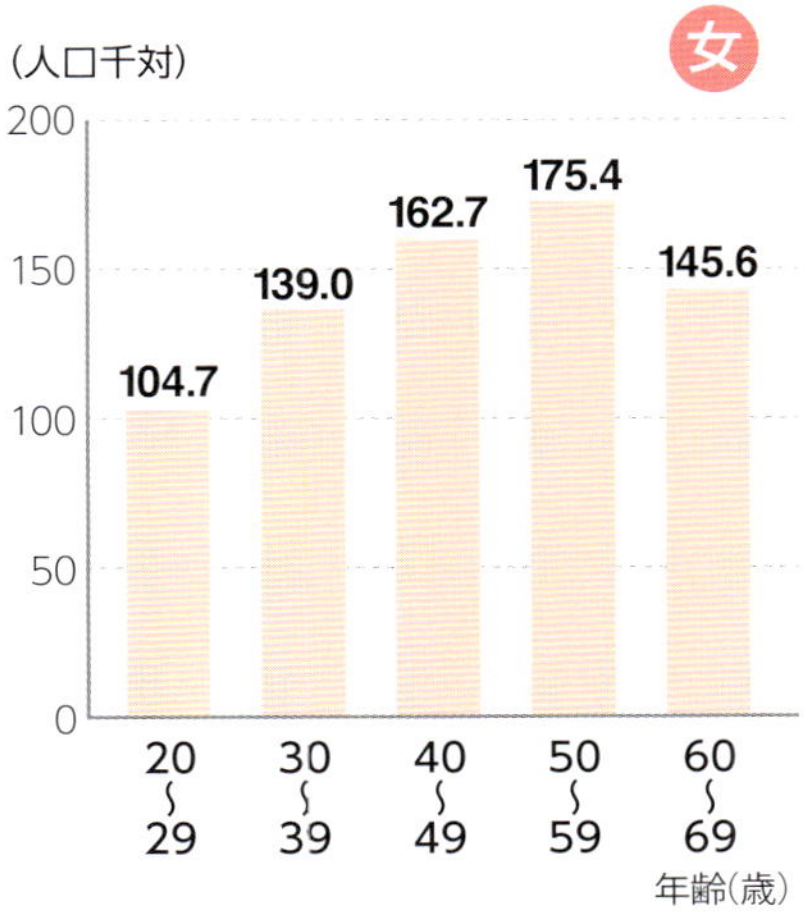
（人口千対）
女
200
150
100
50
0
104.7
139.0
162.7
175.4
145.6
20〜29
30〜39
40〜49
50〜59
60〜69
年齢（歳）

※有訴者には入院者は含まないが、分母となる世帯人員数には入院者を含む
＊『平成25年国民生活基礎調査　厚生労働省』より

POINT　**痛みの要因を知り、生活習慣を改善しよう**

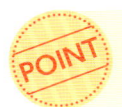

痛みを引き起こす要因

これまで述べてきたように、くび・肩・背中の痛みは、筋肉の緊張状態が続いて血行障害を引き起こし、筋肉が疲労した状態をいいます。逆にいえば、緊張状態が続かなければ、これらの痛みを感じることも少なくなるといえます。

このような緊張状態は、筋肉を動かさず、長時間、いつも同じ姿勢でいることによって起こります。とくに便利な電化製品の普及などで、動く機会がどんどん少なくなっている現代では、筋肉の緊張状態が長引くことが多くなりました。

通勤通学では車や電車を使い、オフィスではパソコンに向かって同じ姿勢が続きます。ここ数年、スマホやタブレットPCなどの普及に伴い、悪い姿勢のまま、長時間過ごすことも多くなりました。

これらの要因に、日頃の運動不足も加わって筋肉にますます負担をかけることになったのです。

悪い姿勢や運動不足ばかりではありません。ストレスも大いに、くび・肩・背中の痛みを引き起こす要因になります。ストレスは自律神経に大きな影響を及ぼすからです。

自律神経には交感神経と副交感神経があります。交感神経が興奮すると筋肉が緊張し、副交感神経が優位になるとリラックスして筋肉もほぐれます。

筋肉が緊張することによって血管が収縮し、血流量が減少します。血流量が少なくなると、筋肉に酸素が行き渡らなくなります。酸素不足は乳酸などの疲労物質を増やし、筋肉に炎症を起こして痛みを感じるようになるのです。

これらは、デスクワークが中心のサラリーマンやOL、トラックやタクシーの運転手、美容や理容などを職業とする人たちにとって、防ぎようのない要因といえます。さまざまな要因が重なり合って起こる、くび・肩・背中の痛みを理解するために、まずは人体の構造から見ていきましょう。

用語解説　自律神経　末梢神経の一つで、意志とは無関係に作用する。消化、血流、発汗などの不随意器官の機能を促進または抑制し調節する。

長引くくびの緊張が痛みを引き起こす！

気づかないうちに時間が経っている…

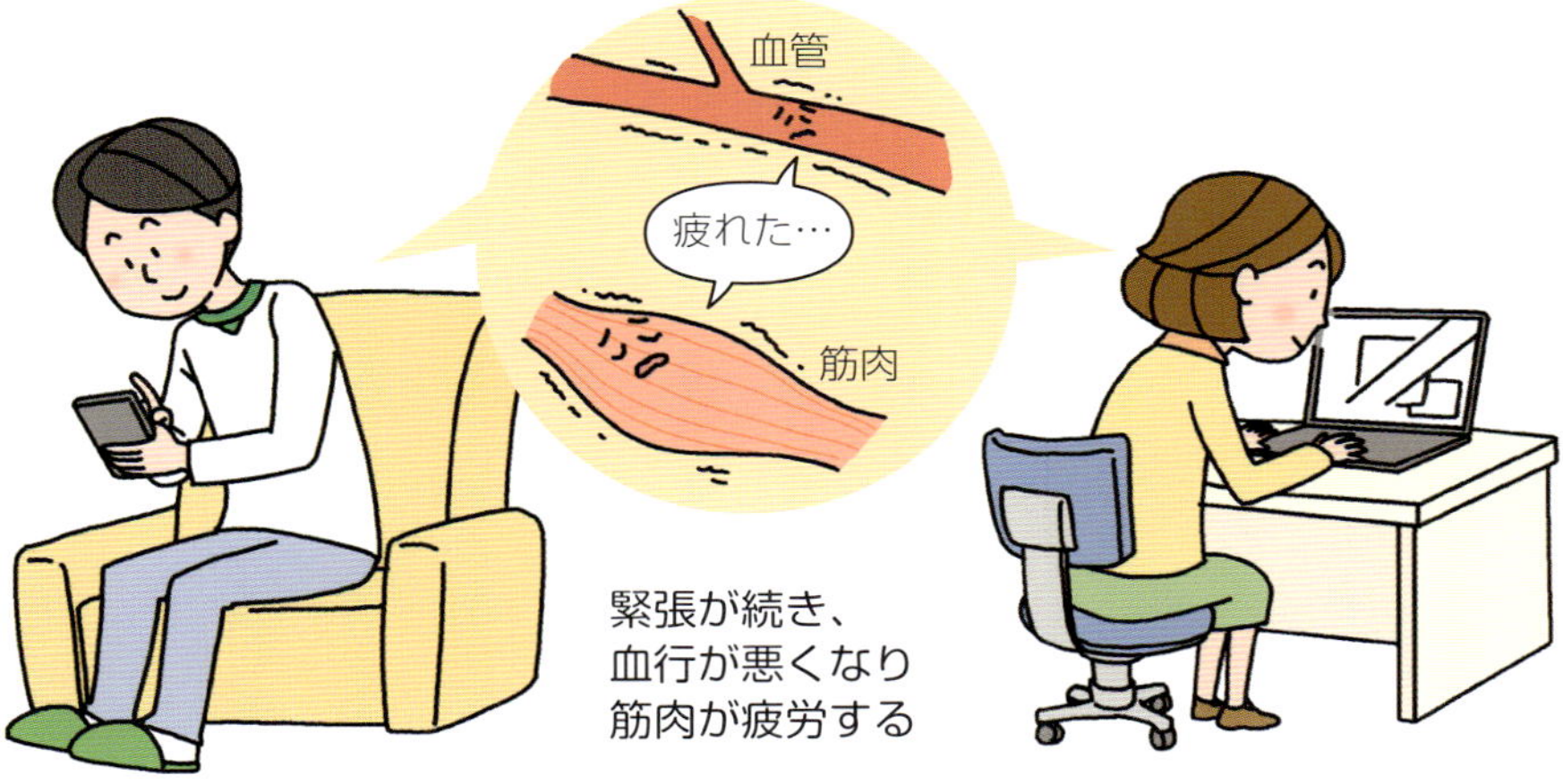
血管
疲れた…
筋肉
緊張が続き、
血行が悪くなり
筋肉が疲労する

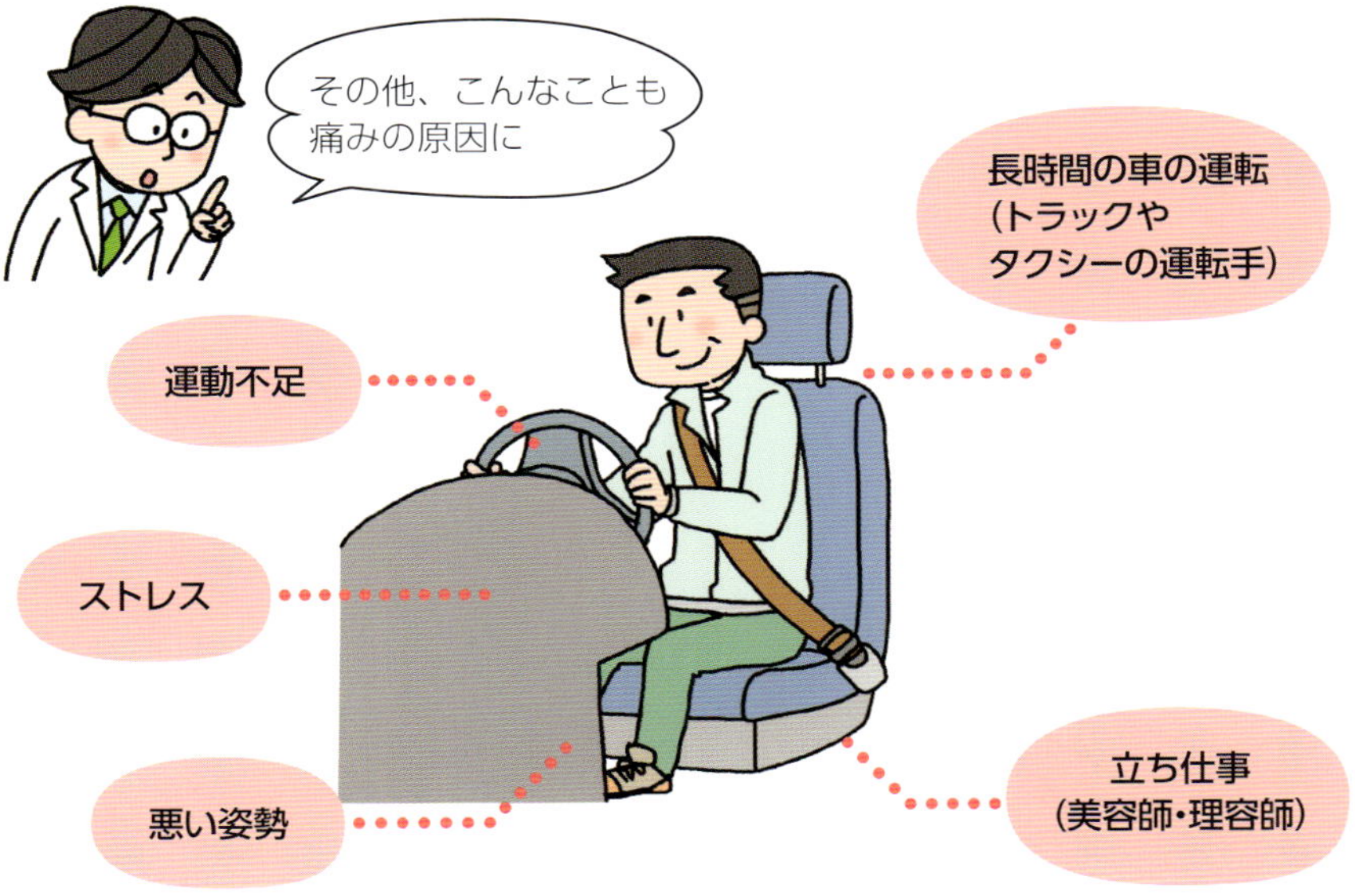
その他、こんなことも
痛みの原因に
長時間の車の運転
（トラックや
タクシーの運転手）
運動不足
ストレス
悪い姿勢
立ち仕事
（美容師・理容師）

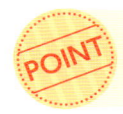

POINT 筋肉が緊張 ➡ 血流が悪化 ➡ 筋肉が酸素不足に ➡ **痛み発生!!**

くび・肩・背中の構造を知って痛みをとる

脊椎と椎骨のしくみ

くび・肩・背中は、体を支える「脊椎」と、それを支える「靭帯《じんたい》」、「筋肉」によって形成されています。脊椎は、一般には「脊柱」、「背骨」とも呼ばれています。脊椎は24個の「椎骨」と呼ばれる骨が、頭蓋骨から骨盤まで伸び、頭部と腕、上体を支えています。脊椎は「頸椎《けいつい》」「胸椎《きょうつい》」「腰椎《ようつい》」「仙骨《せんこつ》」「尾《び》骨《こつ》」の5つの部分から成り、頸椎には7個、胸椎には12個、腰椎には5個の椎骨が連なっています。

椎骨は円柱状で、腹側には横断面が楕円形をしている「椎体《ついたい》」、背側には脊髄《せきずい》の通り道である「脊柱管（椎孔《ついこう》）」と「椎弓《ついきゅう》」があり、椎弓からは「棘突《きょくとつ》起《き》」が出ています。

椎骨と椎骨の間には、椎骨にかかる衝撃をやわらげるクッションのような役割を果たす、「椎間板《ついかんばん》」があります。椎骨は「靭帯」によって連結され、その周りを筋肉が支えています。

脊椎は横から見ると、頸部は前方に、胸部は後方に、腰部は前方に、臀部《でんぶ》は後方に弯曲《わんきょく》し、S字カーブ（生理的弯曲）を描いています。

脊椎は生まれたときからS字カーブを描いていたわけではありません。赤ちゃんの頃は脊椎動物と同じようにハイハイをして4足歩行だったため、脊椎は全体が後方に、頸部は前方に弯曲していました。

その後、成長して直立するようになると、重い頭部を支えるために、腰部は前方に、臀部は後方に弯曲して、現在のS字カーブの姿勢になったのです。

S字カーブは、上半身の重みを分散させ、歩行などによる振動や衝撃をやわらげ、脳へ悪影響を及ぼさないような構造になっていて、人がバランスよく直立するのに役立ってます。

用語解説

軟骨　弾力性に富む軟骨組織からなる器官で、関節などに存在し、骨格の動きを助けるほか、鼻や耳などを形作り支える働きもする。

直立姿勢のためのＳ字カーブ

脊椎はS字カーブを描いている。これを「生理的弯曲」という

横から見ると
（胸椎・頸椎）

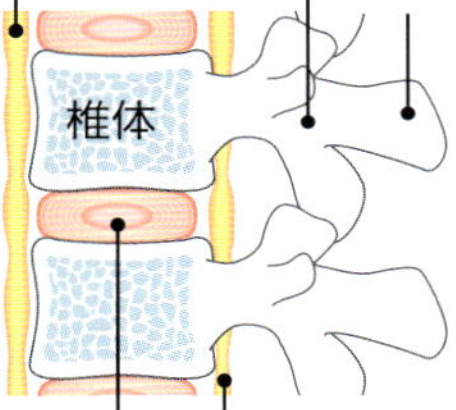
前縦靭帯
椎弓
棘突起
椎体
椎間板
後縦靭帯

上から見ると

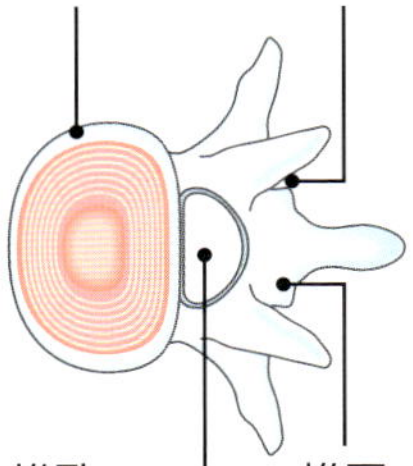
椎体
椎間関節
椎孔
椎弓

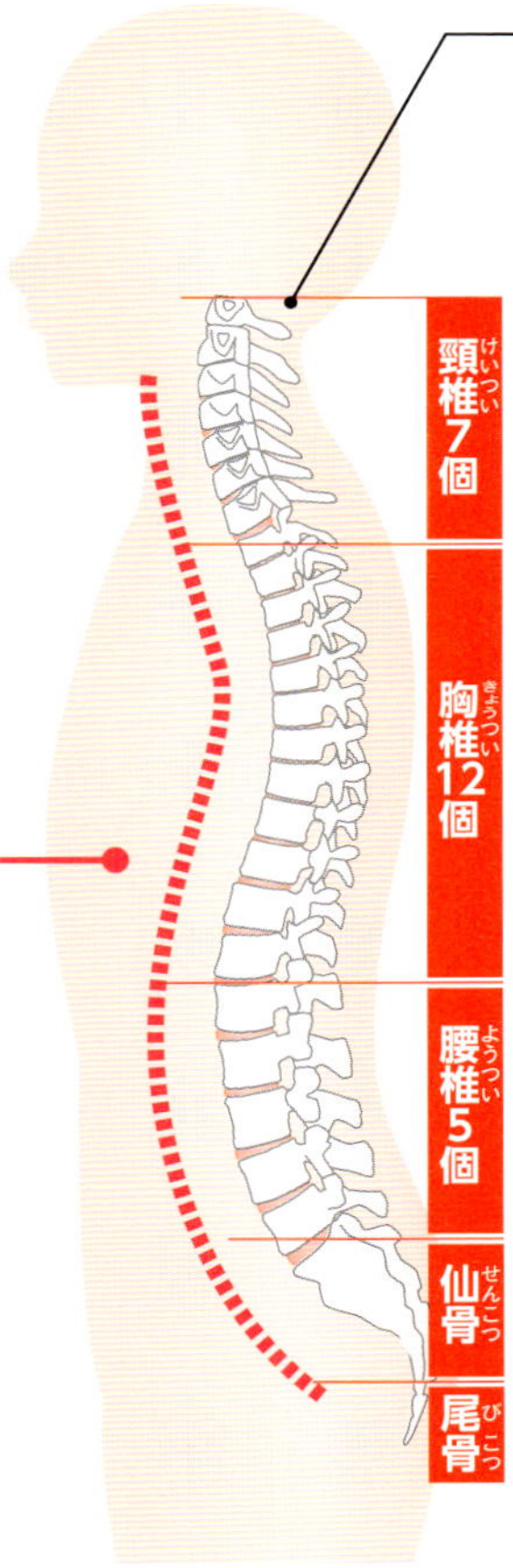
頸椎《けいつい》7個
胸椎《きょうつい》12個
腰椎《ようつい》5個
仙骨《せんこつ》
尾骨《びこつ》

頸椎は
７つの椎骨で
作られている

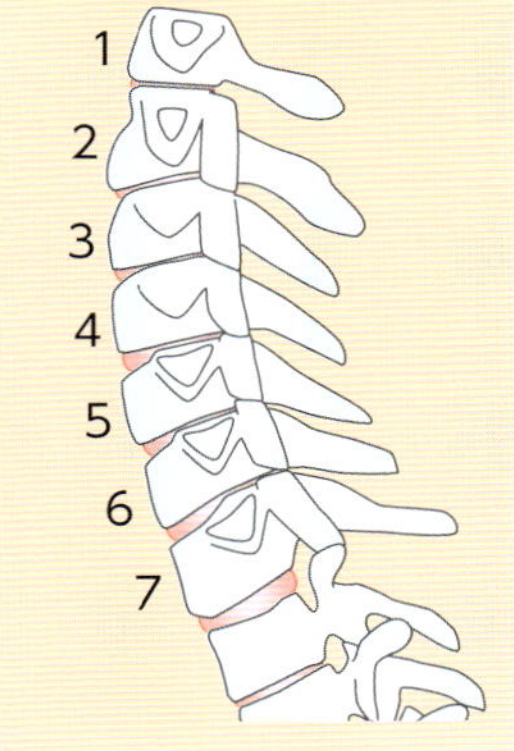
1
2
3
4
5
6
7

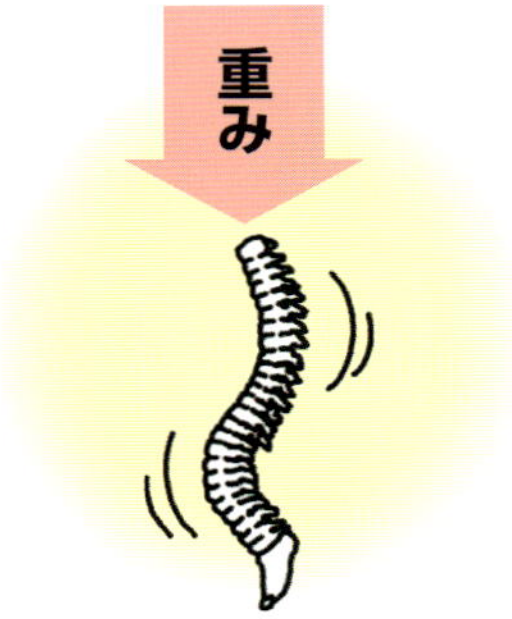
重み

Ｓ字が重みを
分散して衝撃を
やわらげる

POINT　バランスよく直立できるのはＳ字カーブのおかげ

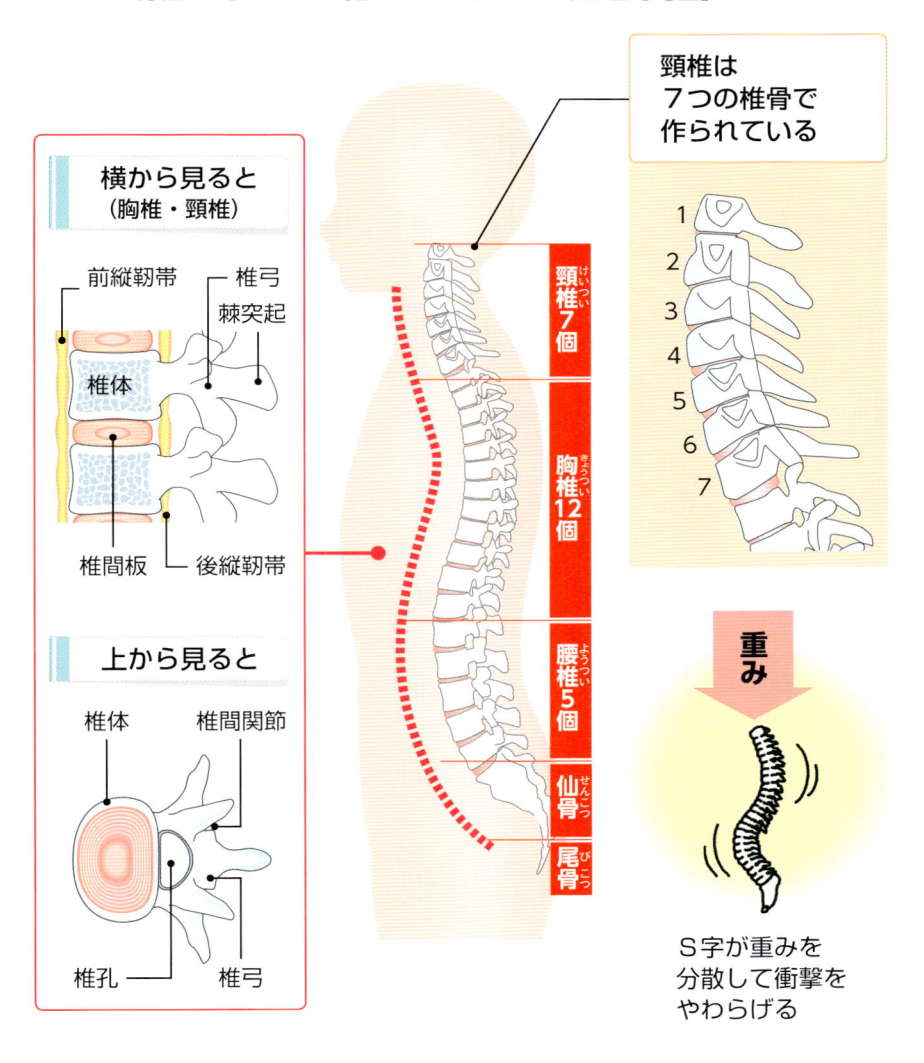

頸椎、椎間板、脊柱起立筋のしくみ

脊椎の中で、とくに重要な役割を果たしているのが頸椎《けいつい》です。頸椎は7個の椎骨がじゃばら状に連なり、くびの可動域を広げています。

くびは頭部を前方に約60度、後方に約50度、左右に約50度倒すことができ、左右に約70度ねじって後方を振り向くこともできます。

頭部には視覚、聴覚、嗅覚などの重要な感覚器官が集中しており、身を守るために必要な外部からの情報を素早くキャッチできる構造になっています。このような、スムーズなくびの動きを支えているのは、頸椎の椎間板と「脊柱起立筋《せきちゅうきりつきん》」という筋肉です。

椎間板は椎骨と椎骨の間にあり、弾力性のある円盤型をした組織で、中央部にはゲル状の物質でできた「髄核《ずいかく》」があります。その周りを「線維輪《せんいりん》」と呼ばれる組織が何重にも包み込み、より弾力のある組織にしています。くびを曲げるたびに椎間板は形を変え、頭部の重さやさまざまな衝撃を吸収します。

椎間板は加齢とともにその機能も少しずつ低下していきます。椎間板は弾力性を失い、薄く硬くなって頭部の重みや衝撃に耐えられず変形し、椎骨と椎骨がこすれ合い、摩耗や損傷を引き起こし、くびや肩に痛みが生じることがあります。

椎間板とともに重要な働きをしているのが脊柱起立筋です。脊柱起立筋はくび周辺の筋肉群で、くびの後ろから脊椎にそって両側に並んでいます。頭部を前に倒すときは脊柱起立筋が伸び、必要以上に倒れないように調整します。逆に頭部を起こすときは脊柱起立筋が収縮し、頭部を上に持ち上げます。

脊柱起立筋は常に約6～7キロもある頭部を支え、動きをコントロールしているので、かなりの負担がかかり、疲労しやすくなっています。デスクワークやスマホの操作など、頭部が下がった状態が長時間続くと、脊柱起立筋が伸び切ったままになり、くび・肩・背中の痛みを引き起こします。

用語解説　頸椎　脊椎の一部で7つの椎骨からなる。もっとも上の頭蓋骨につながっている部分を環椎、その下を「軸椎」と呼び、くびの大きな動きを支えている。

頸椎、椎間板、脊柱起立筋のしくみ

くびは複雑な動きが可能

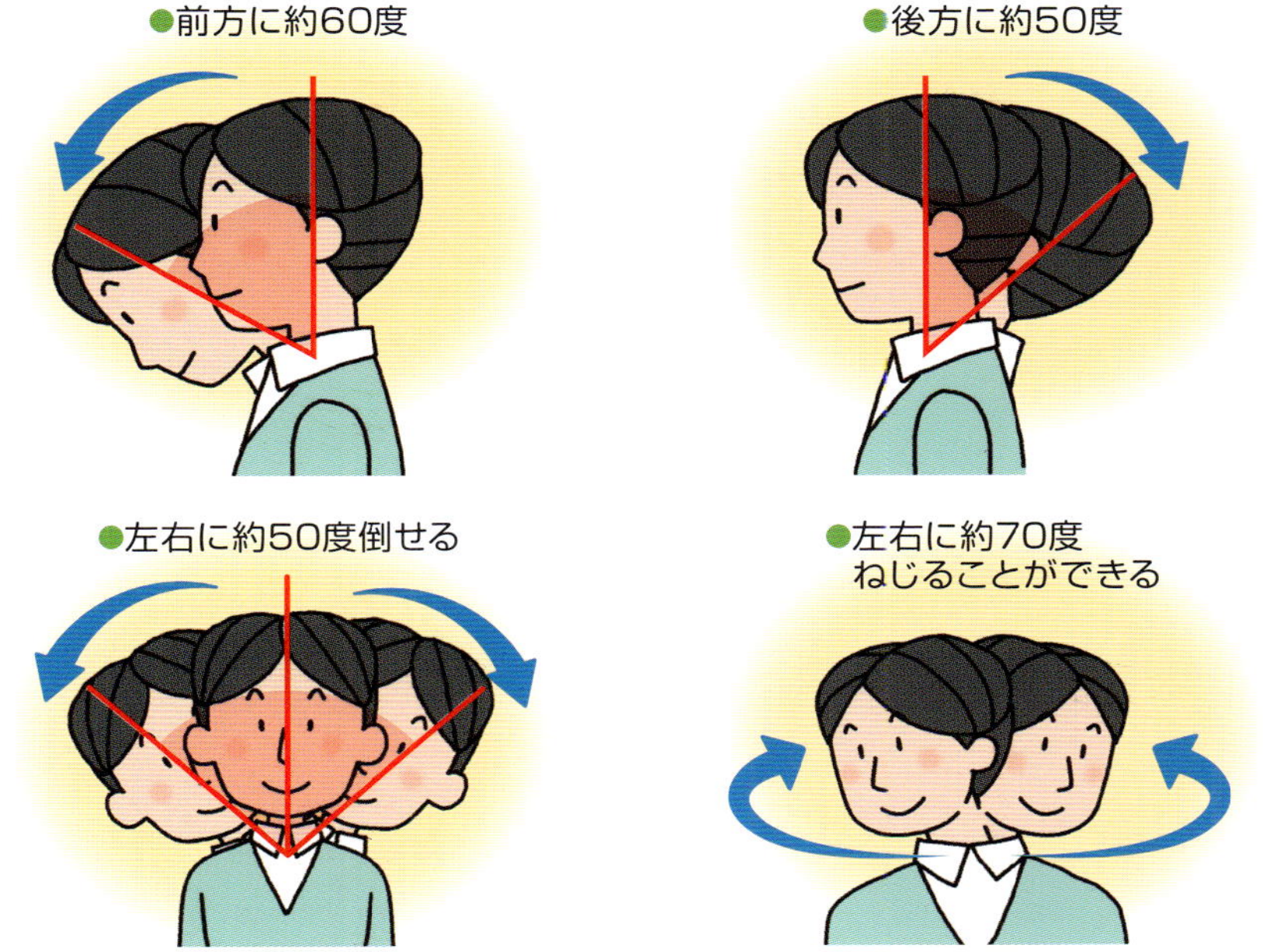
●前方に約60度
●後方に約50度
●左右に約50度倒せる
●左右に約70度
ねじることができる

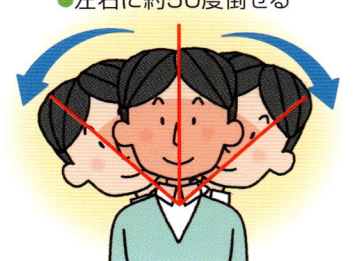

複雑な動きを可能にするのは、頭部を支える「脊柱起立筋」

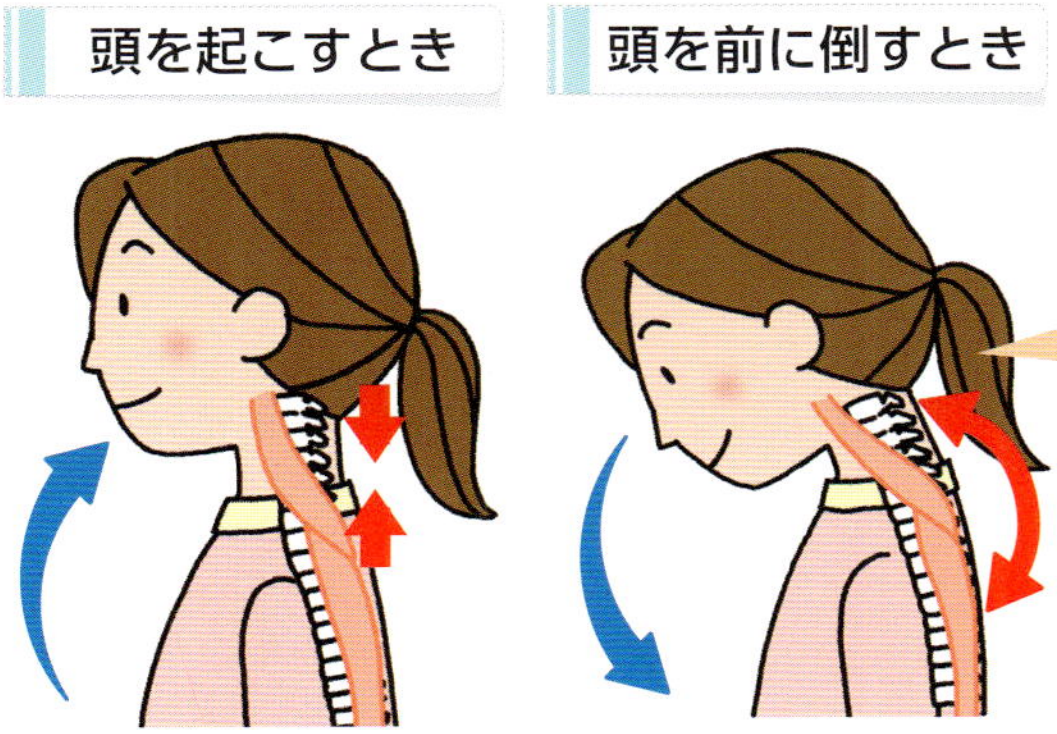
頭を起こすとき
頭を前に倒すとき

脊柱起立筋が収縮することで頭をまっすぐ立てることができる

脊柱起立筋が伸展することで頭を前に倒すことができる

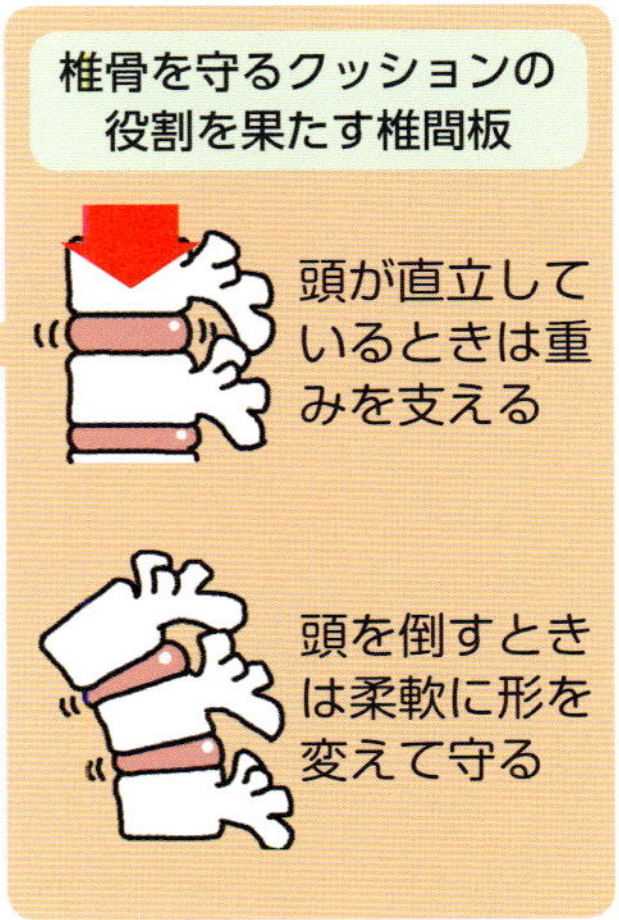
椎骨を守るクッションの役割を果たす椎間板
頭が直立しているときは重みを支える
頭を倒すときは柔軟に形を変えて守る

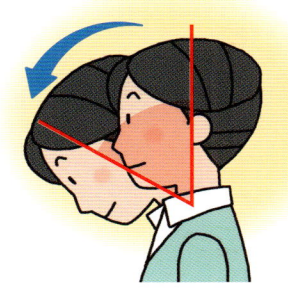

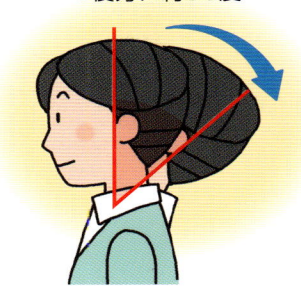

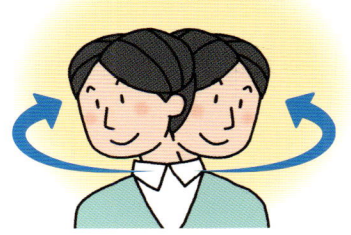

肩と背中の骨格のしくみ

くび同様、可動域が広いのが肩です。肩は、主に「上腕骨《じょうわんこつ》」「肩甲骨《けんこうこつ》」「鎖骨《さこつ》」で構成され、上下、左右、前後、回転と、さまざまな動き方をします。このような動きを可能にしているのが、その周辺にある「関節」です。

肩には左右に、「肋骨関節《ろっこつかんせつ》」「胸鎖関節《きょうさかんせつ》」「肩鎖関《けんさかん》節《せつ》」「肩峰下関節《けんぽうかかんせつ》」「肩甲上腕関節《けんこうじょうわんかんせつ》」「胸肋関節《きょうろくかんせつ》」「肩《けん》甲胸郭関節《こうきょうかくかんせつ》」の7つの関節があります。

肩甲上腕関節は一般に「肩関節」といわれ、もっとも可動域の広い関節です。肩甲上腕関節は背中の上部左右にある「肩甲骨」と、二の腕にある「上腕骨」から構成されています。

肩甲上腕関節は上腕骨の先にある球形をした骨頭《こっとう》が肩甲骨の浅いくぼみ（肩甲骨関節窩《けんこうこつかんせつか》）にはまり結合しているため、自由に動かせます。その一方で、結合部が浅いため、上腕骨がはずれやすく、脱臼《だっきゅう》しやすいのが難点です。脱臼は一度起こすとその後もくり返すことがあり、肩をぶつけ合うラグビーなどのスポーツをする人は注意が必要です。

肩は体重の約8分の1の重さのある両腕を常にぶら下げ、負担が大きい部位といえます。

肩甲骨は「貝殻骨《かいがらぼね》」とも呼ばれ、第2肋骨から第8肋骨の高さにある逆三角形の骨です。左右に1対あり、肩甲上腕関節や肩峰下関節で上腕骨と、肩鎖関節で鎖骨とつながっています。

肩甲骨は、周りに筋肉が重なり合っていて上半身と動きが連動します。肩甲骨の動きが悪くなると、くび・肩・背中の痛みを誘発する恐れがあります。

鎖骨は胸郭の前面にある「胸骨」と肩甲骨をつないで肩を構成し、胸骨側は胸鎖関節、肩甲骨側は肩鎖関節でつながっています。ヒトやサルは鎖骨があることで、子どもが親に抱きつく腕の動きを可能にしていますが、牛や馬などのほ乳類は鎖骨が退化したと考えられています。

用語解説　胸郭　肋骨、胸椎、胸骨からなる、胸部を形成する部分。胸郭内には心臓と心臓につながる大血管、肺、食道などがある。

腕の動きを支える肩・背中の骨格

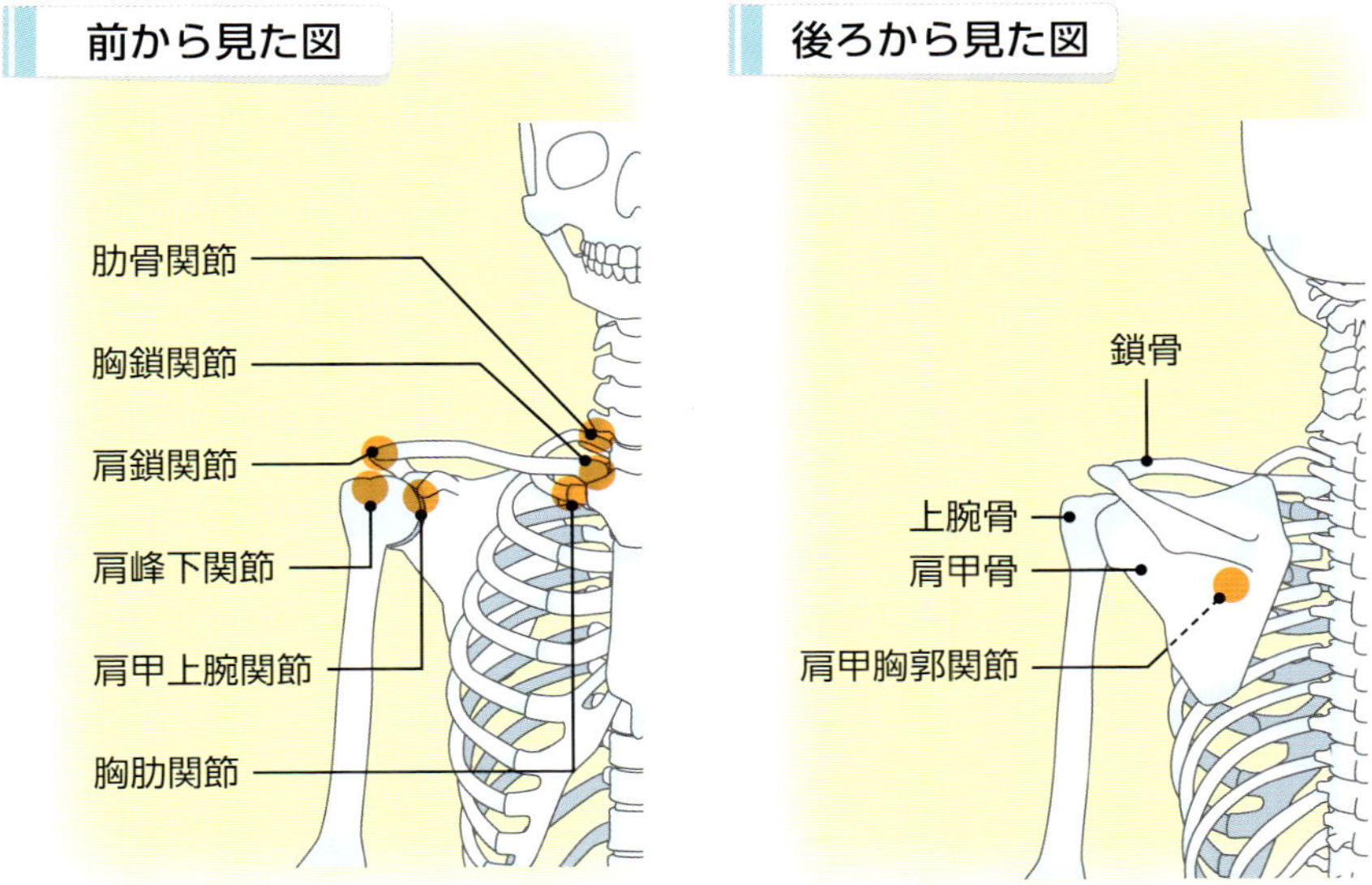

いくつもの関節が組み合わさって、腕の自由な動きを可能にしている

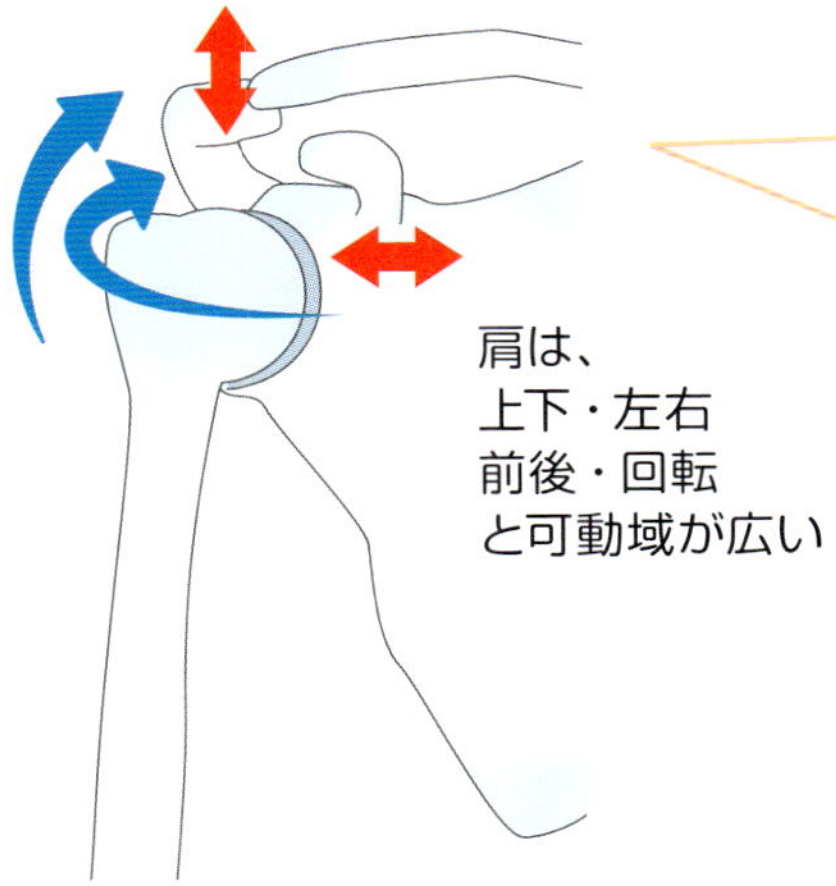

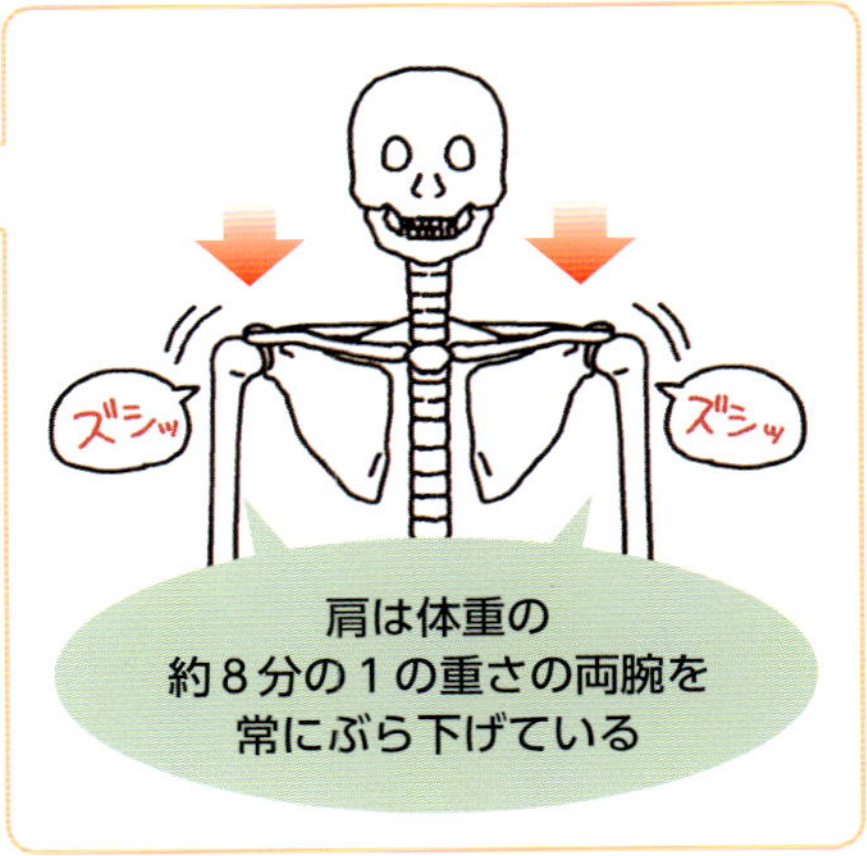

POINT　**結合が浅く、自由な動きが可能となる反面、とても外れやすい**

骨格と筋肉の関係

くびや腕の複雑な動きをコントロールしているのは骨格と連動した筋肉、「骨格筋《こっかくきん》」です。左右対称に体の表面を覆う筋肉を「表層筋《ひょうそうきん》（アウターマッスル）」、その下にある筋肉を「深層筋《しんそうきん》（インナーマッスル）」と呼びます。

くび・肩・背中の表層筋には、くびの後ろから肩甲骨を覆う「僧帽筋《そうぼうきん》」、耳の下から鎖骨に伸びる「胸鎖乳突筋《きょうさにゅうとつきん》」、肩甲上腕関節を包む「三角筋《さんかくきん》」、背中から腰、脇を覆う「広背筋《こうはいきん》」などがあります。

深層筋は、僧帽筋の下にあって肩甲骨を内側に引き寄せる「大菱形筋《だいりょうけいきん》」と「小菱形筋《しょうりょうけいきん》」、くびの側面から肩に伸び、肩甲骨を持ち上げ、頭部を支える「肩甲挙筋《けんこうきょきん》」などがあります。これらの骨格筋は体の動きをスムーズにするために重要な役割を果たしています。とくに表層筋はなめらかな体の動きをつくり、深層筋はさまざまな運動を支え、正しい姿勢を保つ働きがあります。深層筋に対する負担が大きくなり、体を支えきれなくなると、これを表層筋が補おうとして「こり」が生じます。

例えば、パソコンやスマホを使用しているとき、姿勢はうつむき加減になり、前のめりの前傾姿勢になります。この状態のまま、重い頭部を長時間支えることになると、深層筋である肩甲挙筋や脊柱起立筋などの緊張状態も長時間続き、筋肉疲労を起こします。この筋肉疲労が表層筋である僧帽筋にも負担をかけ、くび・肩・背中の痛みやこわばりを引き起こします。このような、痛みやこわばりなどの症状を「こり」と呼びます。このとき、筋肉は非常に硬くなっていて、これを放置しておくと関節にも負担をかけ、関節の病気につながることもあります。

くび・肩・背中の痛みのメカニズムを知るためには、これらの筋肉がどのようにつながっていて、お互いにどのように影響し合うのかを十分に理解する必要があります。

用語解説　骨格筋　筋肉のなかで、骨格と連動して意志の力で動かすことができる筋肉（随意筋）。横紋が見られるため横紋筋とも呼ばれる。

くび・肩・背中の筋肉

くび・肩・背中にある、主な表層筋と深層筋

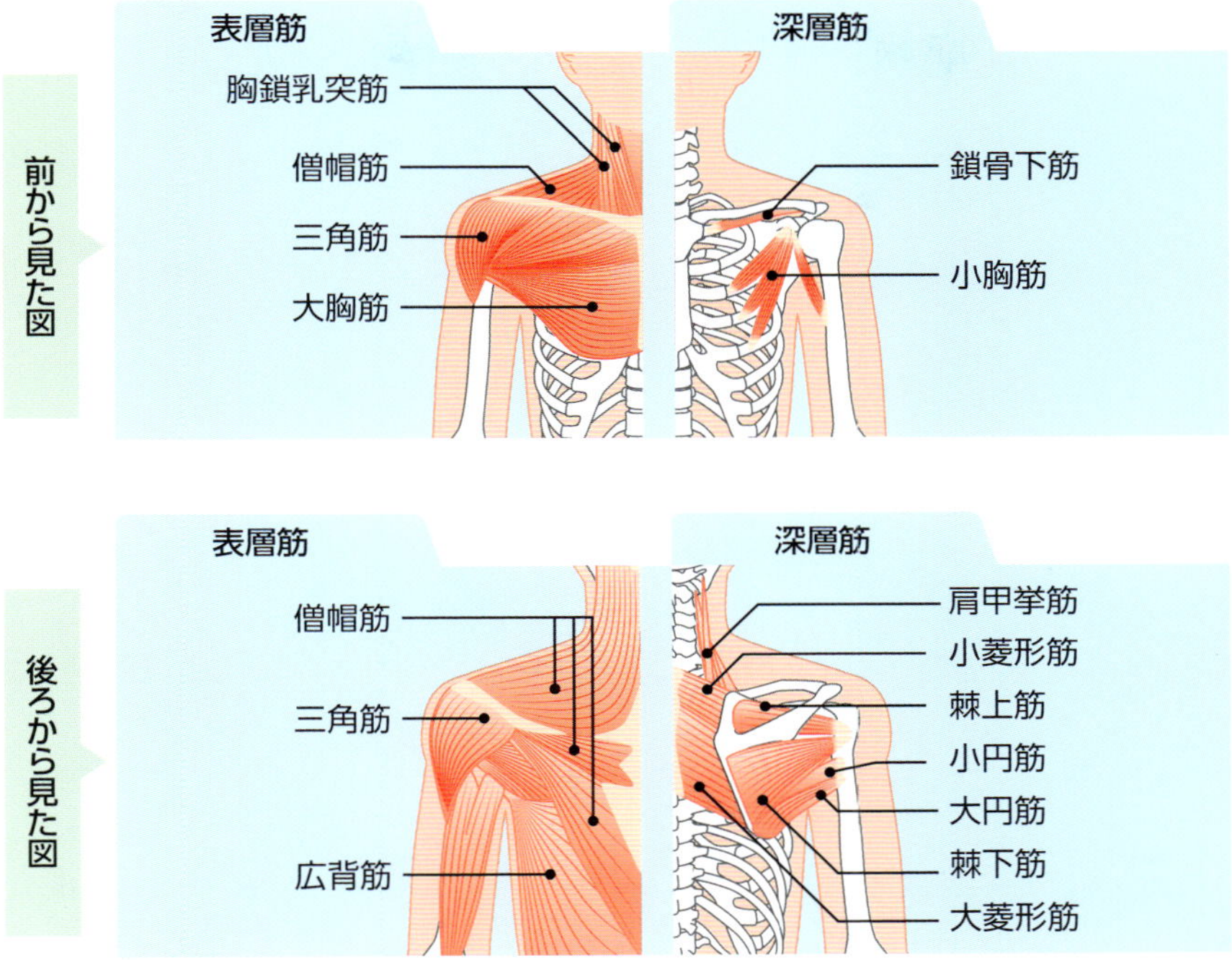
前から見た図
表層筋
胸鎖乳突筋
僧帽筋
三角筋
大胸筋
深層筋
鎖骨下筋
小胸筋
後ろから見た図
表層筋
僧帽筋
三角筋
広背筋
深層筋
肩甲挙筋
小菱形筋
棘上筋
小円筋
大円筋
棘下筋
大菱形筋

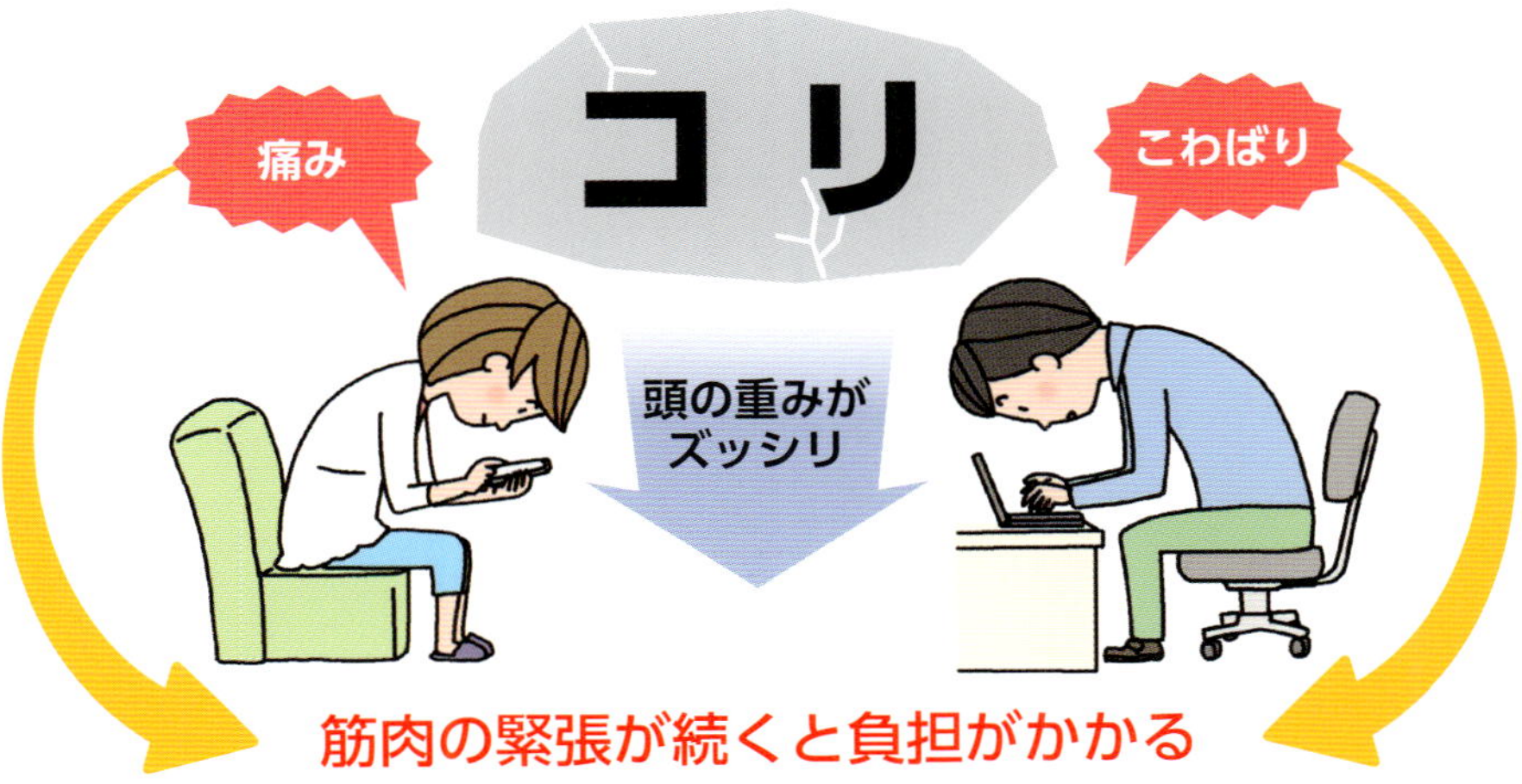
コリ
痛み
こわばり
頭の重みがズッシリ
筋肉の緊張が続くと負担がかかる

病気が疑われる痛み

くび・肩・背中に痛みや違和感があっても、「よくあることだから」「そのうちに治る」と放置してしまうことがあるでしょう。でも、その痛みや違和感は恐ろしい病気のサインかもしれません。

痛みや違和感のほとんどは、筋肉の緊張状態からくる筋肉疲労や血行障害によるものですが、なかには命にかかわるような重大な病気が隠れていることがあります。

くび・肩・背中の痛みや違和感は、筋肉疲労や血行障害以外の原因によって起こることがあります。くび・肩・背中に何らかの異常がある、くび・肩・背中とはまったく関係のない臓器や組織に異常がある、などの場合です。

これらには次のような病気が考えられます。

●くび・肩・背中に何らかの異常がある

日常生活で酷使しやすい、椎骨や椎間板、靭帯、筋肉に異変が起こり、痛みや違和感を発症します。

その代表といえるのが、「変形性頸椎症《へんけいせいけいついしょう》」「頸椎椎《けいついつい》間板《かんばん》ヘルニア」「後縦靭帯骨化症《こうじゅうじんたいこっかしょう》」などです。

●ほかの臓器や組織に異常がある

一見、何の関係もない臓器や組織に異常があるとき、くび・肩・背中などに痛みが出ることがあります。例えば、体を動かしているときに感じた肩の痛みが、「心筋梗塞《しんきんこうそく》」や「狭心症」の病気のサインということもあります。また、肺や膵臓、胆のうなどの内臓の病気の一症状として、あらわれることもあります。このほか、がん、感染症、眼科疾患、耳鼻科疾患、心因性の疾患などで、症状が出ることもあります。

いつもと変わらない痛みだと思っていたら、実は深刻な病気が隠れていたということがあるので、4章や5章の解消法を試してみても改善しない場合は、病気を疑って医師の診察を受けましょう。

病気からくる痛みもある

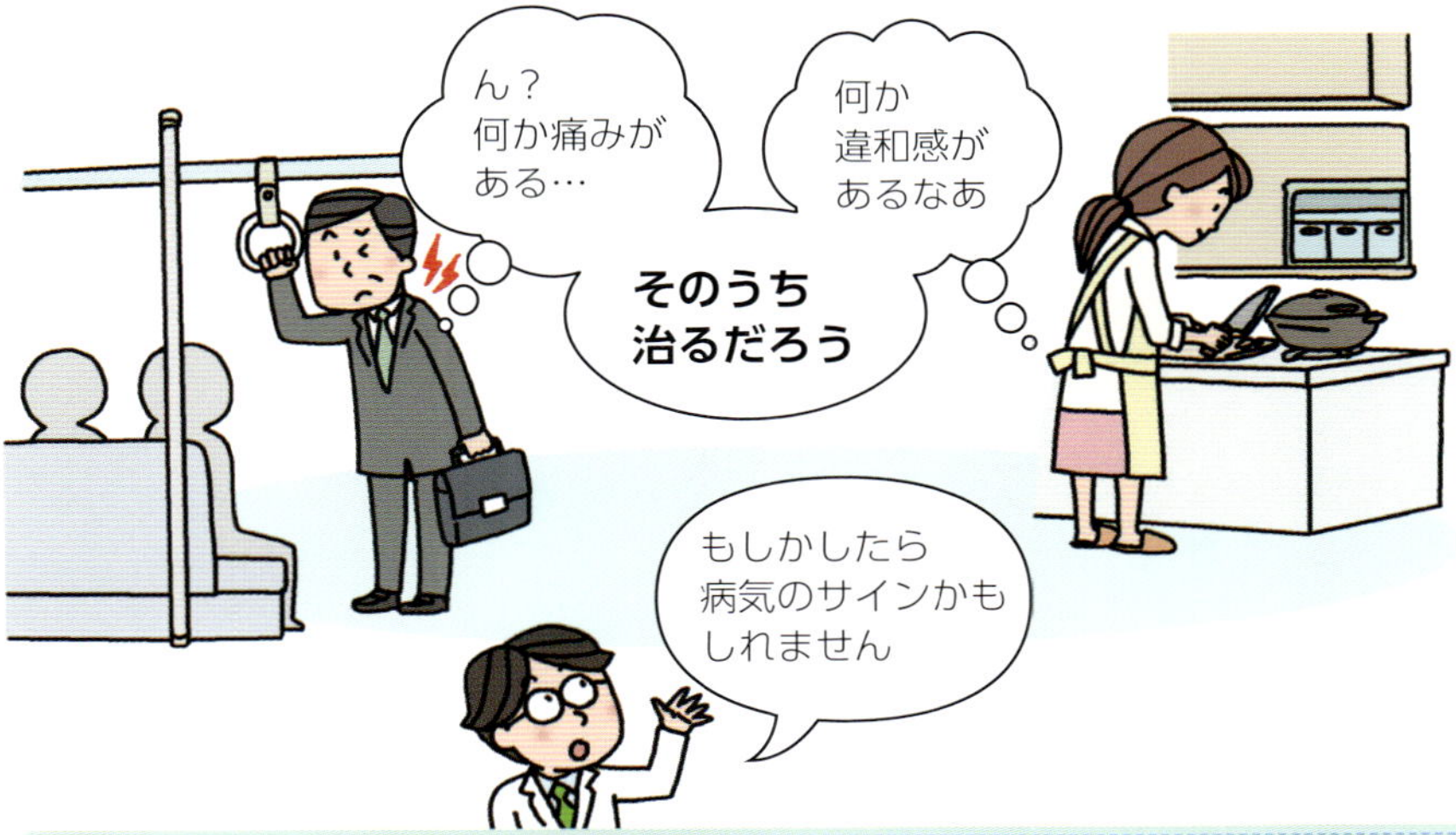
ん？
何か痛みが
ある…
何か
違和感が
あるなあ
そのうち
治るだろう
もしかしたら
病気のサインかも
しれません

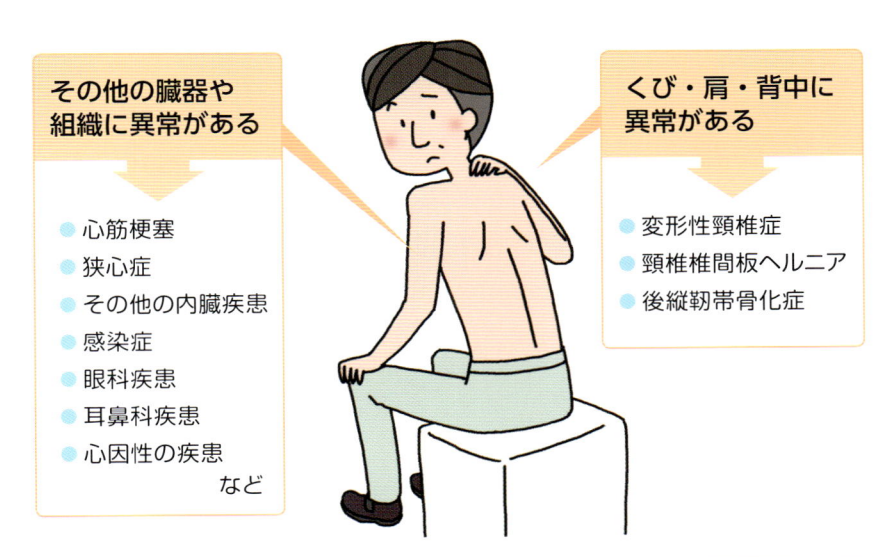

重大な病気が隠れている場合も

その他の臓器や組織に異常がある

- 心筋梗塞
- 狭心症
- その他の内臓疾患
- 感染症
- 眼科疾患
- 耳鼻科疾患
- 心因性の疾患

など

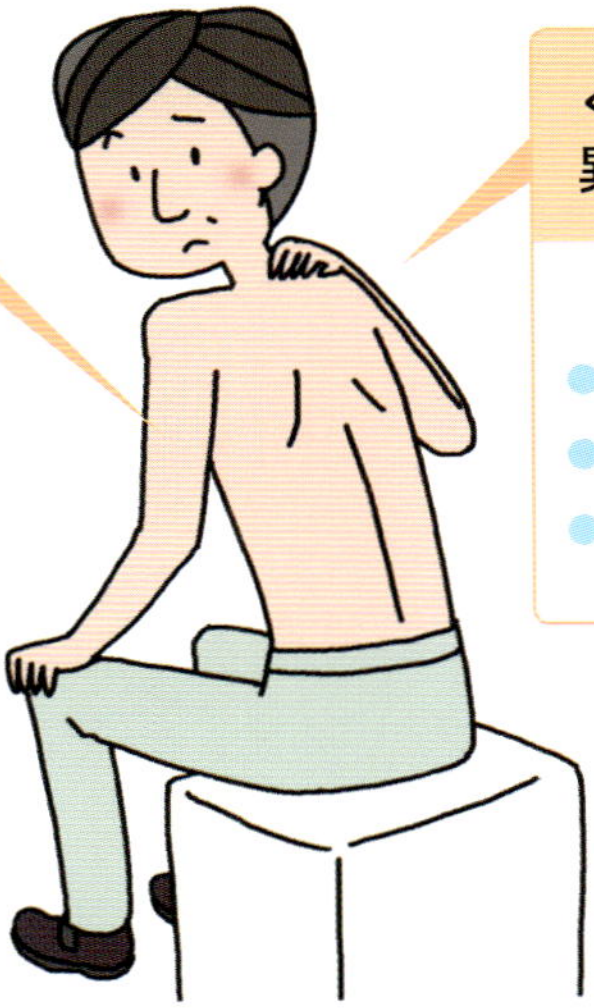

くび・肩・背中に異常がある

- 変形性頸椎症
- 頸椎椎間板ヘルニア
- 後縦靭帯骨化症

POINT

改善しない場合は、深刻な病気がかくれていないかチェックをしに病院へ

column

痛みをとるには整骨院？それとも整形外科？

くびや肩、背中などに痛みがあるとき、整骨院と病院のどちらに行くか、悩まれる方も多いのではないでしょうか。

痛みの治療にとって大切なことは、その痛みの原因がなにか？　ということです。ですから、痛みの原因がわからない場合は、まず病院や診療所へ行くことをお勧めします。

整形外科では医師（整形外科医）が診察を行い、理学所見とX線（レントゲン）やMRI等の画像検査の結果をもとに、痛みの原因をつきとめ診断を行います。症状や病態にあわせて投薬、注射、手術、リハビリテーション等で治療します。

整骨院（接骨院）では柔道整復師が捻挫や打撲、脱臼など、急性期の外傷を対象として施術を行います。柔道整復師は国家資格ですが、医師ではありません。画像検査を用いた診断を行うことや、慢性疾患、病気による痛みは取り扱えません。

痛みのかげに重大な病気がひそんでいることもあります。また、単なる打ち身だと思っていたら、腱を損傷していることもあります。

原因をはっきりさせ、適切な治療を受けるためにまずは整形外科を受診しましょう。

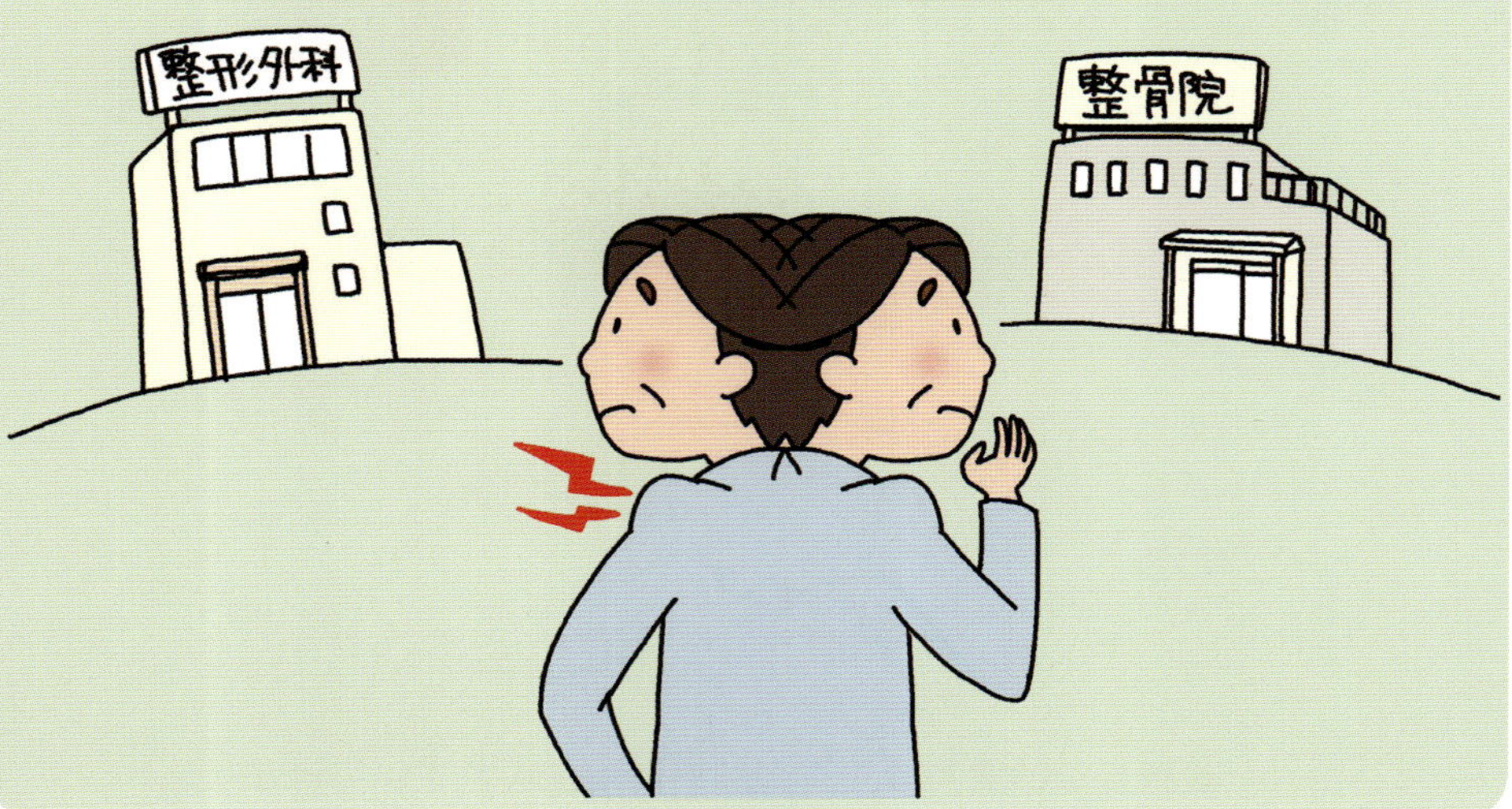

第2章

なぜ、くび・肩・背中が痛むのか

くび、肩、背中の痛みなどの症状はどのようにして引き起こされるのでしょう。症状が起こる要因や、悪化してしまうサイクルについて解説します。

こりや痛みのメカニズム

最大の原因は筋肉疲労と血行障害

こりや痛みはなぜ生じるのでしょう。

その原因は筋肉の疲労と血行障害です。そしてこの二つはお互いに関係し合っています。

筋肉は使いすぎればもちろん疲れますが、実は動かさなくても疲労します。

筋肉は、組織内でブドウ糖を燃焼させてエネルギーに変換します。燃焼のためには血液によって運ばれてくる酸素が必要です。ところが、血行が悪くなると血液から供給される酸素が不足し、ブドウ糖が不完全燃焼を起こしてしまいます。

不完全燃焼したブドウ糖は、疲労物質とも呼ばれる乳酸などの老廃物質になります。この老廃物質が筋肉の中にたまってくると、筋肉やその周辺の末梢神経を刺激して痛みや不快感が生じます。これが肩こりを起こすメカニズムです。

ですから、からだを適度に動かすと、筋肉の周辺の血行が良くなり、疲労物質を流し去ることができます。

筋肉が疲労してしまうと、筋肉の組織である筋線維が膨張し、筋肉の間を走る血管が圧迫され、流れが悪くなります。筋肉疲労から、さらなる血行障害が生じるのです。

この血行障害により、筋肉に老廃物質がたまります。筋線維の膨張は解消されず、さらに血行が悪くなります。そして、さらに血管からの酸素の供給は不足し、老廃物質は蓄積し、疲労は解消することなく、痛みや不快感は増すばかりの悪循環となります。

それでは、この筋肉疲労と血行障害を起こす生活習慣である、こりや痛みの三大要因について見ていきましょう。

筋肉疲労と血行障害がこりや痛みを招く

血行がスムーズだと

老廃物質が筋肉から
どんどん排出され
肩こりは起こらない

血行が悪くなると

- 酸素が不足
- 疲労物質が産生される
- 疲労物質がたまる

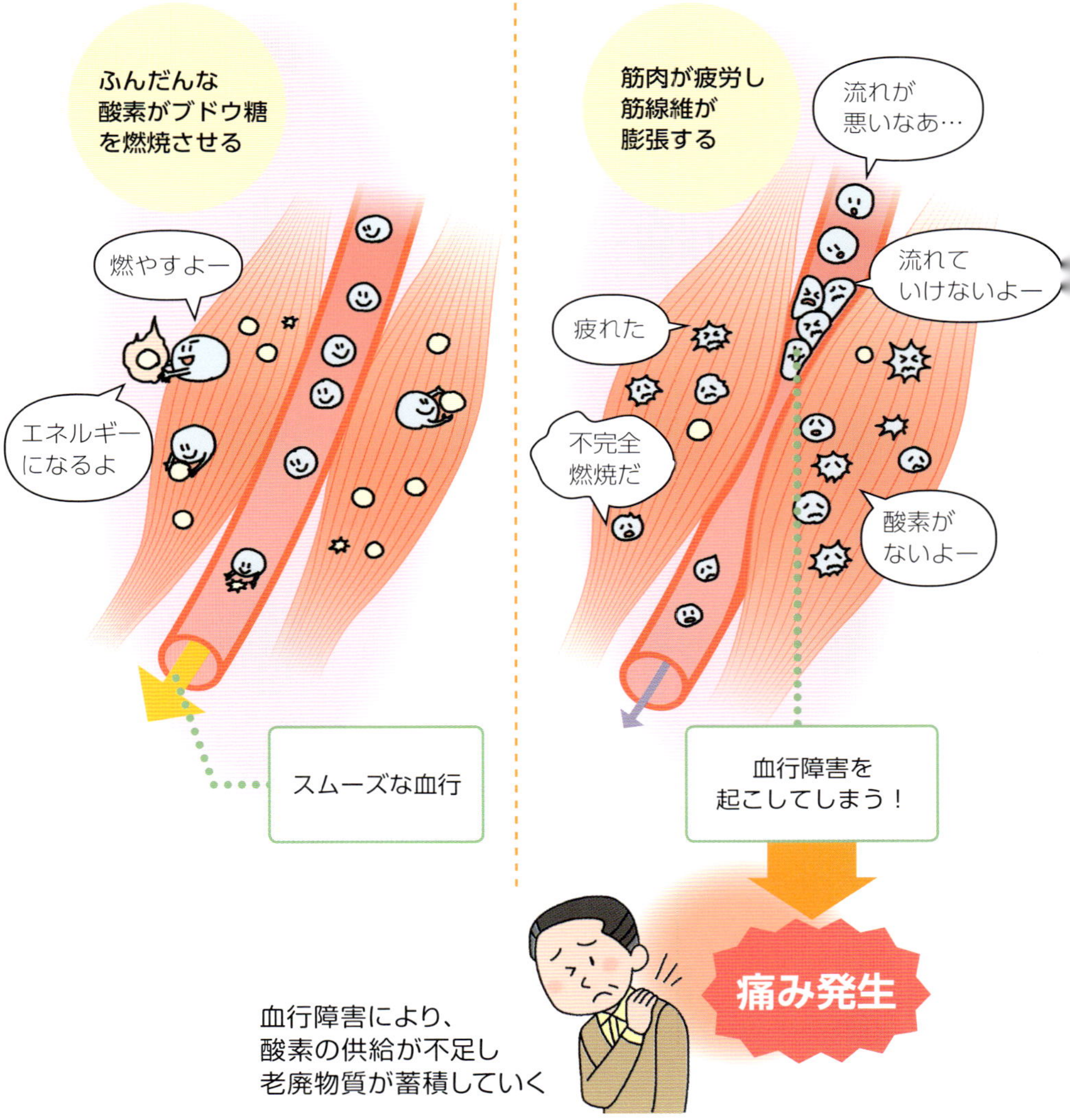
ふんだんな
酸素がブドウ糖
を燃焼させる
燃やすよー
エネルギー
になるよ
スムーズな血行
筋肉が疲労し
筋線維が
膨張する
流れが
悪いなあ…
流れて
いけないよー
疲れた
不完全
燃焼だ
酸素が
ないよー
血行障害を
起こしてしまう！
痛み発生

血行障害により、
酸素の供給が不足し
老廃物質が蓄積していく

こりや痛みの三大要因

悪い姿勢、生活習慣

私たちの生活の中で、筋肉疲労や血行障害を起こしてしまう要因には、いったいどんなものがあるのでしょう。代表的なものは、姿勢の悪さ、運動不足、ストレスの三つです。

そのうちの一つである姿勢の悪さは、筋肉の緊張が続き、疲労を招きます。また、血行が妨げられ疲労物質もたまりやすくなり痛みが生じます。

18ページで述べましたように、背骨は緩やかなS字カーブを描いて衝撃や負担を軽減しています。ところが、私たちは、日常生活において意外と正しい姿勢を維持していません。

たとえば、背中を丸めた猫背の姿勢だと、背骨はCの形になり、S字カーブが保たれません。頭部は背骨でうまく支えられず、常にくびの後ろや背中の筋肉が緊張している状態です。筋肉が緊張し続けることで、血行が悪くなり、また疲労物質が蓄積し、こりや痛みを生じます。

ですから、猫背の人は肩がこりやすいのです。

そのほか、片足に体重をかけて立ったり、カバンをいつも同じ方にかけたりといった負荷が偏ってかかるようなくせのある人も肩こりになりやすいといえます。

また、椅子に座っているときの姿勢にも注意してみてください。

座ったときに座面に浅く腰かけたり、頬杖をついたりするような姿勢も、くびや肩、背中の筋肉に負担をかけ血行を阻害します。

とくに座っているときは、同じ姿勢を長く続けてしまいがちなので、意識して姿勢を直したり、適度にからだを動かすようにするとよいでしょう。

こりや痛みを招く姿勢

こんな姿勢をとってはいませんか？

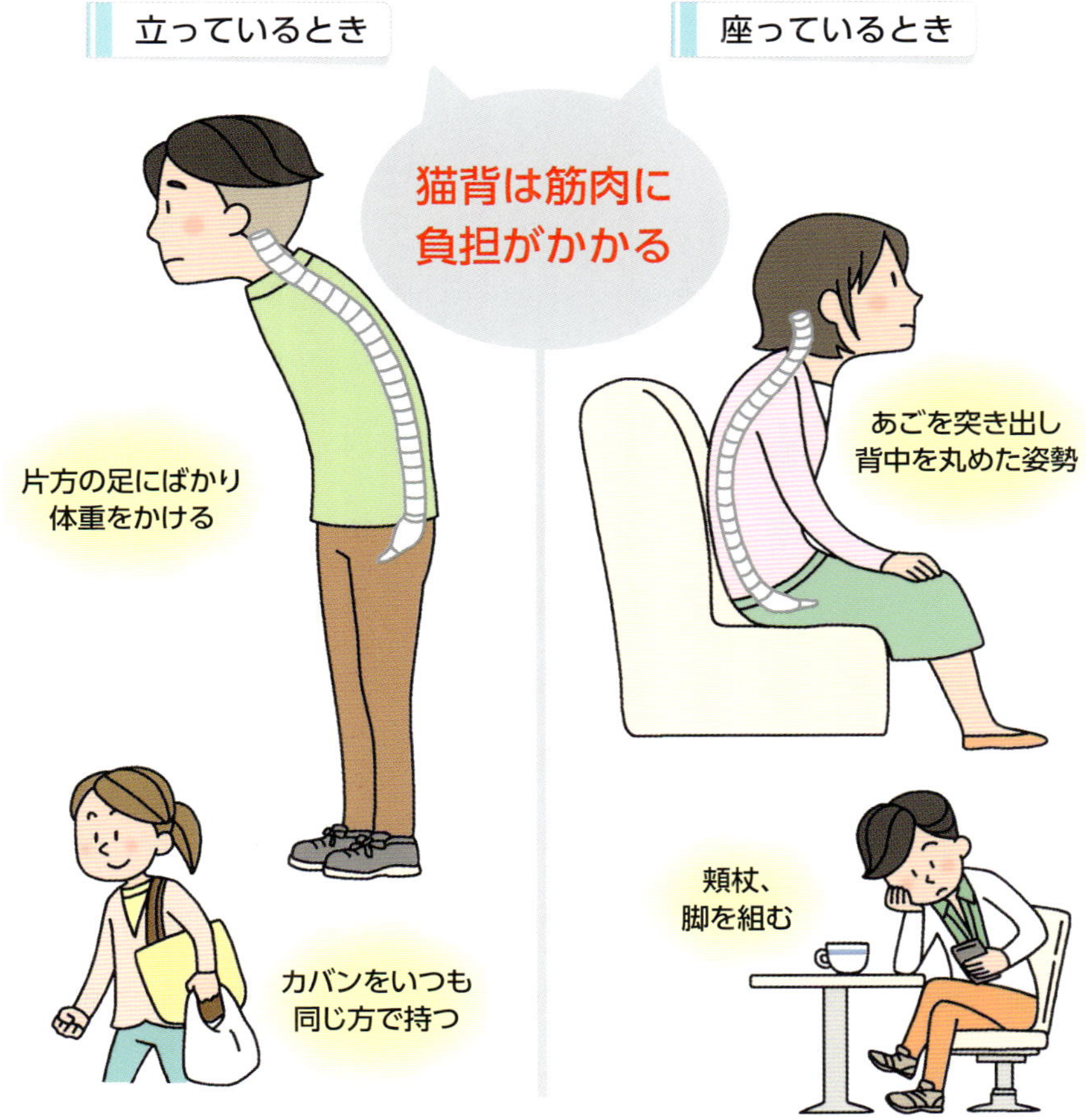
立っているとき
座っているとき
猫背は筋肉に
負担がかかる
片方の足にばかり
体重をかける
あごを突き出し
背中を丸めた姿勢
頬杖、
脚を組む
カバンをいつも
同じ方で持つ

背骨がきれいなＳ字カーブを描いていないと、頭部をうまく支えられず、筋肉が緊張してしまう。

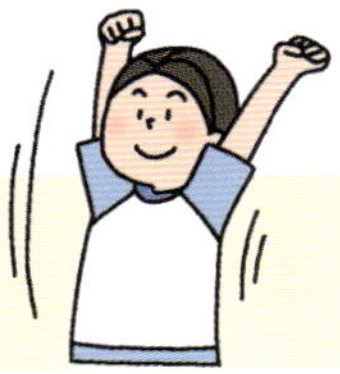

POINT **適度に姿勢を変えたり、からだを動かそう**

運動不足、ストレス

こりや痛みを招く三大要因の二つ目は、運動不足です。

便利な世の中ですから、どうしても現代の人は運動不足になりがちです。

運動をしないと、肩やくびの動きが減り、血行が不十分になりがちです。動かさないことによって、筋肉もこわばってしまいます。同じ姿勢を長時間続けることもこりや痛みの原因となります。

また、運動量の少ない人は、筋肉の量も減ってしまうので、肩こりを生じやすくなります。

筋肉量の多い人は、疲労に強くて血行障害を起こしにくく、肩こりになりにくいことがわかっています。

こりや痛みを予防するためにも意識して、からだを動かすようにするとよいでしょう。とくに読書やパソコン、スマホなどの作業に集中していると、同じ姿勢を取り続けがちです。

定期的に肩やくびを動かしたり、腕を上下したり、また立ち上がって歩いたりするとよいでしょう。普段から運動量を増やすように心がけることも大切です。

そして三大要因の三つ目である、精神的なストレスもこりや痛みを招きます。

からだの中で、体温調整や血液循環、呼吸など無意識に行われる働きをつかさどっているのが自律神経です。

自律神経は、筋肉の緊張や血行にも関係していますので、長時間ストレスや緊張が続くことでバランスを失うと、こりや痛みを招くのです。

また、筋肉の痛みが新たなストレスとなって、自律神経のバランスを乱してしまうこともあります。

肩こりが続いているような場合は、ストレスがたまっているかもしれません。

運動不足とストレスが肩こりの原因に

運動不足も痛みにつながる

運動量が少ないと血行不良や筋肉減少が起こり痛みやこりに！

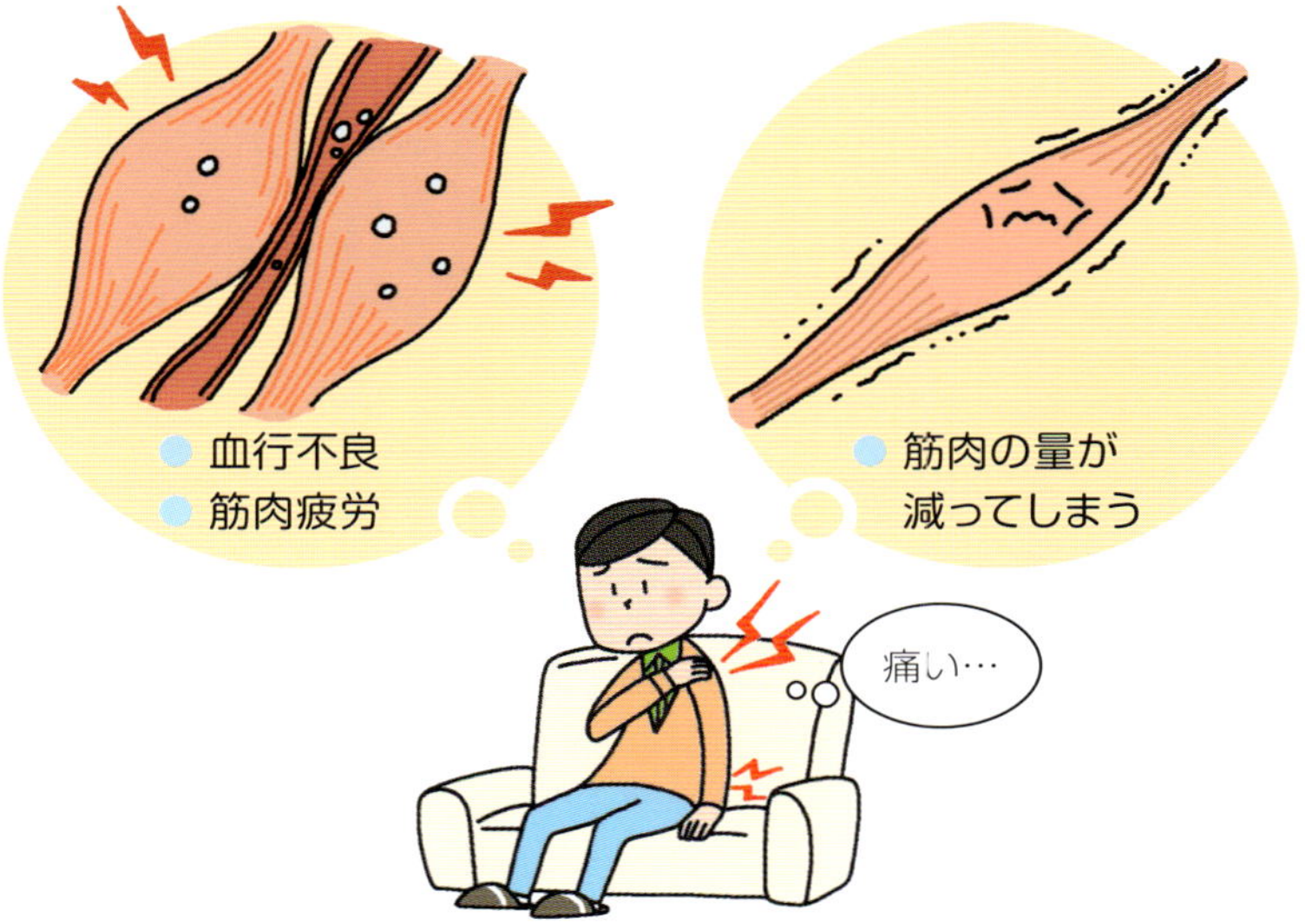
血行不良
筋肉疲労
筋肉の量が
減ってしまう
痛い…

ストレスが多いと痛みにつながる

ストレスが多いと自律神経のバランスが乱れ、痛みやこりに！

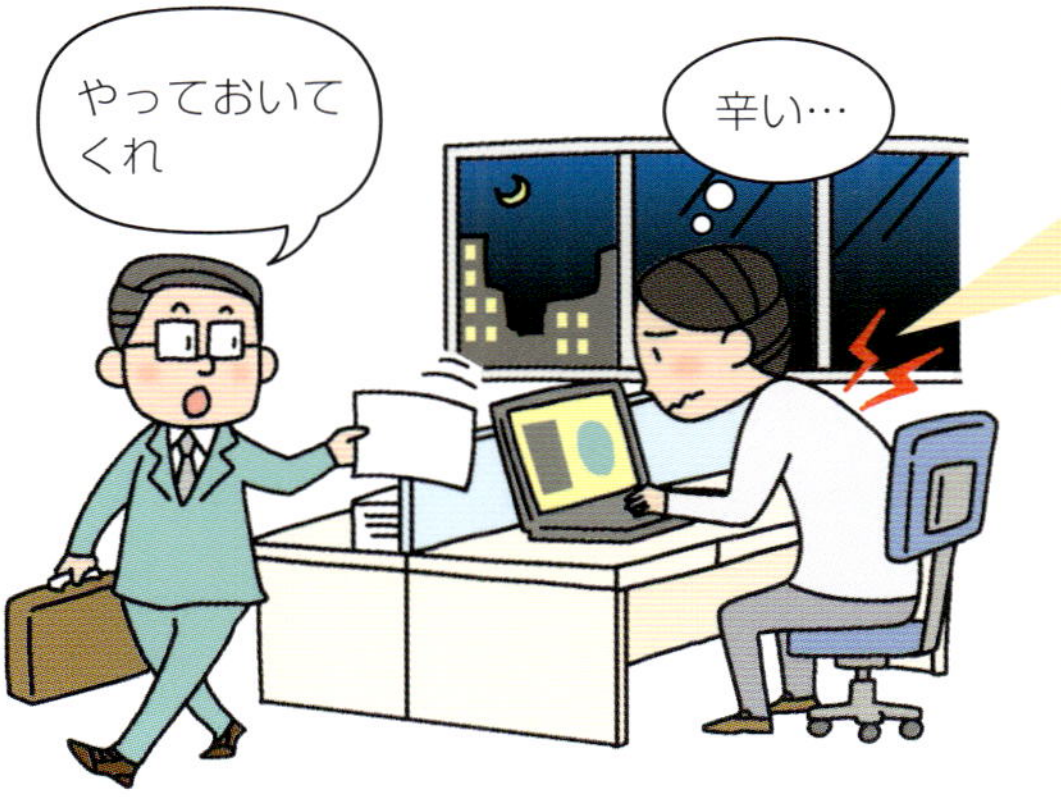
やっておいて
くれ
辛い…

ストレスで
交感神経が大忙し

自律神経が緊張し続けるので…

- 筋肉が緊張
- 血液循環の乱れ

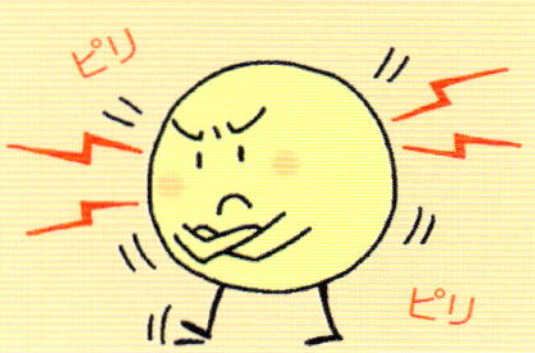
ピリ
ピリ

悪循環を断とう

こりや痛みを悪化させる肩こりサイクル

肩こりが一時的であったり、軽度なら、原因をとりのぞくことで、自然に解消することもあります。たとえば、高いところを長時間見上げていたとか、くびの外傷でしばらく動かせなかったといったことが原因で肩こりが生じたような場合は、その原因となったできごとが解消されれば、肩こりも自然に軽快するでしょう。しかし、肩こりの原因となっている要素がいつまでも解消されないと、肩こりは長期化してしまいます。

先に述べた、肩こりの三大要因である、悪い姿勢、運動不足、ストレスは長年の習慣となっていることが多いものです。肩こりが長期化している人も多いのです。

長期間、筋肉の緊張状態が続くことで、その部位の血行が悪くなり、疲労物質が蓄積してしまいます。また血行が悪くなって酸素不足となった筋肉は膨張し、さらに血流を悪くしてしまいます。

痛みや不快感が脳に伝わると、それがストレスとなり筋肉疲労が悪化し、血流も悪くなります。こうなると、こりや痛みは悪化するだけではなく、治りにくくなっていくのです。

これが、肩こりの悪循環である「肩こりサイクル」です。

肩こりが慢性化すると、疲れやすくなり、からだのほかの部分にも影響が及ぶようになります。

たかが肩こりと軽く見ることはできません。こうなるまえに、肩こりを招く生活習慣を見直し、悪循環を断ち切って、肩こりを解消しましょう。

また、からだの冷えなどでも血流量が減り、肩こりや痛みを招くことがあります。

こりや痛みを悪化させる肩こりサイクル

筋肉緊張

痛み情報がますます筋肉を緊張させ、血管を圧迫する

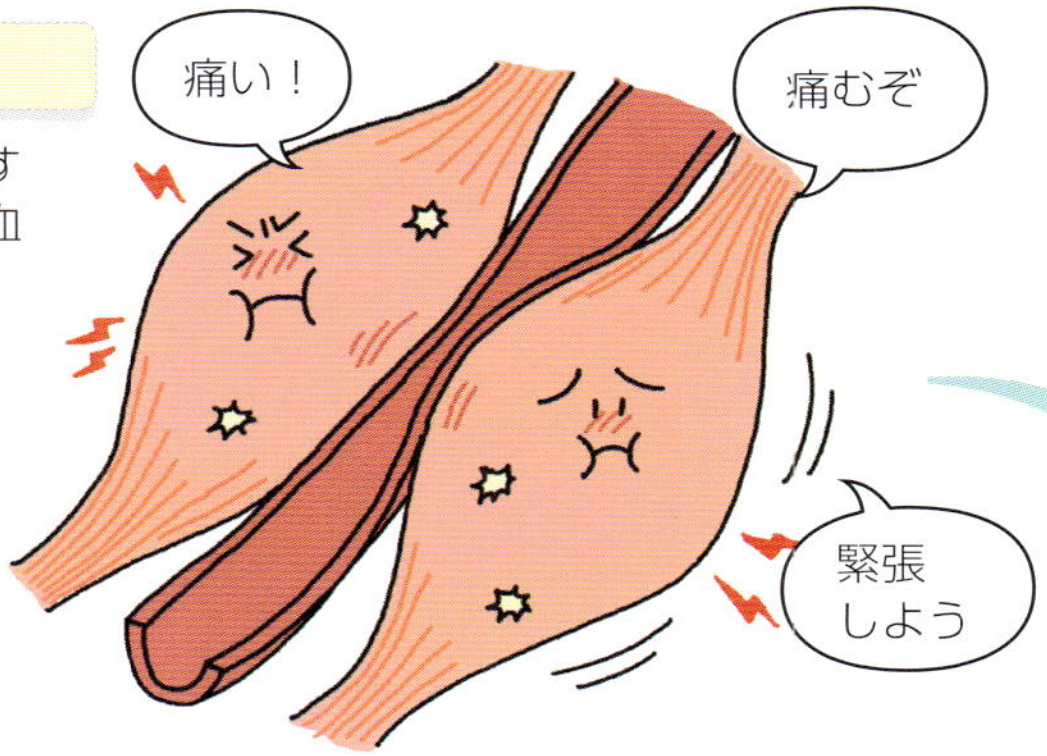

酸素減少

疲労した筋肉の組織が膨張し、血管を圧迫。血流が妨げられ酸素の供給量が減少する

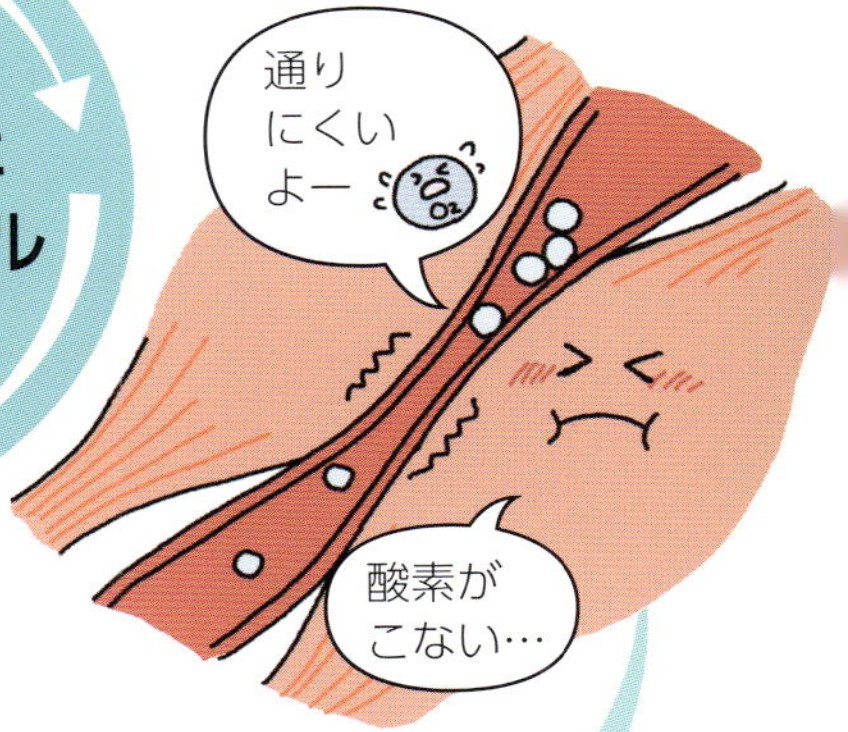

原因を解消しないと肩こりサイクルに突入！

さらに筋肉膨張

酸素不足になった筋肉はますます膨張し、血行障害を促進する

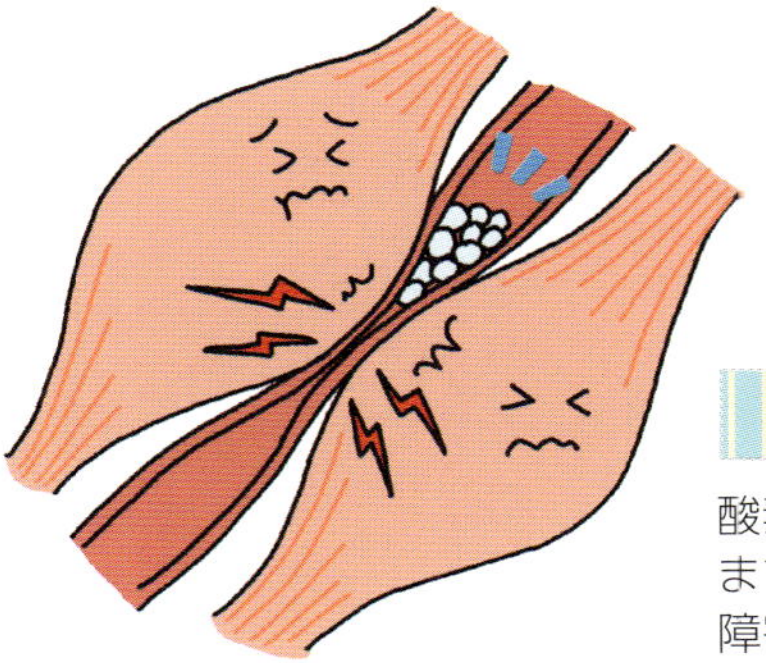

末梢神経刺激

血行障害のため排出されない老廃物質が末梢神経を刺激する

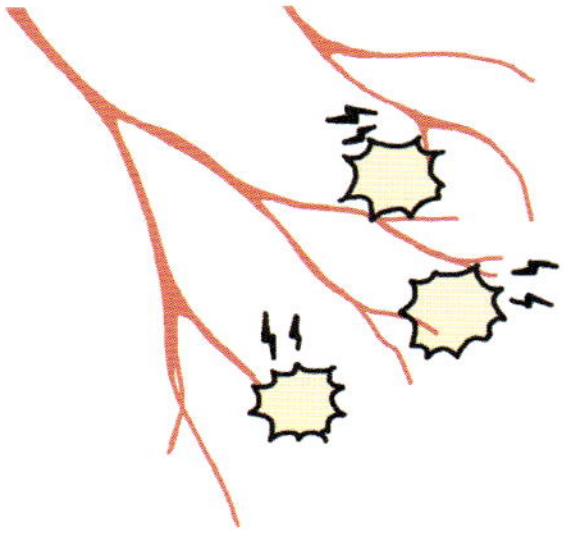

こりや痛みを引き起こす意外な要因

加齢からくるこりや痛み

今まで紹介したような要因のほかに、加齢でもこりや痛みは生じやすくなります。加齢といっても、高齢者だけのことではなく、実は若い人でも始まっています。目に見える加齢現象のずっと前から、体内の組織の変性は始まっているのです。

加齢による影響として、まずは筋力の低下があります。筋力の低下は、血行障害を招き肩こりにつながります。個人差はありますが、加齢に伴って筋力は衰え、回復しにくくなってきます。

また脊椎の組織の変性も徐々に進んできます。とくに影響が大きいのは椎間板の変性です。椎間板の髄核は、水分を多く含み弾力を保っていますが、誰でも10代から水分量が減少し始めます。生まれたときに90％以上だった水分含有量が、成人では70～80％にまで減少してしまいます。

椎間板の水分量が減少してくると、弾力性が失われてきます。その結果、頭部の重みや脚からの衝撃を吸収し緩和するクッションとしての機能が低下していきます。そうすると、くびや肩、背中の筋肉に頭部の重みや脚からの衝撃が直接伝わり、その刺激によって筋肉が緊張し、肩こりや痛みが生じます。

また、椎間板が硬化することで隣り合う椎骨同士が直接こすれ合い、表面が次第に変性して、脊柱が変形して歪み、正しい姿勢がとれなくなってきます。そのことが筋肉の緊張を招き、肩こりや痛みを引き起こします。

さらに、椎間板の水分が少なくなり弾力性が失われてくると、髄核を取り巻く線維輪が裂けて髄核が飛び出し、神経を刺激して痛みを生じる「頸椎椎間板ヘルニア」（56ページ）を発症します。

年齢とともに体内の組織が変性する

加齢による痛みは高齢者ではなくても起こる

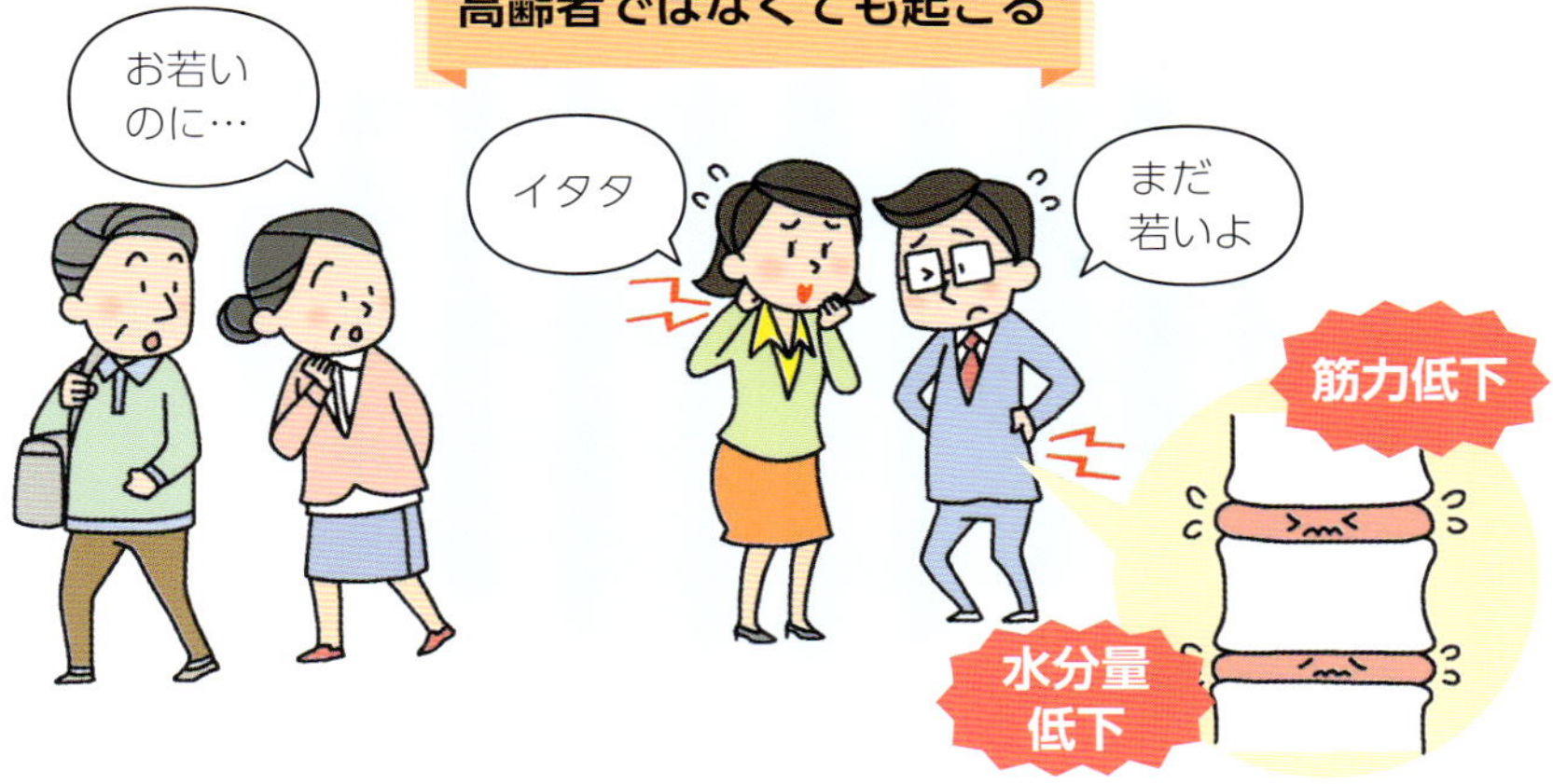

椎間板の老化は若いうちから始まっている

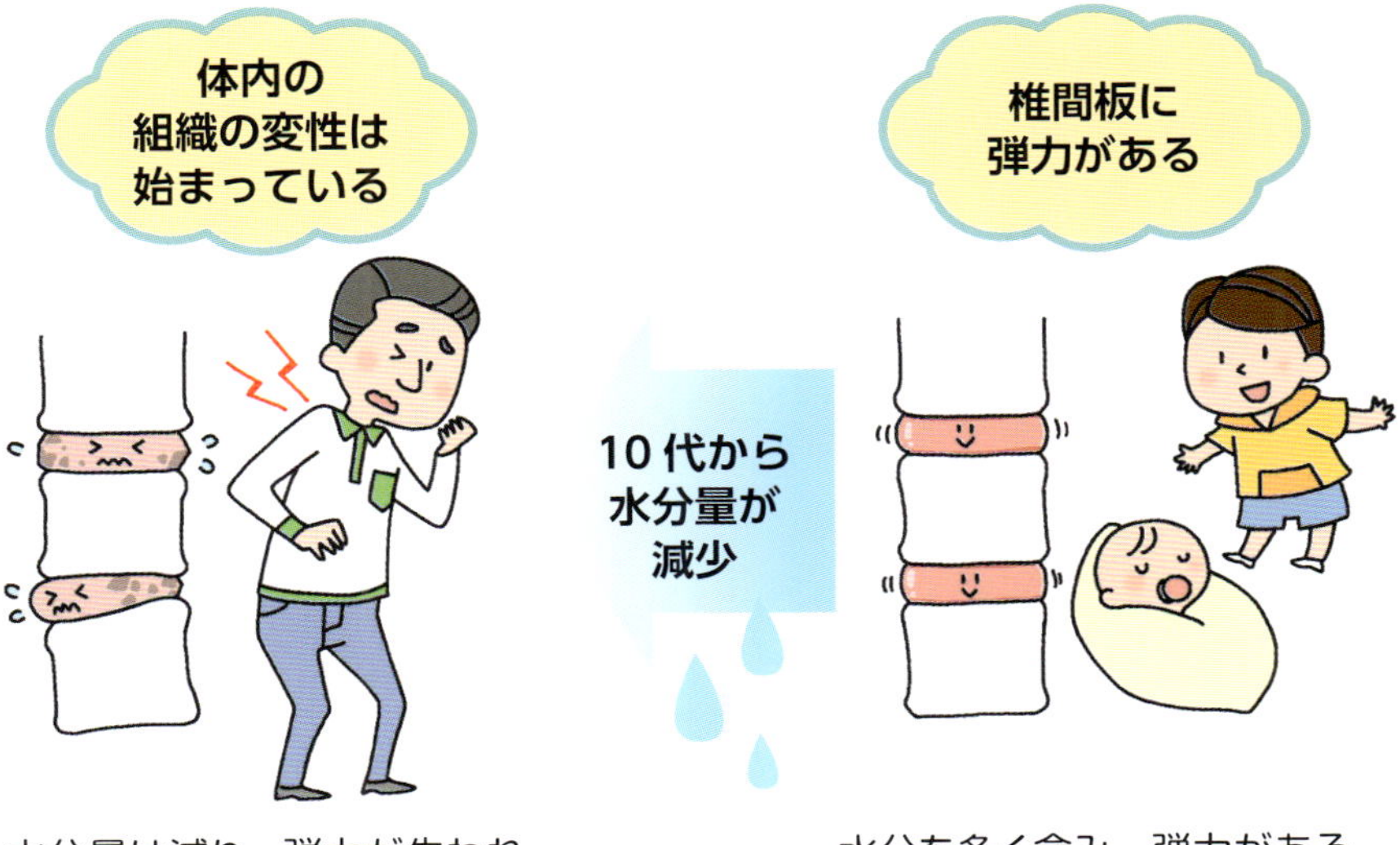

水分量は減り、弾力が失われていく。衝撃に弱くなるため、筋肉が緊張し、肩こりや痛みが出る

水分を多く含み、弾力がある。頭・脚からの衝撃を吸収するクッションとしての機能が高い

更年期障害からくるこりや痛み

女性では、50歳前後で閉経を迎える前後に「更年期《こうねんき》」という時期があります。

この時期には、女性ホルモンのバランスが変化し、心身のさまざまな不調（不定愁訴《ふていしゅうそ》）をきたすことがあり、更年期障害と呼ばれています。この更年期障害の症状の中に、こりや痛みがあります。

更年期にホルモンバランスが変化すると、自律神経のはたらきが乱れます。

前にもお話ししましたが、自律神経は、体温調節や血液循環などを律しています。その自律神経が乱れるので、ほてりやのぼせ、動悸、手足の冷え、頭痛、イライラ、精神的な落ち込みなど、さまざまな不調があらわれます。こりや痛みも更年期障害の症状となってあらわれます。

これらと同じように、自律神経の乱れによって血液循環に支障をきたすと、血流が悪化して筋肉疲労が蓄積し、間接的にも肩こりや痛みが生じやすくなります。

人によっては、更年期障害としてあらわれる症状が、ほかの症状を誘発してしまうことがあります。たとえば、ひどい肩こりが、頭痛やめまいを引き起こしたり、イライラや気分の落ち込みによるストレスが肩こりを引き起こすこともあります。

また、更年期を迎え閉経すると、女性ホルモンのひとつであるエストロゲンの分泌が著しく減少します。

エストロゲンは、骨の形成を促進したり、骨に蓄えられているカルシウム量を保っています。

そのため、閉経とともに、骨のカルシウムが流失して、骨密度が低下し骨がスカスカになり（骨粗しょう症）、脆《もろ》くなります。

肩周辺の骨が骨粗しょう症を起こすと、痛みの原因になります。更年期の女性が肩こりと思っていたら、実は骨折していたという例もあるのです。

用語解説 不定愁訴　頭痛やめまい、倦怠感などの体調の悪さや、不安感、イライラするなどの症状があるが、検査では原因や異常部位がわからない状態

更年期障害の不調で

更年期に入ると自律神経が乱れる

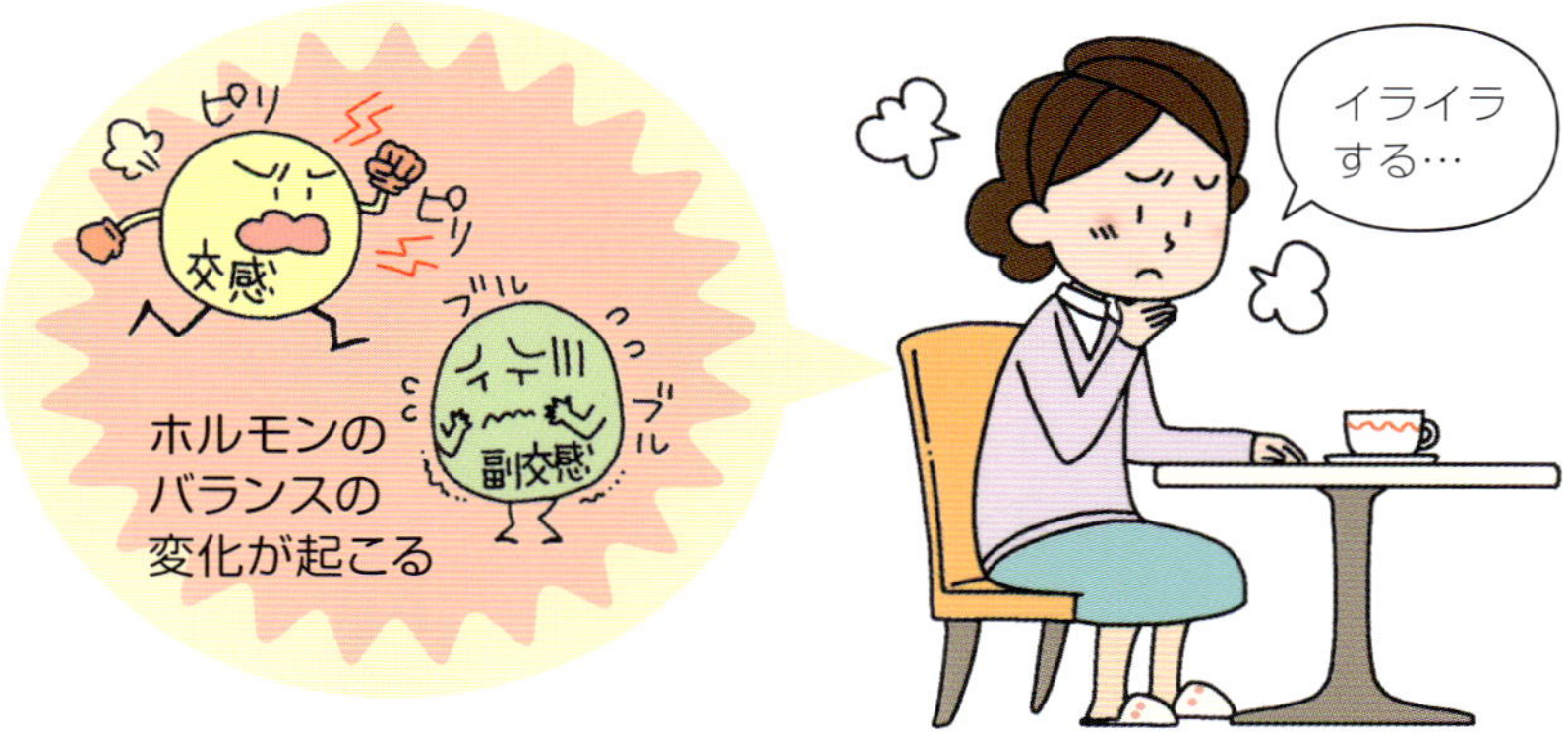
ピリ
ピリ
交感
ブル
ブル
副交感
ホルモンのバランスの変化が起こる
イライラする…

不定愁訴　自律神経の乱れから血液循環に支障が起こり、これらの症状があらわれる

気分の落ち込み・イライラ

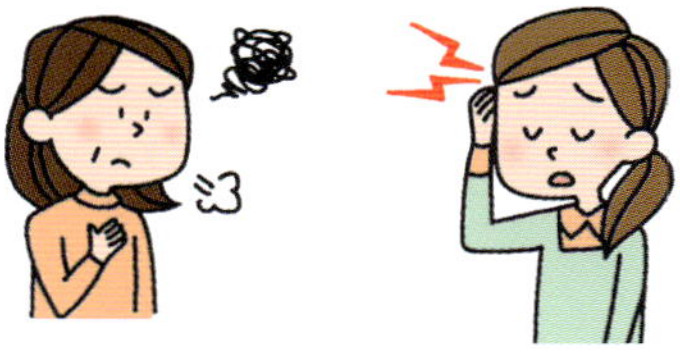

頭痛・めまい

さまざまな不調

血流の悪化や骨粗しょう症でもこりや痛みが！

正常な骨

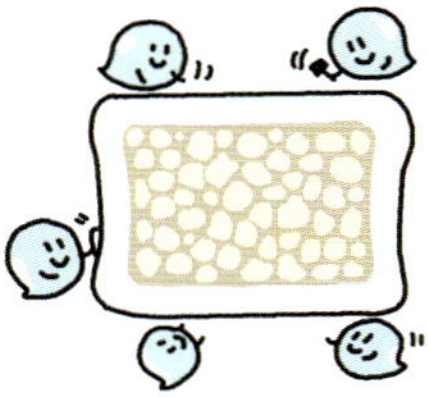

骨粗しょう症

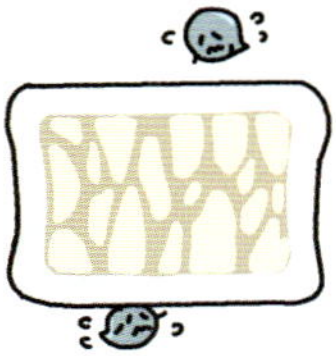

骨密度が低下し、骨がスカスカに

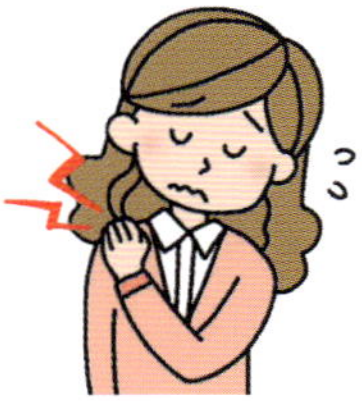

肩周辺の骨が骨粗しょう症を起こすと痛みの原因に

POINT　**更年期障害によって直接生じるものと、間接的に生じるものがある**

骨格のゆがみからくるこりや痛み

なんらかの原因で、骨格が本来の位置からずれてしまっている状態のことを「骨格がゆがんでいる」と慣用的に表現することがあります。

骨格の位置がずれる原因には、よくない姿勢を習慣的に続けていることや、病気やけがなどが考えられます。

歯の噛み合わせが悪い、いつもどちらかの歯で噛むくせがある、左右の視力が違うといったことも長期的には骨格に影響を与えることがあります。

そしてこの「骨格のゆがみ」も、肩こりの原因になるのです。

骨格にゆがみを生じていて、くびがいつも傾いている、肩の高さが異なるなど極端に左右非対称となっている人は、くびや肩、背中の左右どちらかの筋肉に負担がかかり、筋肉疲労を起こしがちです。

同時に血行も妨げられ、こりや痛みにつながっていきます。

とくに原因として思い当たるような病気やけががない場合は、ご自身の普段の生活習慣を見直してみましょう。

たとえば、椅子に座るときに脚を組んだり、頬杖をついたりするくせがある人、寝転がって本を読んだり、テレビを見たりする習慣のある人は、長い間に骨格に影響が出てしまう可能性があります。こうした習慣のある人は、長時間そうした姿勢を続けないように気をつけましょう。

また、自分で骨格がゆがんでいると感じても、自己流で押したり、引いたりして矯正しようとするのは危険です。「骨格のゆがみ」という状態自体も非常にあいまいなものです。

自分は骨格がゆがんでいるのでは？　と感じたら、まずは整形外科を受診し、本当にゆがんでいるのか、また原因はなんであるのかを調べてもらいましょう。

骨格が本来の位置からずれていると肩がこりやすい

骨格がゆがみ、片側だけに負担がかかったままでいると肩こりの原因になる

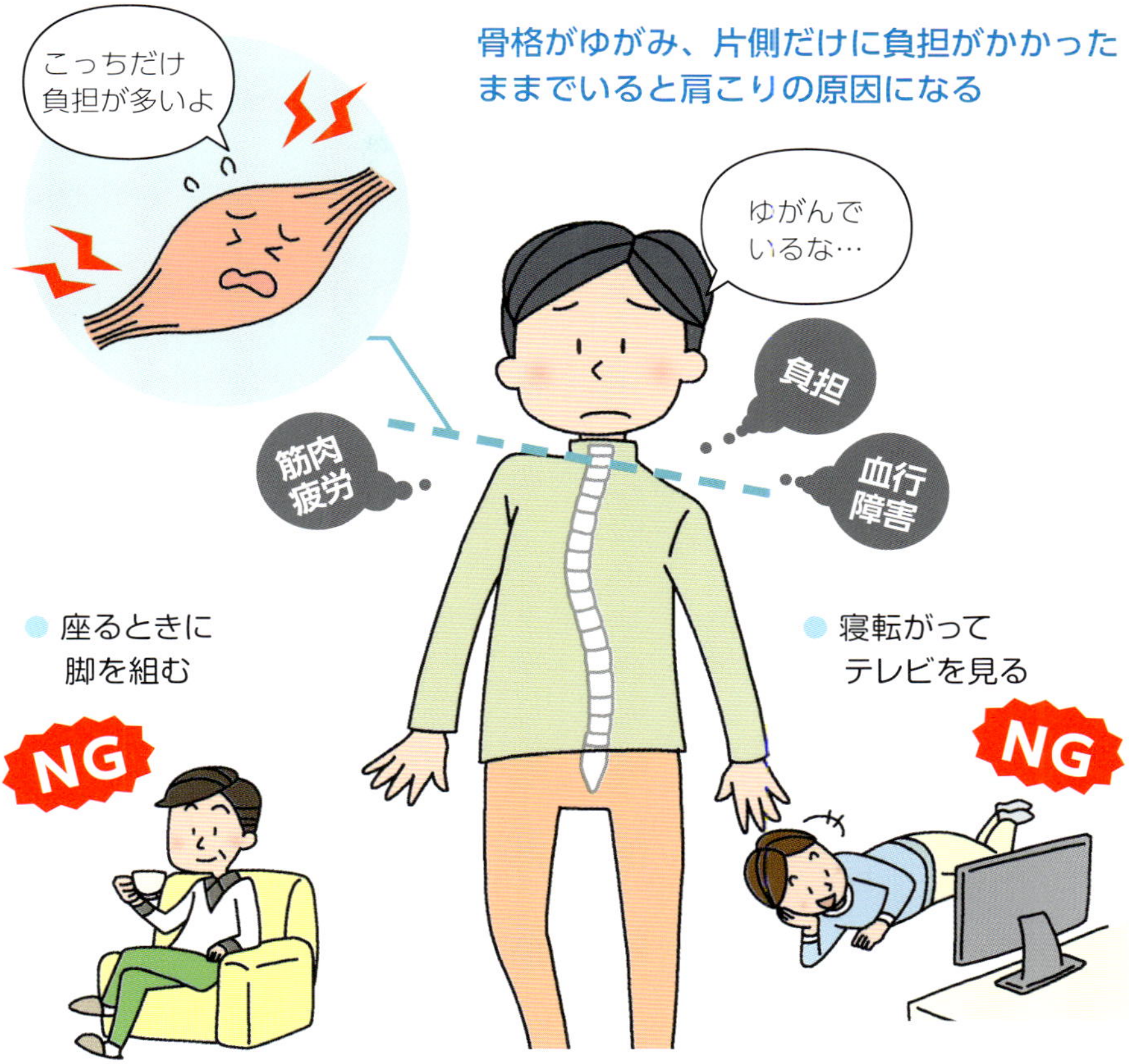
こっちだけ
負担が多いよ
ゆがんで
いるな…
負担
筋肉
疲労
血行
障害
座るときに
脚を組む
NG
寝転がって
テレビを見る
NG

自分で治そうとするのは危険

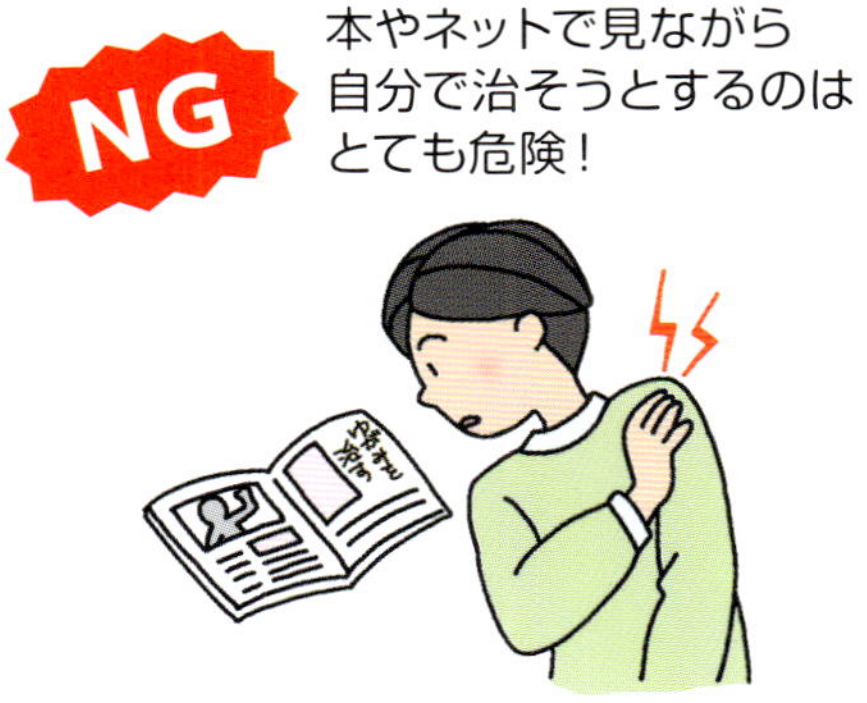
NG
本やネットで見ながら
自分で治そうとするのは
とても危険！

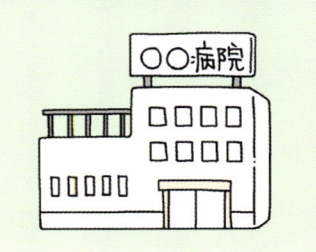

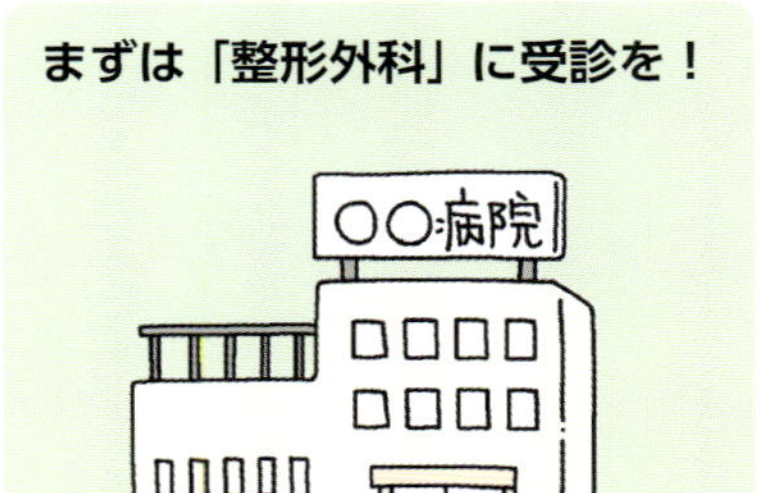
まずは「整形外科」に受診を！
○○病院

column

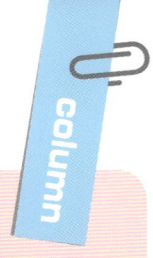

肩こりになりやすい人となりにくい人の違いは？

同じような生活をしていても、肩こりになりやすい人となりにくい人がいます。その違いは何なのでしょうか。

もともと肩こりになりやすい人の特徴として、筋肉量が少ないということがあげられます。筋肉量が少ないと、血行障害や、筋肉疲労を起こしやすくなります。

また、太っている人も肩こりになりやすいのです。

肩には、常に二本の腕がぶらさがっています。それを支えるためには相当な力を要します。もし、太っていればそれだけ腕も重くなるわけですから、肩関節や筋肉にかかる負担は増えます。

また、脂肪のつきすぎによって、血行が妨げられることがあります。

なで肩の人も肩こりを起こしやすいといえます。なで肩の人は、くびのつけ根から肩関節への傾斜が急なので、腕を上げ下ろしするときにくびや肩の筋肉に大きな負担がかかってしまいます。

もし、ご自身が肩こりになりやすい人の特徴に当てはまっていたら、生活習慣を見直し、肩こりを蓄積しないように気をつけましょう。

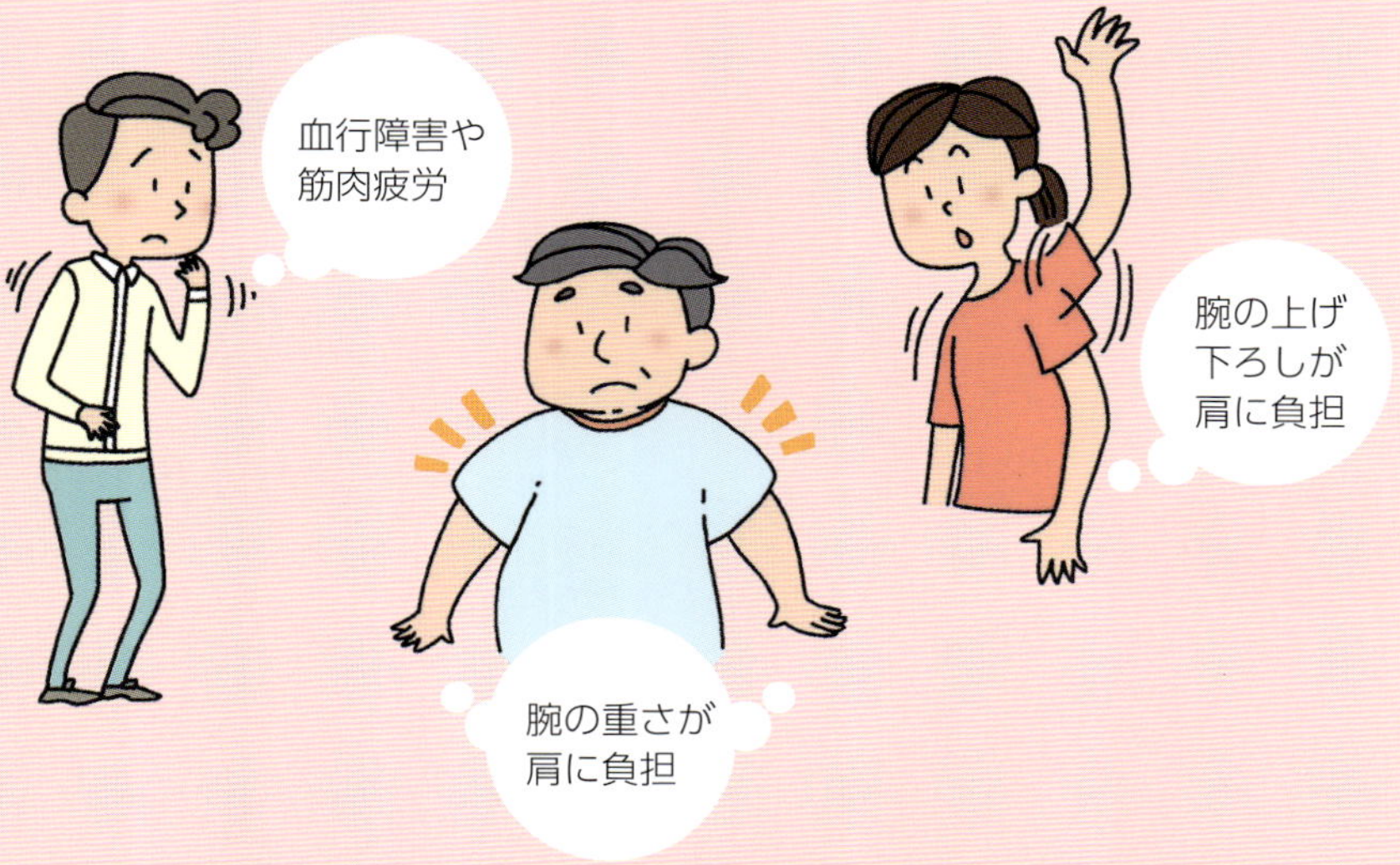
血行障害や
筋肉疲労
腕の重さが
肩に負担
腕の上げ
下ろしが
肩に負担

第３章

病気やけがが原因のくび・肩・背中の痛み

くび、肩、背中の痛みを起こす代表的な病気やけがについて解説します。また病院で受ける保存的療法や外科手術などの治療について解説します。

こんな痛みは要注意！

診察が必要なこりや痛み

これまでに説明してきたくびや肩、背中のこりや痛みは、生活習慣などによって生じるいわゆる「肩こり」でした。

しかし、こうしたものとは別の原因で起きるこりや痛みもあります。ここでは医療機関での診察が必要なこりや痛みについてご説明します。

くびや肩、背中になんらかの異常があって、こりや痛みの症状が出ることがあります。

その原因として多いのは、加齢現象やくび、肩周辺の組織の酷使による椎骨や椎間板、靱帯、筋肉の変性です。

くび・肩・背中は、普段からよく動かし、重い頭部や腕を支えるなど、負担のかかる部位です。骨や筋肉、腱またその周辺の組織がすり減ったり、炎症を起こしたり、変性を起こしたりしがちです。また頸椎は脊髄の通り道ですから、この周辺に変性が起きるといろいろなトラブルにつながります。

骨や筋肉に直接原因がなく、内科系の病気が原因で起きる肩こりもあります。神経や脳の異常が原因となっていることもあります。

内科系の病気が原因の場合は、肩こり以外に、ほかの部位にも症状があらわれます。たとえば狭心症《きょうしんしょう》や心筋梗塞《しんきんこうそく》であれば、左胸に強い痛みを伴います。また、胆石症《たんせきしょう》であれば、みぞおちに強い痛みが発生します。脳や神経に原因がある場合は、頭痛やめまい、吐き気などの症状が伴うこともあります。

痛みが激しい、急に発症した、だんだん悪化してきた、またほかの部位も痛んだり、違和感や気になる症状があるような場合には、医療機関を受診して原因を確かめた方がよいでしょう。

用語解説　胆石症　胆道に結石ができる病気の総称。多くは無症状だが、疝痛発作を起こすと腹痛、背部痛を起こし、肩こりに似た症状を伴うこともある。

診察が必要なこりや痛み

痛みが激しい
急に発症した
いつもと違う
だんだん
悪化していく
ほかの部位も
痛い

骨や筋肉に直接的な原因がないのに
痛みや肩こりが起こることもある…

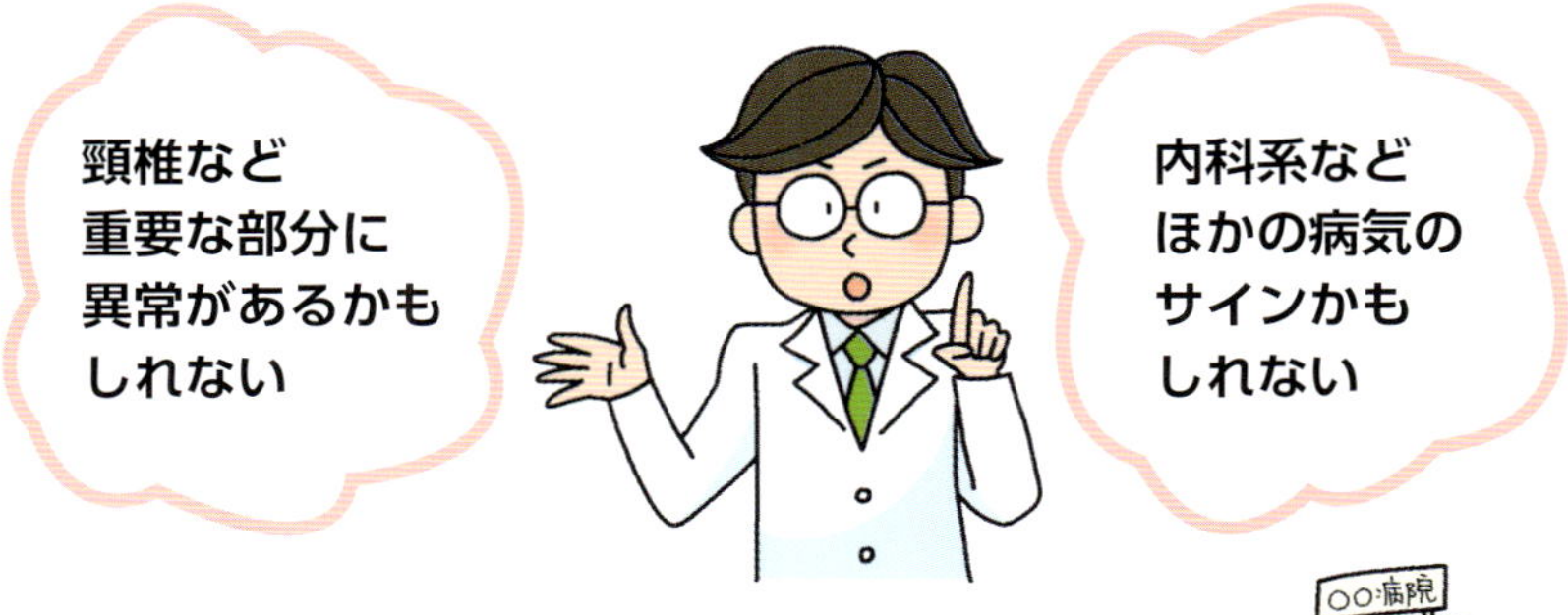
頸椎など
重要な部分に
異常があるかも
しれない
内科系など
ほかの病気の
サインかも
しれない

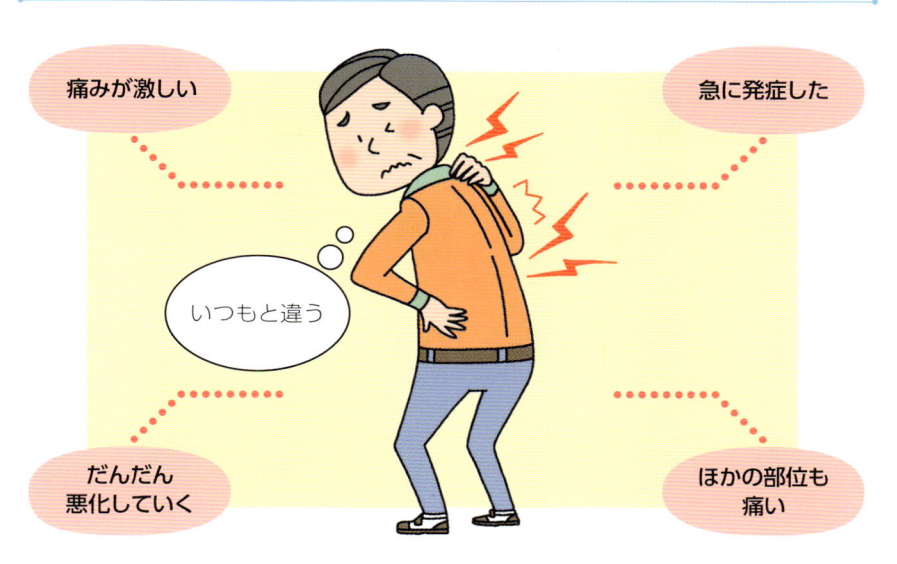

POINT **医療機関を受診して、原因を確かめる**

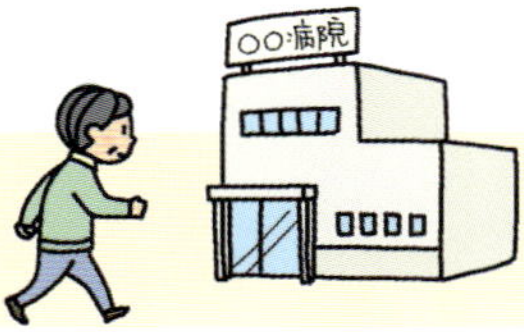
○○病院

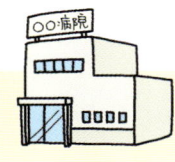

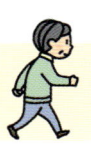

急に痛みが生じたときは

くびや腕を強くひねってしまった、ぶつけた、寝違えてしまったなど、急に痛みや違和感が発生した場合に大切なのは、まず安静にすることです。

とくに思い当たる原因がないときも、痛みが激しいときには、まずは安静にします。

自己判断で患部を引っ張ったり、もんだりするとかえって悪化させてしまうことがあります。

患部がなるべく動かないように固定しておくとよいでしょう。

痛む部位が腕や肩の場合は、三角巾を使用して痛む方の腕を吊り固定します。

くびの場合はくびを固定する装具である、頸椎カラーを使用するとよいのですが、ご家庭にはないことが多いでしょう。厚紙などにタオルを巻いたものでも代用できます。

患部が激しく痛んだり、腫れたり、熱を持っているようなときは、筋肉や腱が炎症を起こしている可能性があります。タオルを当てた上から氷のうなどで冷やしましょう。このときもなるべく患部を動かさないようにします。

痛みや熱がない場合は、温めて血行を促進するとよいでしょう。

また自己判断で放置するのはよくありません。けがの程度や、痛みの原因を確かめるためにも、急な強い痛みのときには、まず安静を保ちつつ、すみやかに受診することが必要です。

また痛みがそれほど激しくなくても、長期間続くときや、だんだん悪化してくるとき、ほかの部位にも症状があるときには受診して適切な処置を受けるようにしましょう。

受診に備えて、あらかじめ痛みが生じた日時、痛みが生じたきっかけ、痛む部位や痛み方などをメモしておくとよいでしょう。

用語解説 頸椎カラー　頸椎を固定したりあごを支えるための装具。くび周辺に外傷がある場合などに装着する。ネックカラーともいう。

急な痛みが生じたとき、まず大切なのは安静

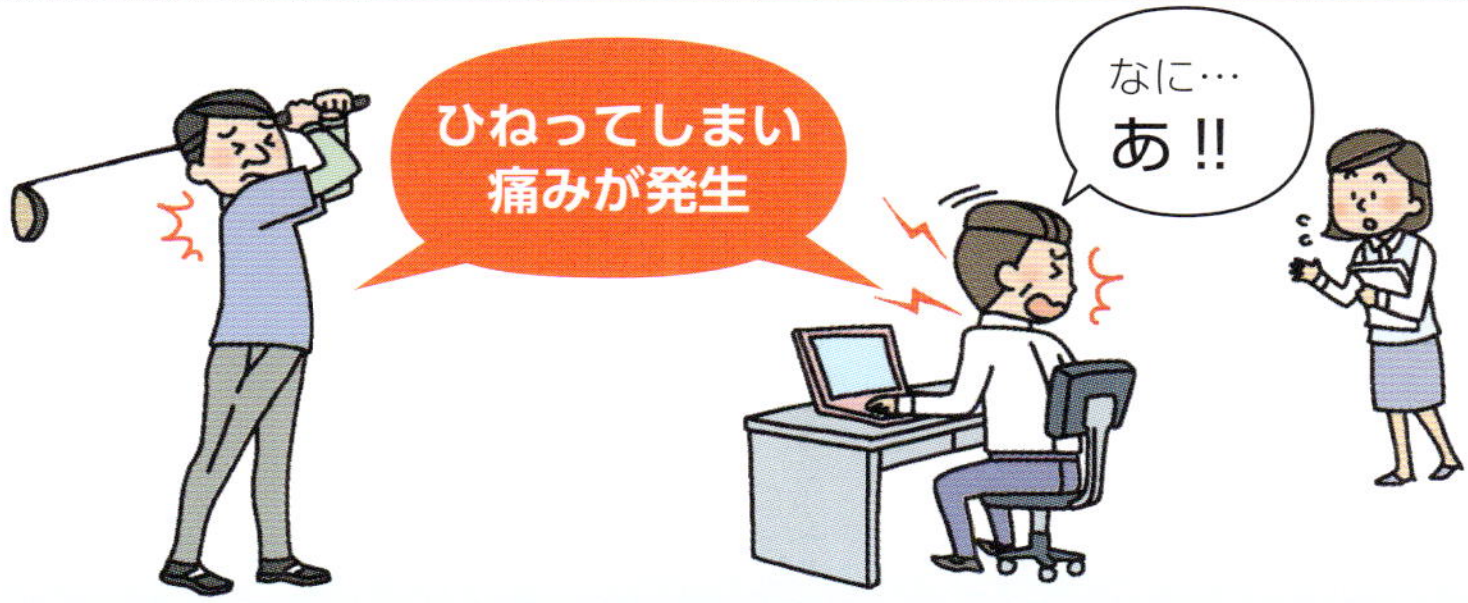
ひねってしまい
痛みが発生
なに…
あ !!

動かないよう「固定」し「安静」にする

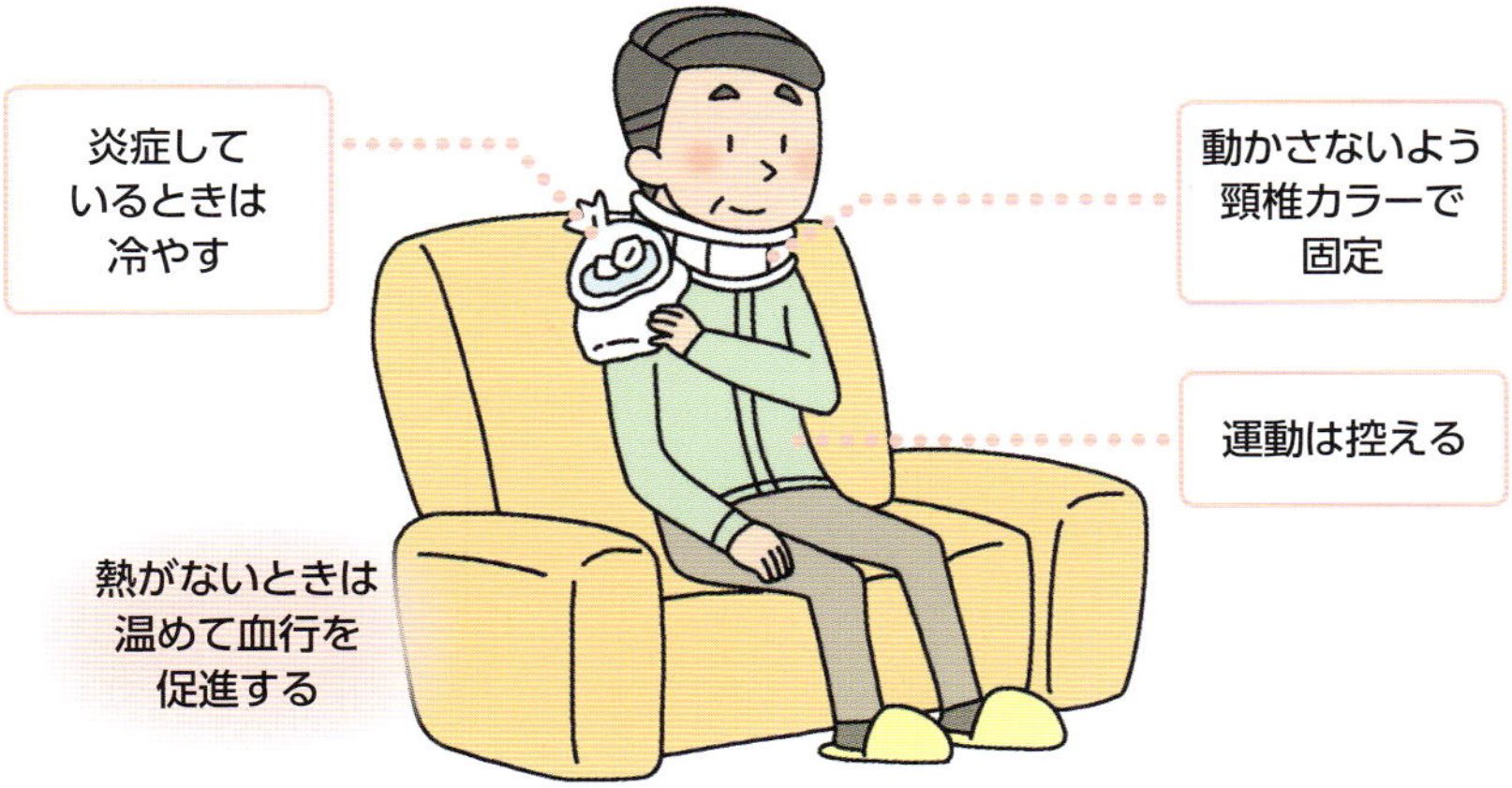
炎症している
ときは冷やす
動かさないよう
頸椎カラーで
固定
運動は控える
熱がないときは
温めて血行を
促進する

厚紙で頸椎カラーを作る

1 くびにぴったり固定できる長さと幅に厚紙を切る

2 厚紙のふちがくびに当たらないようにガーゼやタオルで厚紙を覆う

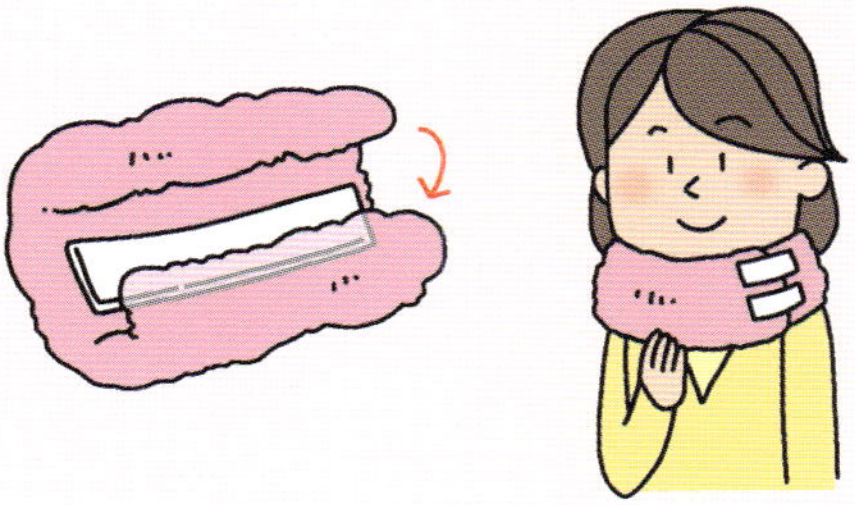

くび・肩・背中の痛みの検査と診断

痛みの原因を調べる検査

肩こりや、痛みなどで医療機関を受診すると、まずそれらの症状が、どんな原因によって引き起こされているのか、大きな病気やけがが原因ではないかを調べます。

診察は、だいたい次のような流れで行われます。

●問診

病気の原因を特定するために、年齢、性別、職業や生活習慣などを確認されます。

痛みが、どの部位に、いつ頃から、どのようにあらわれているか、また痛みのほかに、めまいやしびれなどの症状はないかなど、症状を詳しく聞かれます。

自分の症状を正確に伝えられるように、あらかじめメモなどにまとめておくとよいでしょう。

●触診

くび、肩、腕を動かしたり、患部周辺（圧痛点《あっつうてん》）を押して、痛みを調べます。また、知覚マヒの有無の検査を行います。

さらに、ジャクソンテストやスパーリングテストのような頸部を圧迫して痛みの変化を診る検査が行われることもあります。これらのテストで痛みが強まったり、放散痛があらわれたときには、頸椎や椎間板、神経系の病気が疑われます。

●画像検査

骨の異常を確かめるために、頸椎のX線などの画像検査を行います。骨格の異常や、けがの程度などを確認します。

MRI（磁気共鳴画像）検査が行われることもあります。

必要に応じて、このほかの検査も行われます。

用語解説　放散痛　負傷した部位や、病気のある部位など、原因のある部位とは異なる、離れた部位にあらわれる痛み。

病院で痛みの原因を調べるために

診察の流れ

問診

症状以外にも
年齢、性別、職業
や生活習慣などを
聞かれる

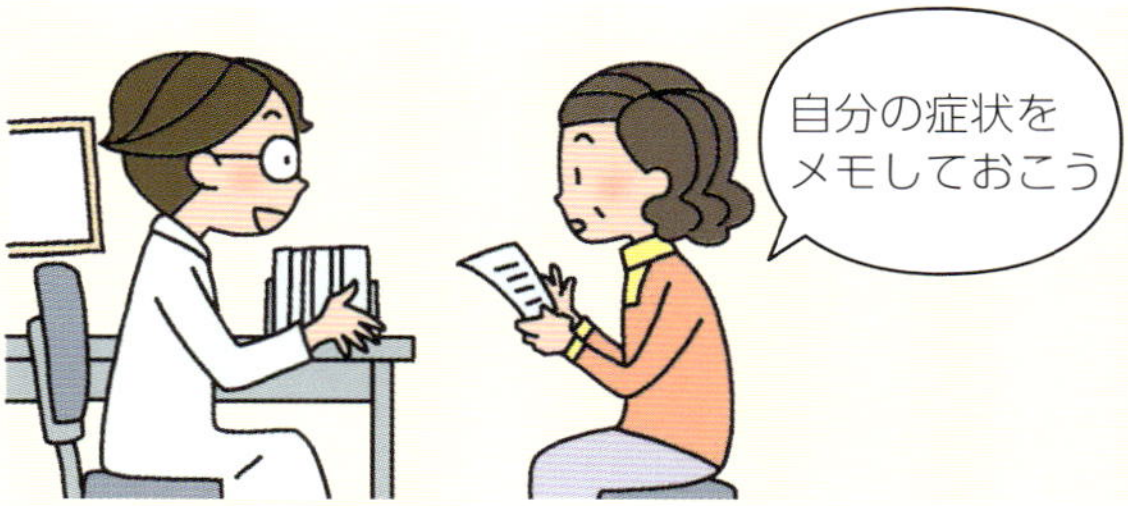

触診

くび、肩、腕を動かしたり、押して、痛みを調べる

ジャクソンテスト

頭を後方に傾けて
頭頂部を圧迫しな
がら出現する症状
を診る

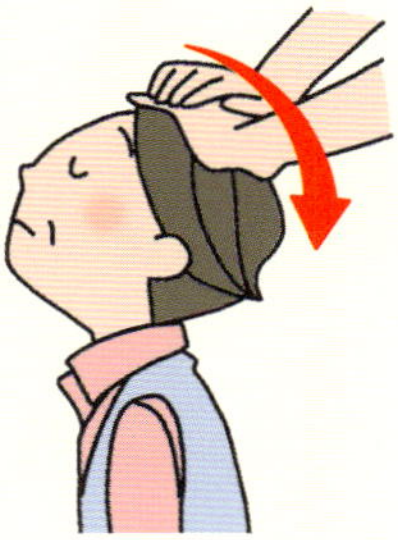

スパーリングテスト

頭とくびを斜め
にひねり頭頂部
を圧迫しながら
出現する症状を
診る

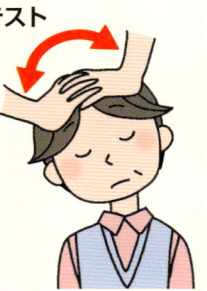

画像検査

頸椎のX線検査

骨の異常やけがの
程度を確認する

MRI検査

その他の検査

くびの病気からくる痛みと治療

くびの病気からくる痛み

くびの骨格を構成する頸椎は、7つの椎骨とその間にはさまっている椎間板で構成されています。頸椎は、頭部を支え、また動かすことも多いので、負荷がかかりやすく、周辺組織の変性などトラブルを起こしやすい部位です。

また椎骨の連なりによって作られている脊柱管《せきちゅうかん》という孔《あな》には、中枢神経のひとつである脊髄が通っています。そして脊髄は、椎骨と椎骨の間から左右に枝分かれして、末梢神経としてからだのすみずみまで伸びています。

ですから、なんらかの原因によって頸椎や周辺の組織が変性を起こすと、脊髄などの神経が圧迫されやすいのです。

脊髄から末梢神経に枝分かれする根元の部分を神経根といいます。上方部の神経根からは後頭部やくび、中間部の神経根からは肩や背中、下方部の神経根からは腕へと末梢神経が伸びていきます。

くびの痛みの多くは筋肉の緊張や疲労が原因で起こる、いわゆる肩こりです。しかし、加齢に伴って椎骨や椎間板に変性が起こり、神経を圧迫すると、上肢の痛み、手足のしびれなどの症状があらわれる病気があります。

頸椎の椎骨に変性が起き、「骨棘《こっきょく》」と呼ばれる棘のようなものができて、痛みが生じるものが変形性頸椎症です。

また頸椎の椎骨どうしの間に挟まっている椎間板が変性して、椎間板のなかの髄核が飛び出してしまうものが頸椎椎間板ヘルニアです。

脊柱管のなかの後縦靭帯が肥厚《ひこう》して脊髄を圧迫する、後縦靭帯骨化症《こうじゅうじんたいこつかしょう》という難病もあります。

用語解説　中枢神経　神経系の働きの中枢をなす部分で、脊椎動物では脳と脊髄からなる。中枢神経から出ている神経を「末梢神経」という。

トラブルを起こしやすい頸椎

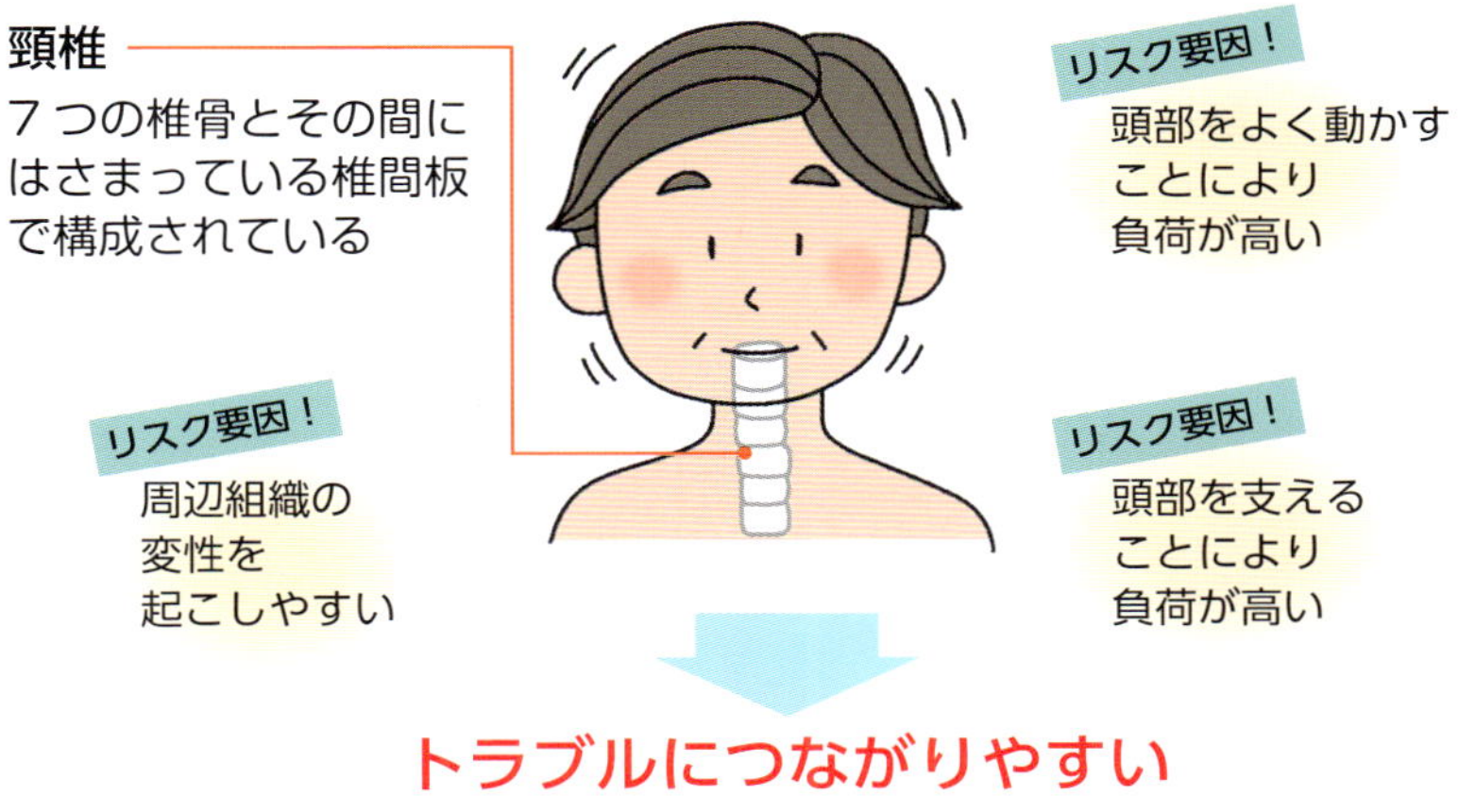
頸椎
7つの椎骨とその間にはさまっている椎間板で構成されている
リスク要因！
頭部をよく動かすことにより負荷が高い
リスク要因！
周辺組織の変性を起こしやすい
リスク要因！
頭部を支えることにより負荷が高い
トラブルにつながりやすい

脊椎は脊髄などの神経が通っている

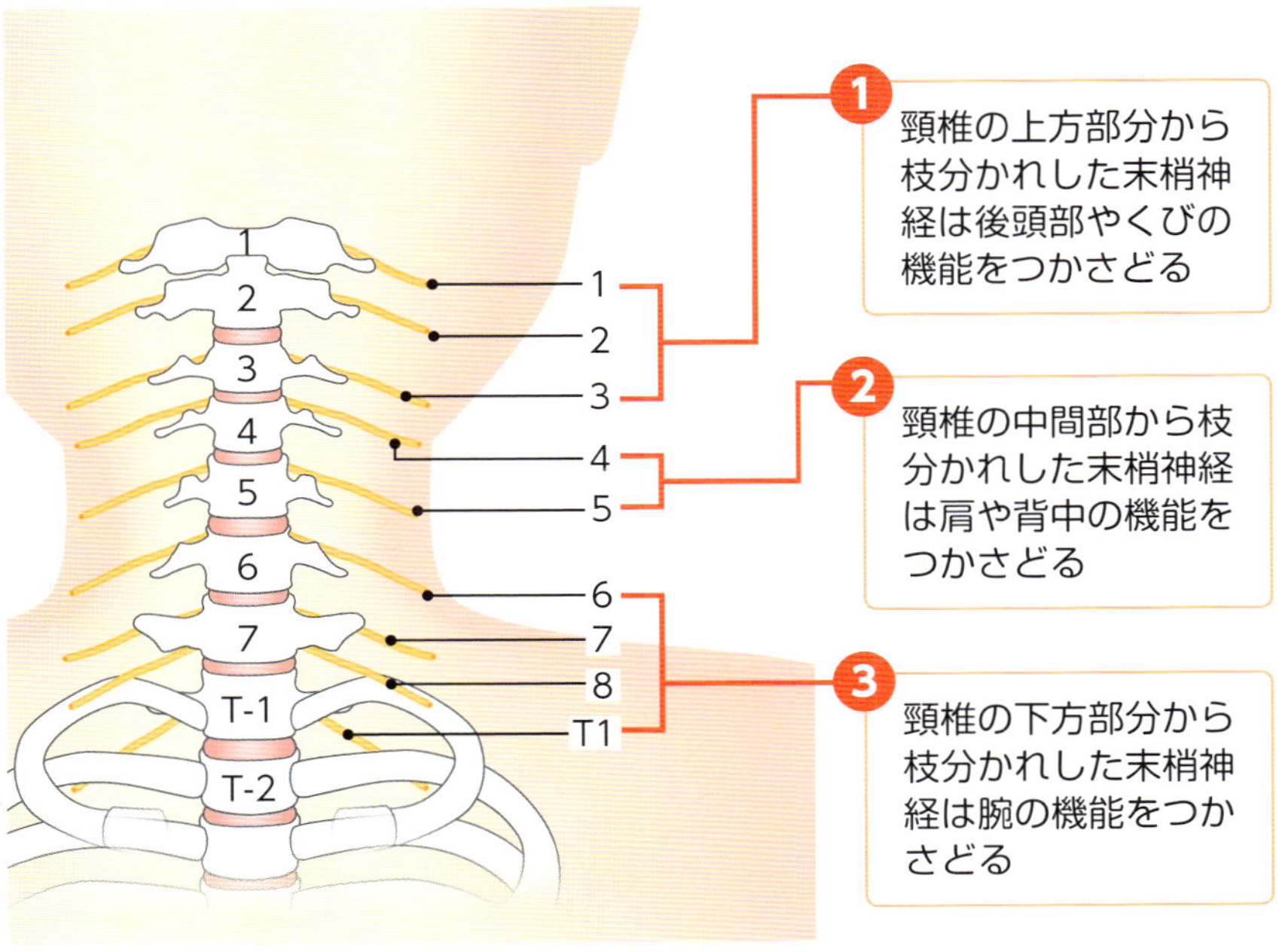
1
2
3
4
5
6
7
T-1
T-2
1
2
3
4
5
6
7
8
T1
❶ 頸椎の上方部分から枝分かれした末梢神経は後頭部やくびの機能をつかさどる
❷ 頸椎の中間部から枝分かれした末梢神経は肩や背中の機能をつかさどる
❸ 頸椎の下方部分から枝分かれした末梢神経は腕の機能をつかさどる

変形性頸椎症

「変形性頸椎症」は、加齢により椎間板が変性したり、椎骨と椎骨をつなぐ椎間関節が変形して、椎骨の縁に「骨棘《こつきょく》」と呼ばれる棘《とげ》のようなものができることで起きる病気です。

頸椎のうち第一頸椎と第二頸椎はくびの左右の回《かい》旋《せん》に、第三頸椎から第七頸椎は前後左右に曲げる動きにかかわっています。こうした動きを円滑に行えるのは、椎骨の間に椎間板が挟まっていて、動きに伴う衝撃を吸収するクッションの役割をしているためです。

しかし、加齢とともに椎間板はしだいに弾力や厚みを失いつぶれていきます。強い衝撃によっても変形することがあります。

椎間板がつぶれて薄くなると、椎骨どうしのつながりが不安定になってきます。すると椎骨は支えを強化するために増殖性に変化をします。これが骨棘です。

この骨棘が背中側にできると、神経根を刺激して症状があらわれます。初期のうちは肩こり、くびや肩、背中の軽いしびれや痛みといった症状です。進行すると、さらに骨棘が増大し、腕や手足にまで症状が拡がり、しびれや痛み、重圧感、マヒ、後頭部の痛み、脱力感などの重い症状があらわれます。

また、骨棘が椎骨動脈を圧迫して血行障害が起こることもあります。脳への血流に障害をきたしてめまいを引き起こすことがあります。

骨棘が脊髄を圧迫するようになると（脊髄症）、排尿障害、歩行障害などを引き起こすことがあります。変形性頸椎症は、40～50歳代以降の人に多くみられます。

治療では、軽度ならば温熱療法、装具療法、牽引療法などの保存的療法（88ページ）が行われます。日常生活を送るのが困難なほど重度の場合は、手術（98ページ）を検討することもあります。

骨棘が神経を圧迫する変形性頸椎症

椎間板がクッションの役割をして、頸椎を守っている

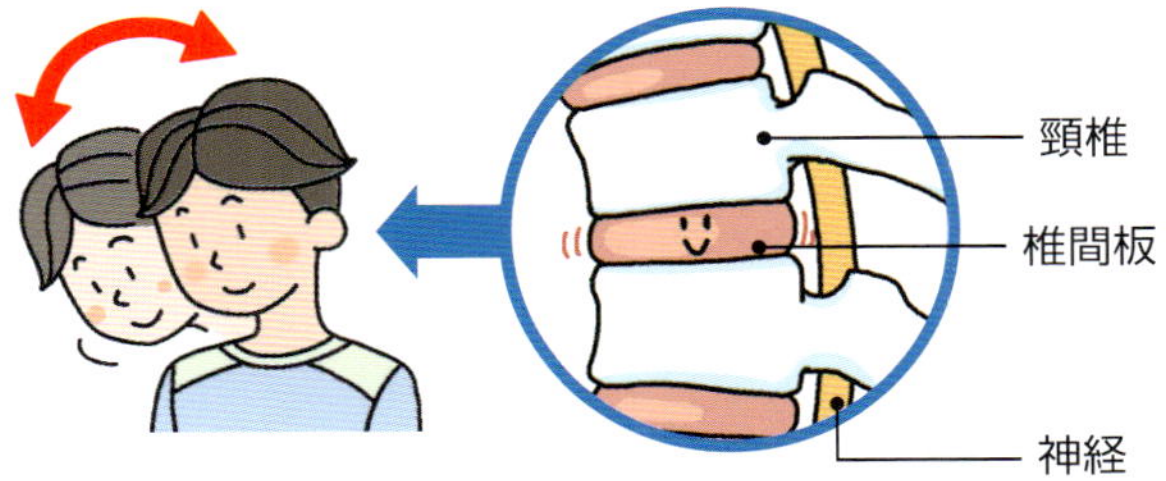
頸椎
椎間板
神経

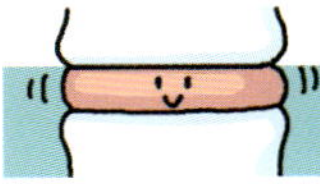

加齢や衝撃で椎間板が弾力を失っていく

すると

椎間板の変性によって
椎骨が変形し
棘状の骨棘ができる

手足も
しびれて
きた…

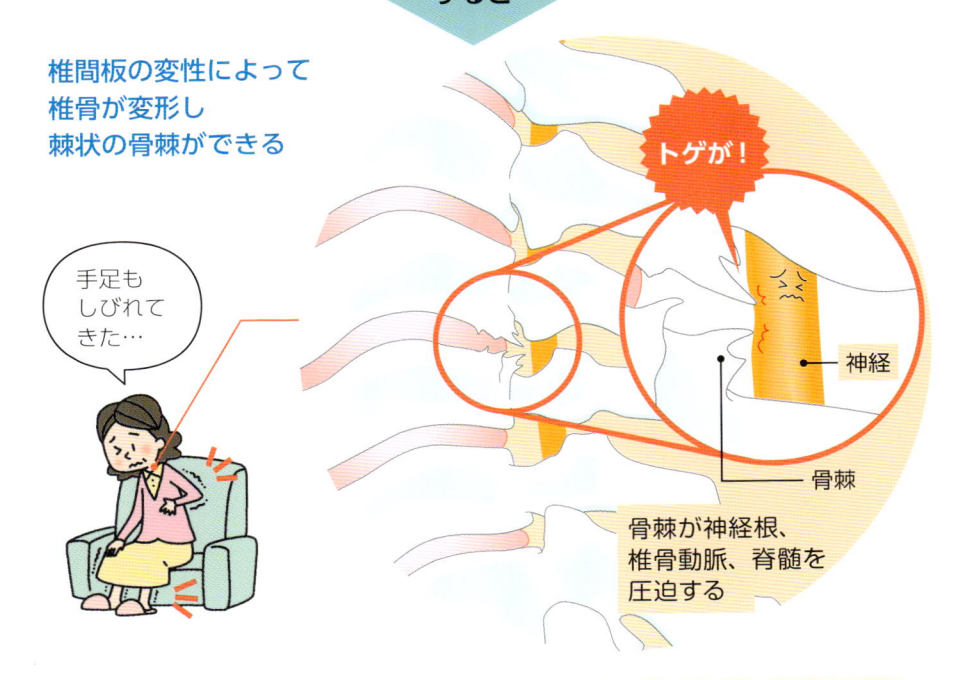

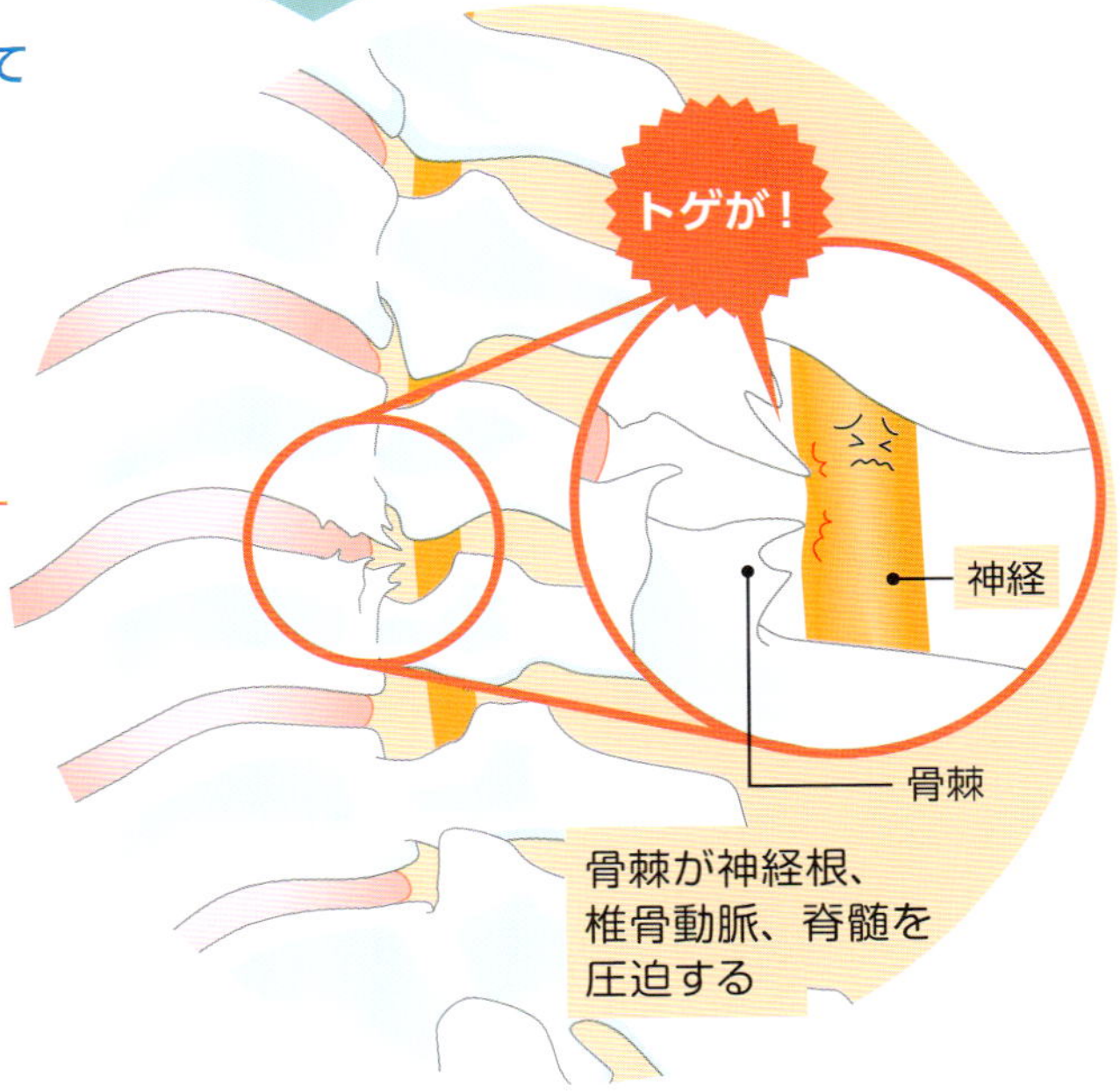
トゲが！
神経
骨棘
骨棘が神経根、
椎骨動脈、脊髄を
圧迫する

POINT **症状が進むと、後頭部の痛み、手足の重圧感、脱力感、マヒなどの重い症状がでる**

頸椎椎間板ヘルニア

椎骨と椎骨の間に挟まっている椎間板は、ゼリー状の髄核《ずいかく》と、それを取り囲む線維輪《せんいりん》の二重構造になっています。

椎間板はもともと、水分を多く含んだ弾力のある性質で、重みや衝撃を緩和したり、くびのスムーズな動きを助ける働きがあります。

ところが、加齢などが原因で、椎間板に含まれる水分はだんだん減少し、椎間板が薄く硬くなってきます。こうした椎間板の変質が進むと線維輪に亀裂が生じ、その亀裂から髄核が飛び出してくることがあります。外傷など強い衝撃によって、髄核が飛び出すこともあります。

この外に飛び出した髄核が、頸部の神経根や脊髄を圧迫するのが「頸椎椎間板ヘルニア」です。飛び出した部位が腰部であれば、「腰椎椎間板ヘルニア」と呼ばれます。

椎間板から飛び出した髄核が神経根を圧迫していなくとも、くびに強い痛みが生じることがあります。これを頸椎椎間板ヘルニアの前段階である「椎間板症」といいます。

髄核が背中側に飛び出すと、脊髄や神経根を圧迫して、くびや肩、背中、腕、指先に痛みやしびれ、重圧感といった症状があらわれます。

とくに、くびを後ろに反らすと、圧迫が強くなるので、激しい痛みを生じます。頸椎椎間板ヘルニアの人は、上向きの姿勢がつらくなります。

重症化すると、下半身にもしびれや痛みがあらわれ、排尿障害、歩行障害を起こすこともあります。

治療は、早期なら消炎鎮痛薬で痛みを抑えながら、牽引療法（88ページ）、温熱療法（90ページ）などの保存的療法を行います。痛みがひどいときには、神経ブロック療法（96ページ）を行います。重症化して排尿障害や歩行障害がある場合は、ヘルニアを取り除く手術が検討されます。

椎間板から髄核が飛び出す椎間板ヘルニア

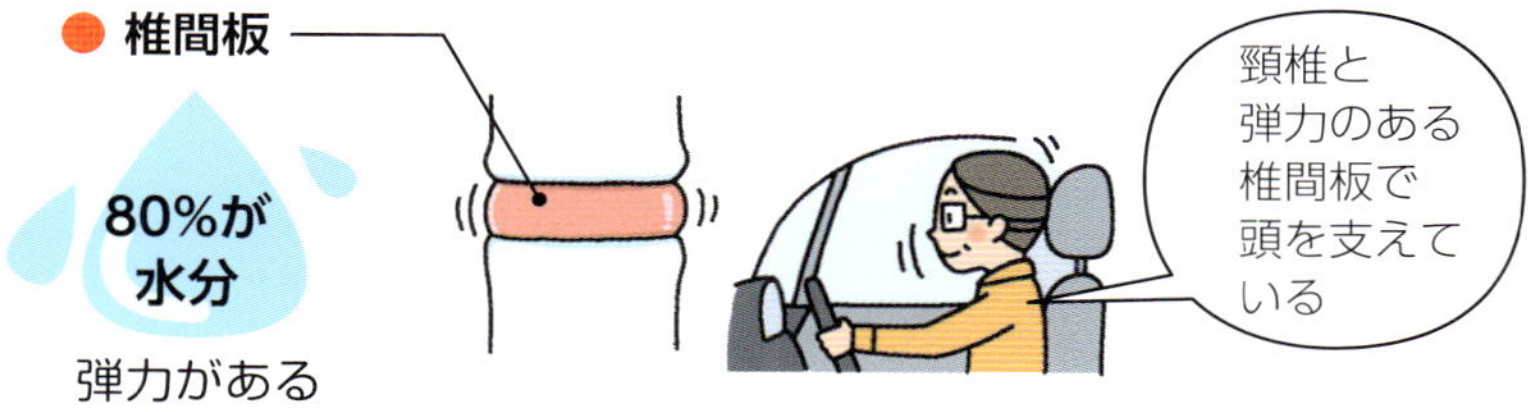

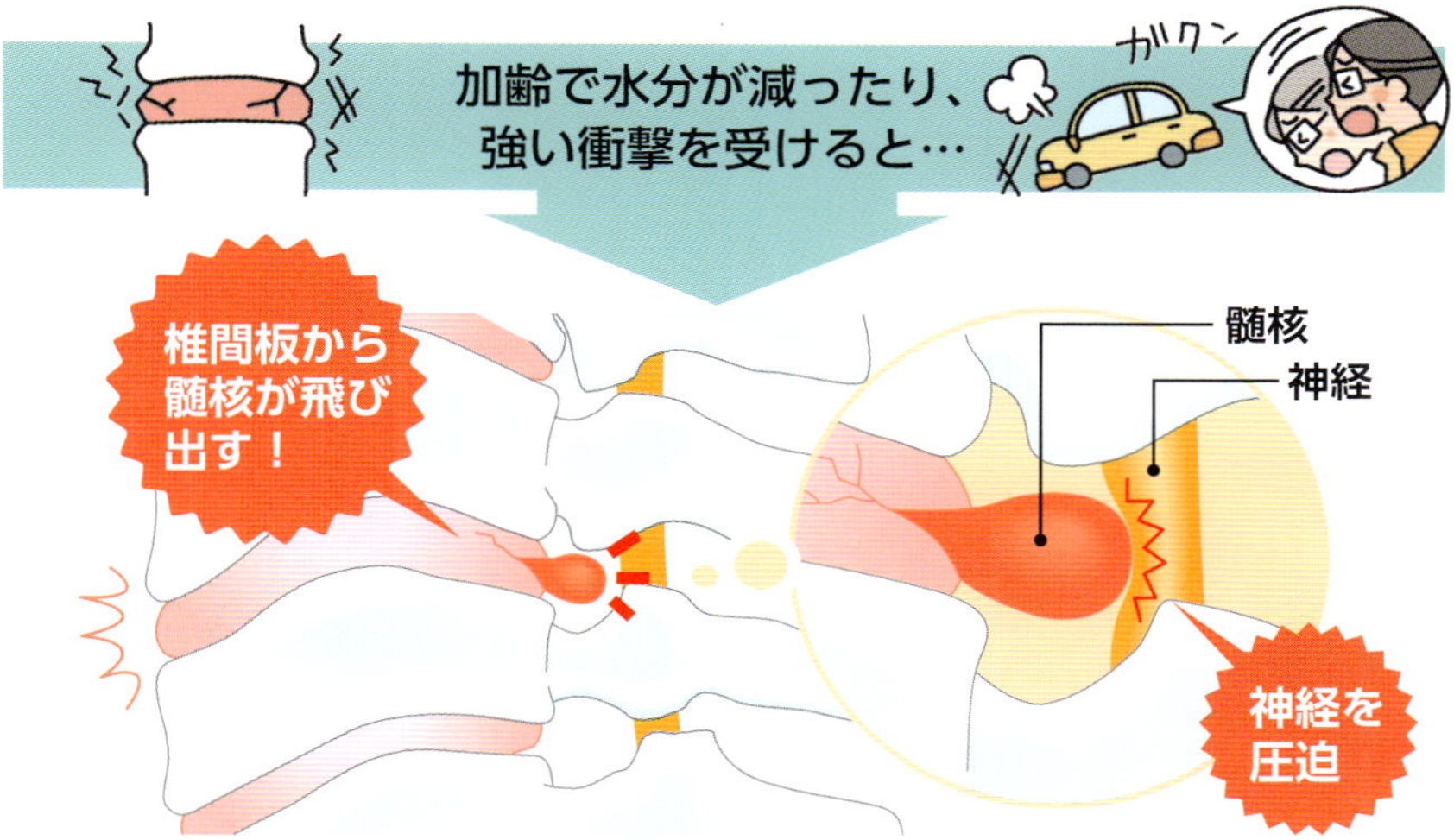

椎間板内にある髄核が飛び出して、脊椎や神経を圧迫してしまう

椎間板症

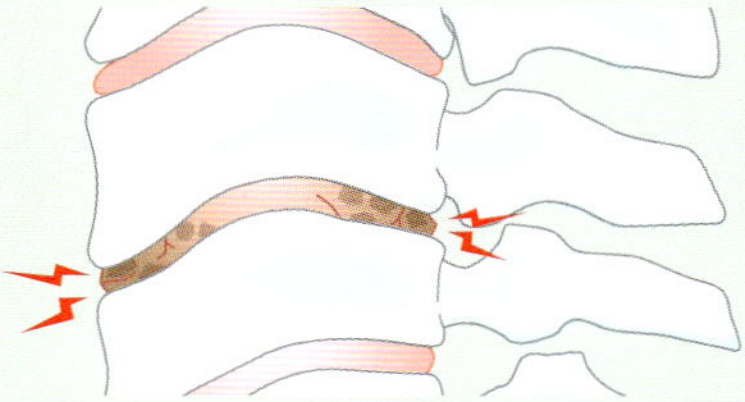

頸椎椎間板ヘルニアの前段階。髄核が神経根を圧迫していなくても、くびに強い痛みが生じる

頸椎椎間板ヘルニア

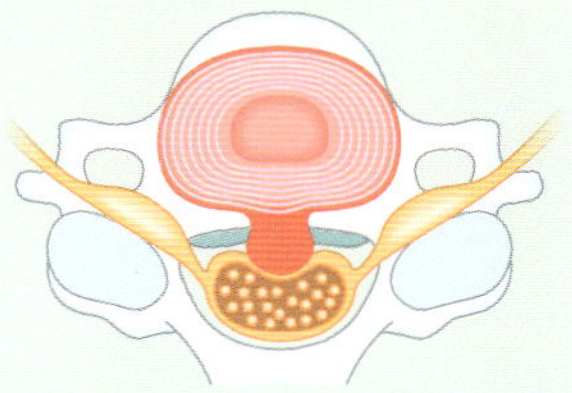

傷など強い衝撃によって、髄核が飛び出し、頸部の神経根や脊髄を圧迫する

後縦靭帯骨化症

脊柱の周囲には3本の靭帯（前縦靭帯《ぜんじゅうじんたい》、後縦靭《こうじゅうじん》帯《たい》、黄色靭帯《おうしょくじんたい》）があり、椎骨どうしのつながりを補強しています。そのうち後縦靭帯は、椎骨の連なりからなる脊柱管のなかを通る靭帯です。

靭帯は、しなやかで弾力性に富み、骨や筋肉をつなげ、それぞれの動きをサポートしています。

ところが、なんらかの原因で靭帯が骨のようになり（骨化《こっか》）、厚くなってしまうことがあります。

この靭帯の骨化が後縦靭帯に起きるのが「後縦靭《こうじゅうじん》帯骨化症《たいこつかしょう》」です。骨化は頸椎だけではなく、胸椎や腰椎でも起こることがあります。また、後縦靭帯以外の靭帯でも骨化が起こることがあります。

後縦靭帯が骨化して厚みを増すと、脊柱管のなかを通る脊髄を圧迫してしまいます。また周辺の神経を刺激したり、骨格の動きを妨げたりすることがあります。

その結果、手足の痛み、手指のしびれなどの症状があらわれます。重症化すると、排尿障害や歩行障害を引き起こすことがあり、日常生活に支障をきたします。

後縦靭帯が骨化してしまう原因はまだ解明されていないため、後縦靭帯骨化症は厚生労働省により、難病に指定されています。

発症は、日本をはじめとした東洋人に多くみられ、とくに40歳以上の男性の発症率が高いという特徴があります。また、糖尿病の持病がある人や、肥満の人に多く発症します。

神経根が圧迫されてしびれや痛みが生じている場合には、頸椎の動きによる刺激を抑えるために頸椎固定装具を装用します。

歩行障害や排尿障害などのマヒを起こしている場合は、骨化して厚くなった部分を取り除いたり、後方の骨の一部を開放したりして、脊柱管を拡大する手術を行います。

用語解説

指定難病　厚生労働省が指定する、原因不明で、長期療養を要し、治療法が確立されていない疾患で、医療費助成など公的支援が受けられる。

脊柱管のなかの靭帯が骨化・肥厚する後縦靭帯骨化症

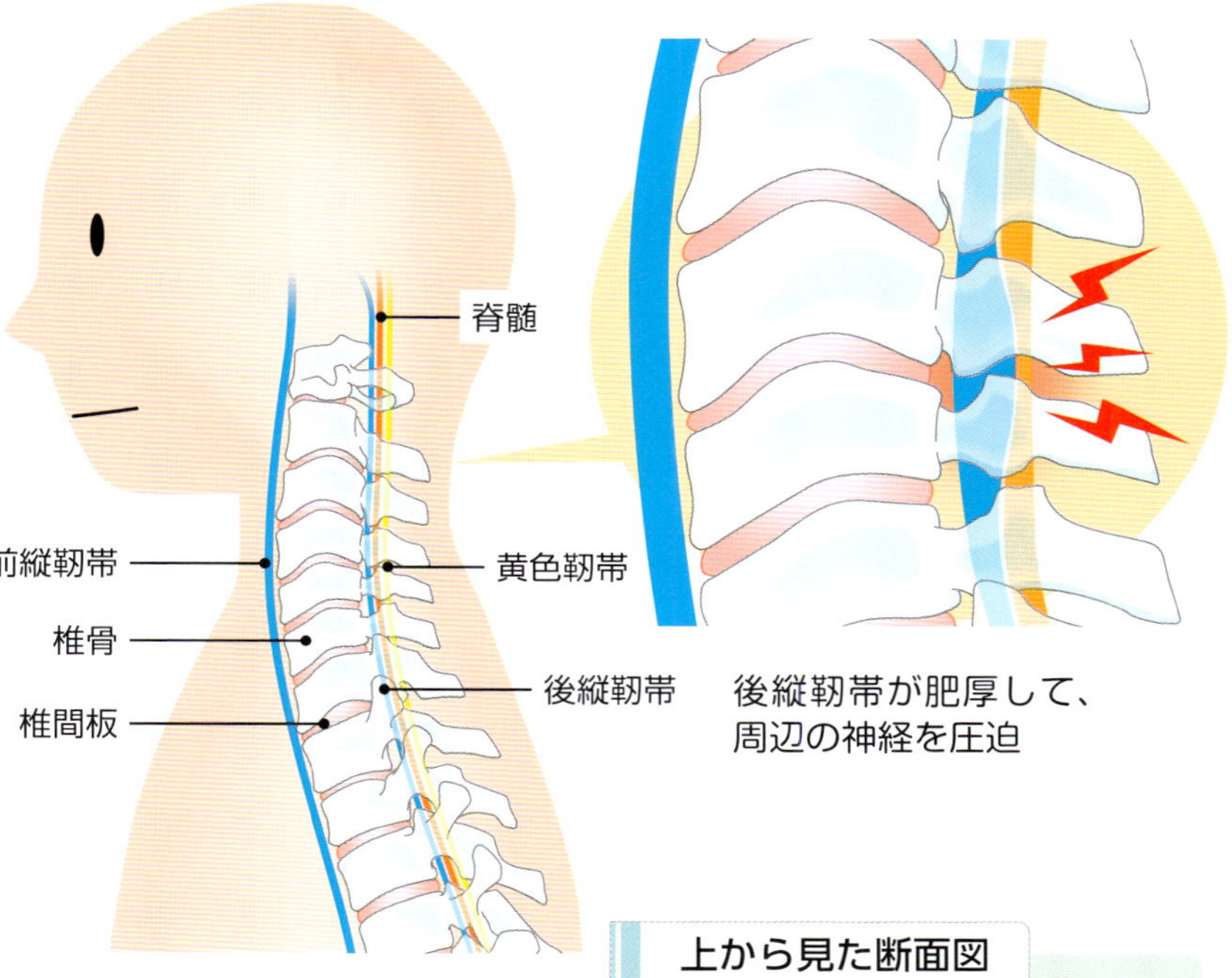
脊髄
前縦靭帯
黄色靭帯
椎骨
後縦靭帯
椎間板
後縦靭帯が肥厚して、
周辺の神経を圧迫

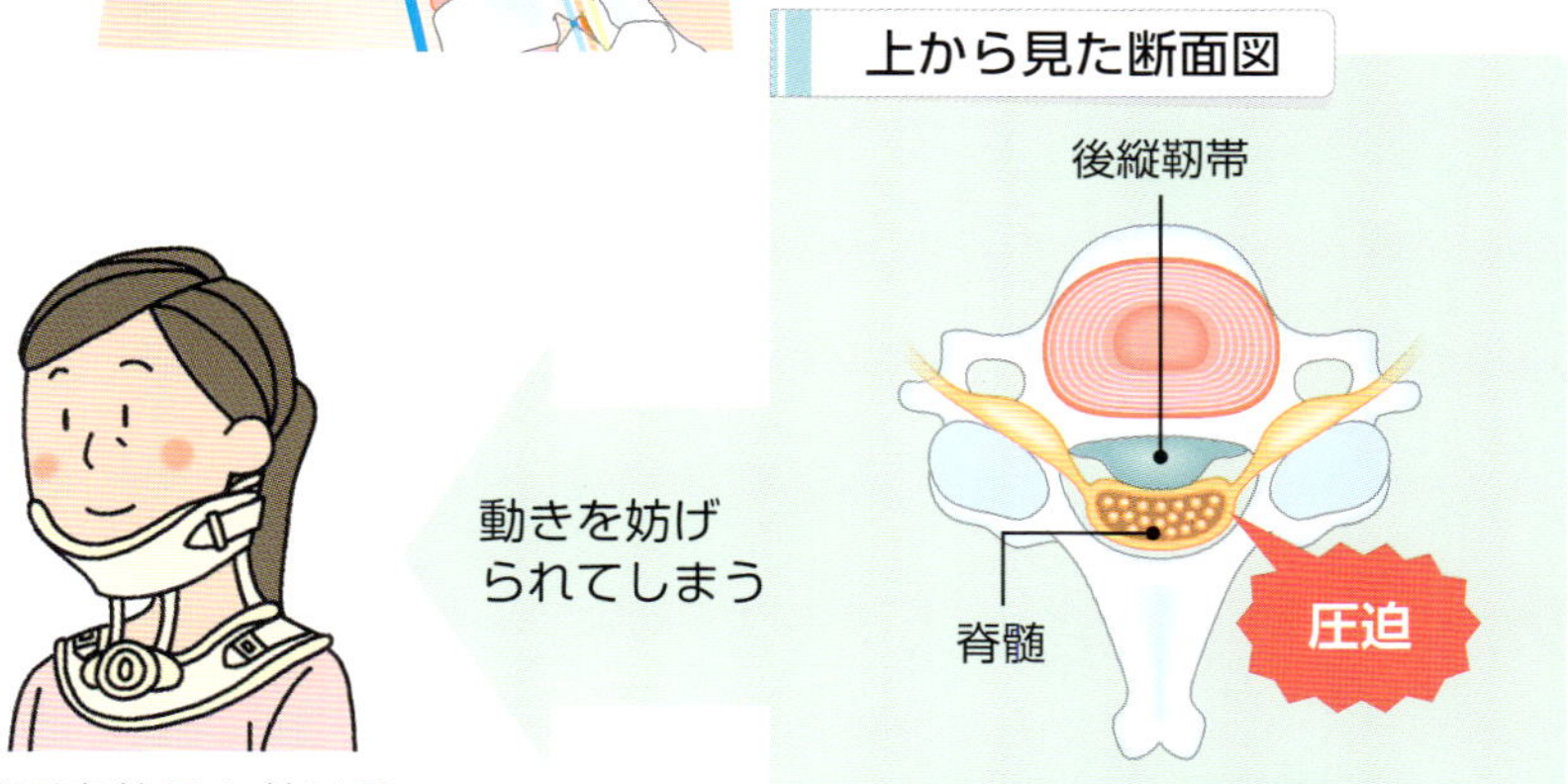
上から見た断面図
後縦靭帯
脊髄
圧迫
動きを妨げ
られてしまう

頸椎固定装具を着ける
などして守る

脊髄が圧迫され、手足の痛み、手指のしびれ、排尿障害、歩行障害などの症状があらわれる

肩の病気からくる痛み

肩の病気からくる痛み

中高年になると増えてくるのが五十肩《ごじゅうかた》や腱板断裂《けんばんだんれつ》といった、肩の痛みや動かしにくさです。

これらは、加齢による肩関節（肩甲上腕関節《けんこうじょうわんかんせつ》）の腱や筋肉の変性が原因になって起こる病気です。

肩関節は、肩甲骨、上腕筋、鎖骨の3つの骨が組み合わさってでき、肩甲骨のくぼみに上腕骨の骨頭《こっとう》がはまりこんでいます。

腕をさまざまな方向に動かすために、肩甲骨のくぼみは浅く接合しているので、肩甲骨の背中側についている棘上筋《きょくじょうきん》、棘下筋《きょくかきん》、小円筋《しょうえんきん》と、肩甲骨の内側についている肩甲下筋が集合して構成する筋肉群（カフ筋）が上腕骨頸部につくことで、肩関節をしっかりと支えています。

これらの筋肉と骨を結びつけている腱板や、骨と骨を結びつけている靭帯、筋肉と筋肉のすき間や筋肉や腱板のすき間に炎症が起きることがあり、激しい痛みを引き起こす原因になっています。

さらに、肩関節の周囲には、上腕骨の骨頭を覆っている関節包や肩峰下滑液包《けんぽうかかつえきほう》などがありますが、これらは肩関節の動きをなめらかにする滑液を作ったり、肩にかかる衝撃を吸収するクッションの働きをしています。これらの組織の弾力が失われ、炎症を起こします。

肩周関節の周囲に炎症を起こすのが五十肩です。肩や腕の動きも妨げられ、不便な期間が長い病気ですが、適切な治療を受ければやがて回復し元通りになります。

腱板断裂も、肩周辺に痛みなどの不快な症状が続きます。多くは保存療法で軽快しますが、手術を検討することもあります。

浅い接合を筋肉で支える肩関節

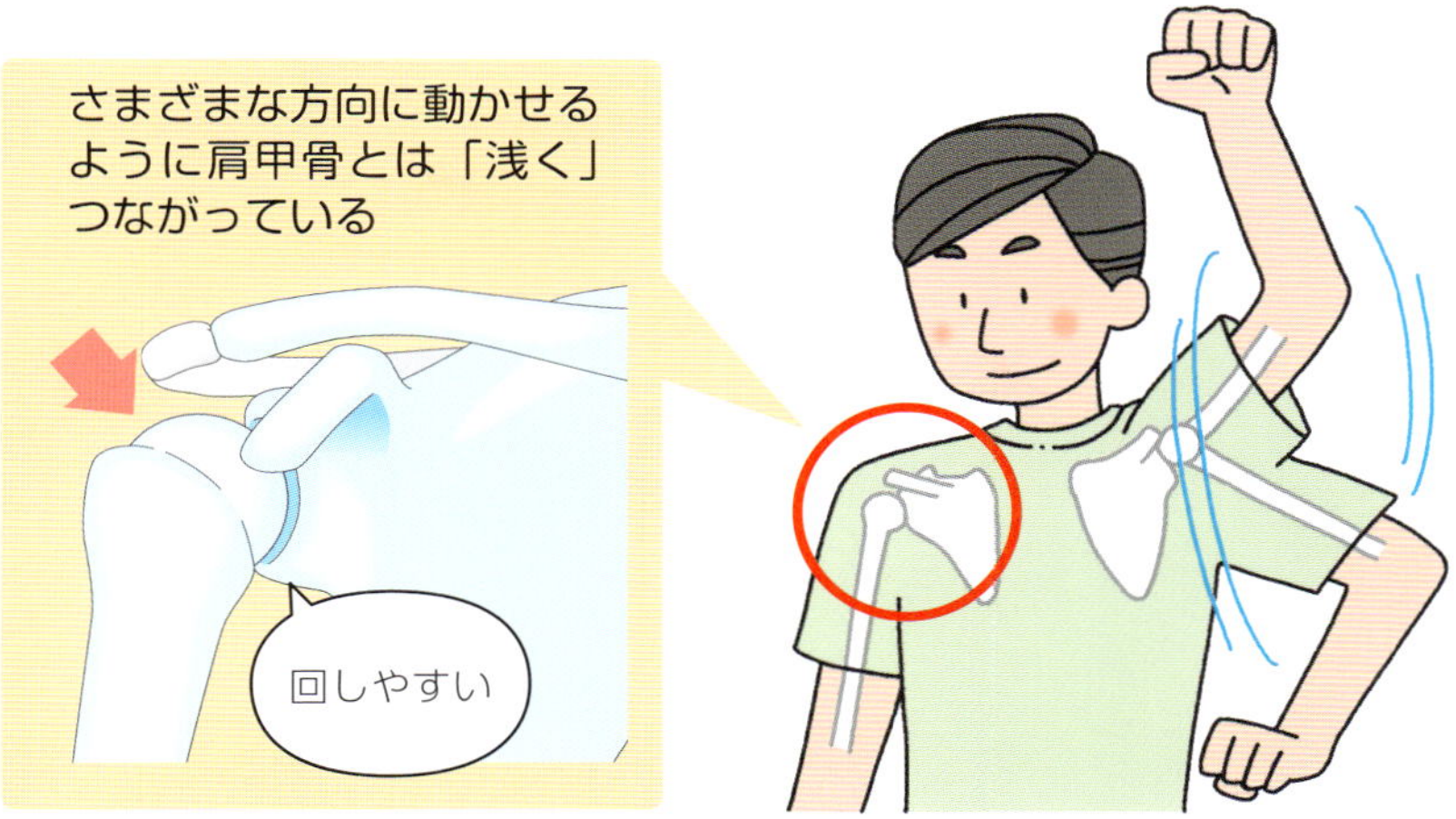
さまざまな方向に動かせる
ように肩甲骨とは「浅く」
つながっている
回しやすい

重い腕をしっかり支えるのは筋肉

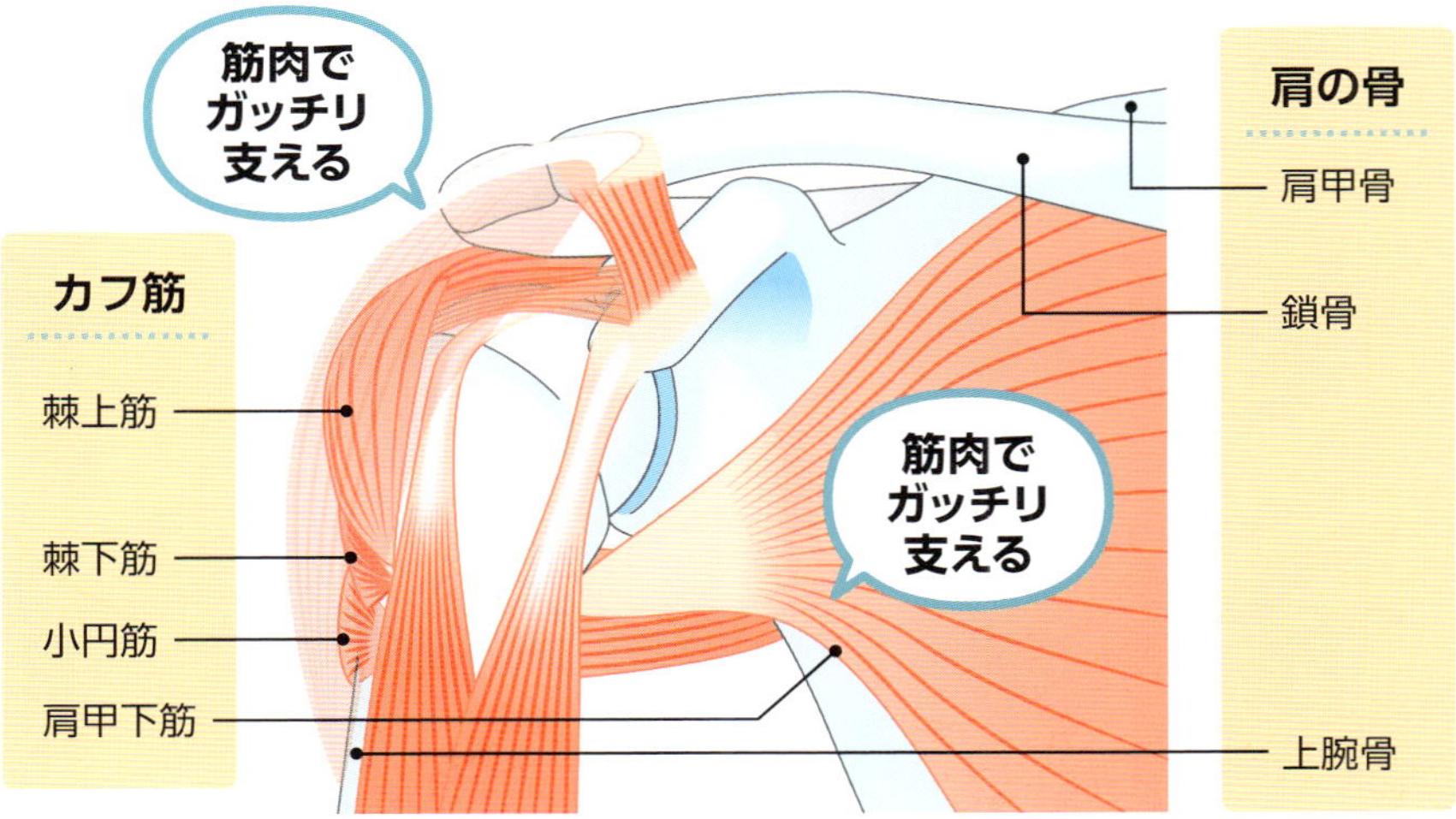
筋肉で
ガッチリ
支える
カフ筋
棘上筋
棘下筋
小円筋
肩甲下筋
筋肉で
ガッチリ
支える
肩の骨
肩甲骨
鎖骨
上腕骨

POINT 筋肉、骨、靭帯が密集する部分に炎症が起こる

五十肩

中年以降「肩が痛くて上げられない」「背中に手を回そうとすると痛みが走る」といった症状に悩まされる人が増えます。

これらの症状の多くは、五十肩《ごじゅうかた》（肩関節周囲炎）によるものです。五十肩は40歳代後半から50歳代の人に多くみられます。

五十肩は、関節周辺の骨、軟骨、靱帯や腱などが加齢により変性して炎症を起こすことが主な原因と考えられています。肩関節の動きをよくする袋（肩峰下滑液包）や関節を包む袋（関節包）が癒着《ゆちゃく》を起こすとさらに動きが妨げられます。

症状は、突然左右どちらかの肩に激しい痛みを感じることが多く、腕を動かすと痛みが強くなります。安静時にも痛むことがあります。

発症してからの痛みの強い時期を急性期といいます。急性期の痛みは早ければ1～2カ月、重度の場合は3ヵ月～半年で軽減してきます。

慢性期になると、痛みはやわらぎますが、動かしづらい状態が続きます。動かさないでいると、関節が拘縮《こうしゅく》して回復しづらくなりますので、運動療法を行います。

適切な処置をしていれば、半年から、重度の場合でも1～1年半で、痛みも拘縮も改善され、以前と同じように肩や腕を動かすことができるようになります。

五十肩の痛みはいったん治まれば、基本的に再発することはありません。反対側の肩に発症することはあります。ほとんどは自然に治りますが、ほかの病気と区別するためにも受診することをおすすめします。

五十肩は、60歳を過ぎてから起こることはあまりないのが特徴です。60歳以上で肩の痛みや動かしにくいといった症状があるときには、「腱板断裂」（66ページ）などのほかの病気が疑われます。

用語解説 癒着　皮膚、粘膜など本来離れている組織どうしが、外傷や炎症などのためにくっついてしまうこと。

激しく痛み、動かしづらい五十肩

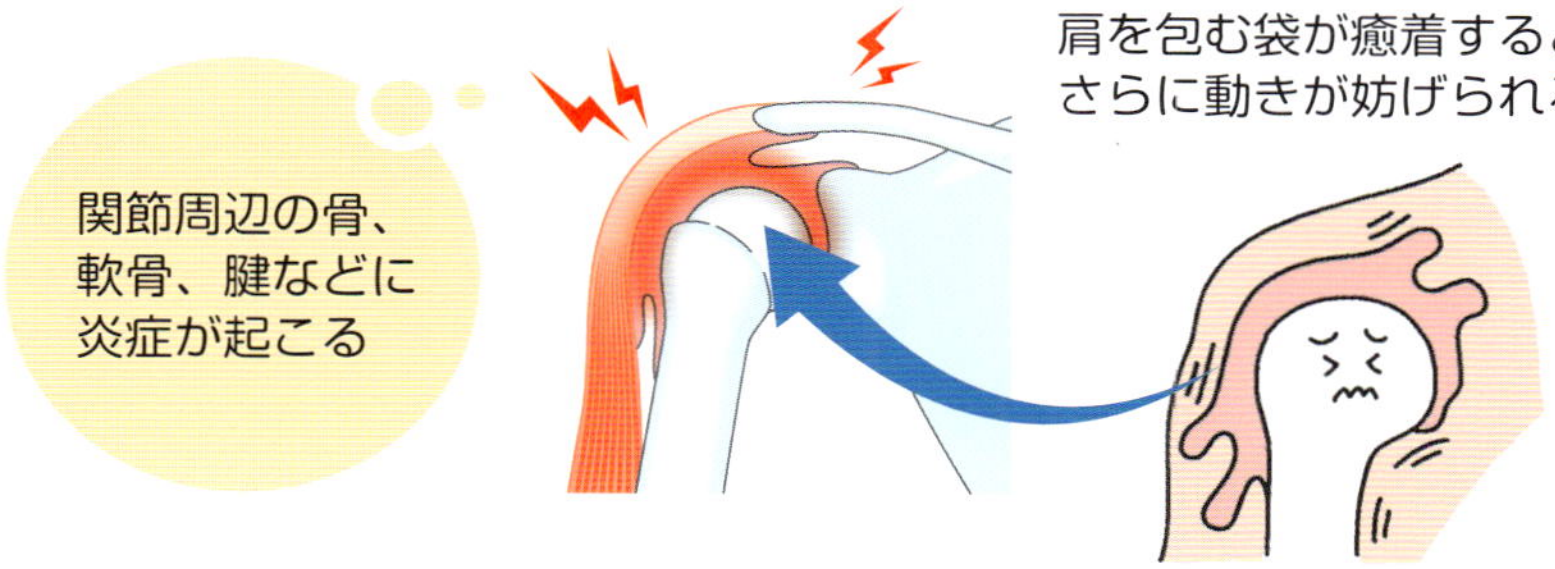
関節周辺の骨、
軟骨、腱などに
炎症が起こる
肩を包む袋が癒着すると、
さらに動きが妨げられる

肩の動きのチェック！

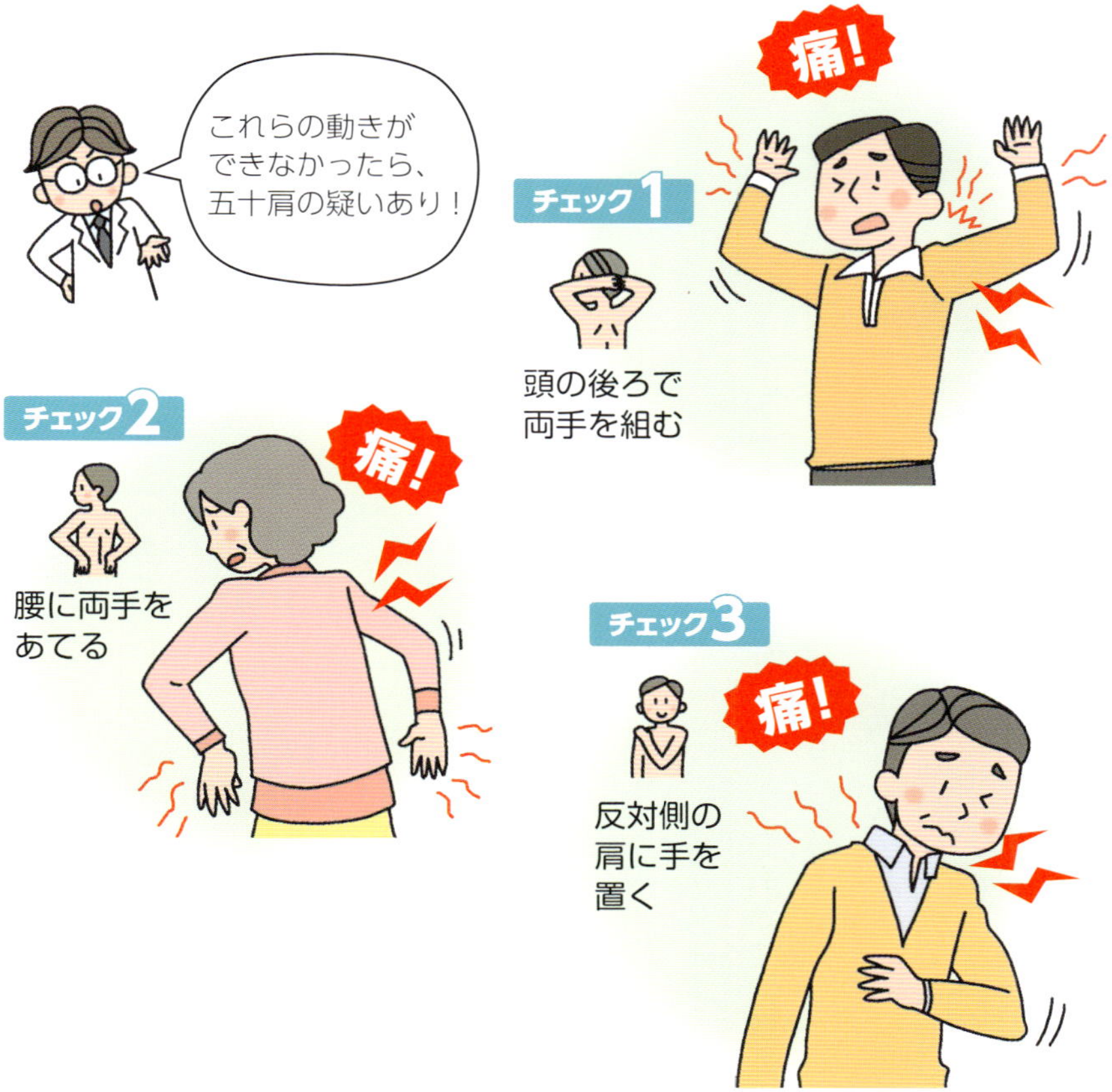
これらの動きが
できなかったら、
五十肩の疑いあり！
痛！
チェック1
頭の後ろで
両手を組む
チェック2
痛！
腰に両手を
あてる
チェック3
痛！
反対側の
肩に手を
置く

五十肩の治療

肩が激しく痛んだり、症状があらわれはじめたばかりの急性期には、肩を無理に動かさず、安静を保つことが大切です。少し動かすだけでも痛いときには、三角巾で腕を固定させるとよいでしょう。

整形外科での治療では、薬物で痛みや炎症を抑えます。多く使用されるのは、非ステロイド性消炎鎮痛薬です。また、痛みが強いときには、関節包や肩峰下滑液包にステロイド薬を注射して炎症を抑えます。

急性期を過ぎると、痛みは徐々に軽減してきます。肩を動かさずにいたことにより、関節包が拘縮して硬くなり、肩関節が動かしにくくなることがあります。この急激な痛みの落ちついてきた時期を慢性期と呼びます。

この時期は病院や家庭での運動療法によって、肩関節の可動域を広げることが重要です。ただし、早く治そうとして無理に動かすと、悪化してしまうことがありますので、気をつけてください。

治療としては、急性期に引き続き、非ステロイド性消炎鎮痛薬で痛みを抑えるほか、肩関節の動きを改善したり、痛みを和らげるヒアルロン酸注射を行います。

パンピング療法といって、関節包にステロイド薬や麻酔薬、生理食塩水を注入して関節包を膨らませて部分的に破裂させる治療が行われることもあります。パンピング療法の目的は、関節包内部の圧力を低下させて肩の痛みを軽減し、運動療法を行いやすくすることにあります。パンピング療法は外来で受けることができ、治療時間は30～40分くらいです。

回復期に入ると、痛みはずいぶん軽減し、拘縮して硬くなった関節包も次第に緩んで肩が動かしやすくなります。回復期には、低下した肩周辺の筋力をつけるために、積極的に筋肉トレーニングなどを行うようにしましょう。

用語解説 ステロイド薬　副腎で作られる副腎皮質ホルモンの働きを利用した薬物で、炎症などの免疫反応を抑える働きがある。

五十肩の治療

急性期の治療

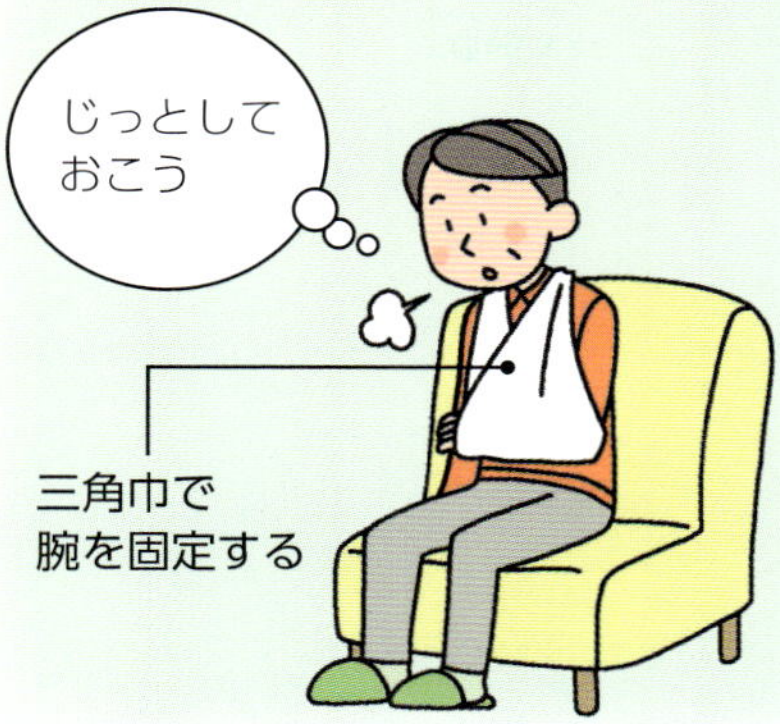
じっとしておこう
三角巾で腕を固定する

**安静を保ちながら
薬物で痛みや炎症を抑える**

- 非ステロイド性消炎鎮痛薬
- ステロイド薬

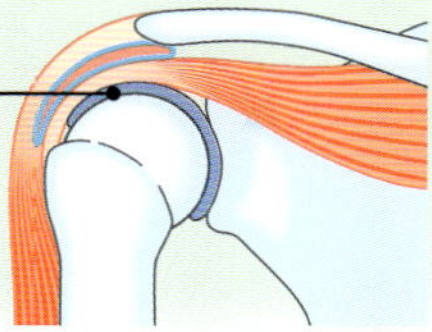
関節包

慢性期の治療

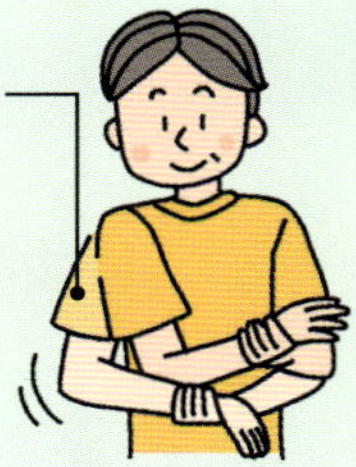
無理のないように動かす

**痛みが落ちついてきたら、
徐々に運動療法を**

重症の場合は

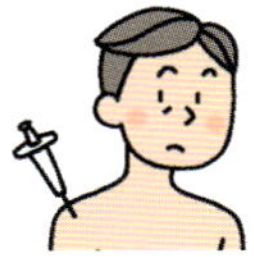

非ステロイド性消炎鎮痛薬

ヒアルロン酸注射

パンピング療法

回復期の治療

**低下した筋力を鍛えて、
機能を回復させよう**

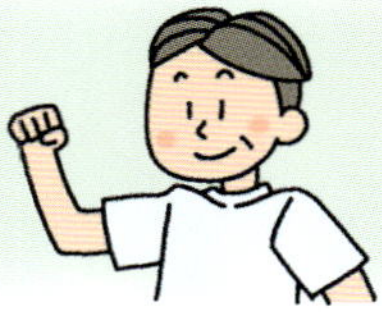

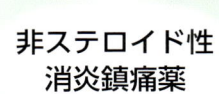

腱板断裂

肩の周囲には、上腕骨骨頭を取り囲むように、骨と筋肉をつなぐ腱板とよばれる4つの腱があります。腱板は、肩関節の動きを安定させる役割がありますが、この腱板が断裂するのが腱板断裂です。

腱板断裂の原因は、加齢による腱板のすり減りが多く、そのほかにも野球やゴルフなどのスポーツや、仕事での肩の酷使、転倒や打撲などによる衝撃が加わって生じることもあります。

加齢が原因のひとつであることからもわかるように、主に40歳代以上、とくに60歳代以上の人に起こることが多い病気です。女性より男性に多くみられるのも特徴です。

腱板断裂の症状の特徴は、肩に鈍い痛みが長く続くことです。肩の酷使が原因となることが多いため、右肩に症状があらわれることが多いです。

肩を動かしにくくなる五十肩とは違い、肩を動かすことはできますが、腕の上げ下げの途中、ある一定の角度になったときにだけ肩に痛みが走るという症状がよくみられます。さらに睡眠中にも痛みが生じたり、物を持つなど、肩を使ったあとに痛みが増すことがあります。

痛みのほかに、力を入れにくい、ジョリジョリと軋《きし》んだりこすれたりするような音（軋轢音《あつれきおん》）が感じられることもあります。

腱板断裂は、放置していると症状がどんどん悪化していきます。急性期には三角巾などで患部側の腕を動かさないようにし、1～2週間安静にします。

腱板断裂の治療は薬物療法、運動療法などの保存療法です。断裂部は手術をしなくては治りませんが、70％は保存療法で症状が軽快します。腱板のすべてが断裂することは少ないので、残っている腱板の機能を向上させます。

保存療法で効果がない場合は、手術療法が検討されます。

肩周辺の腱を損傷する腱板断裂

加齢や肩の酷使などで腱板が断裂し、肩に鈍い痛みが長く続く

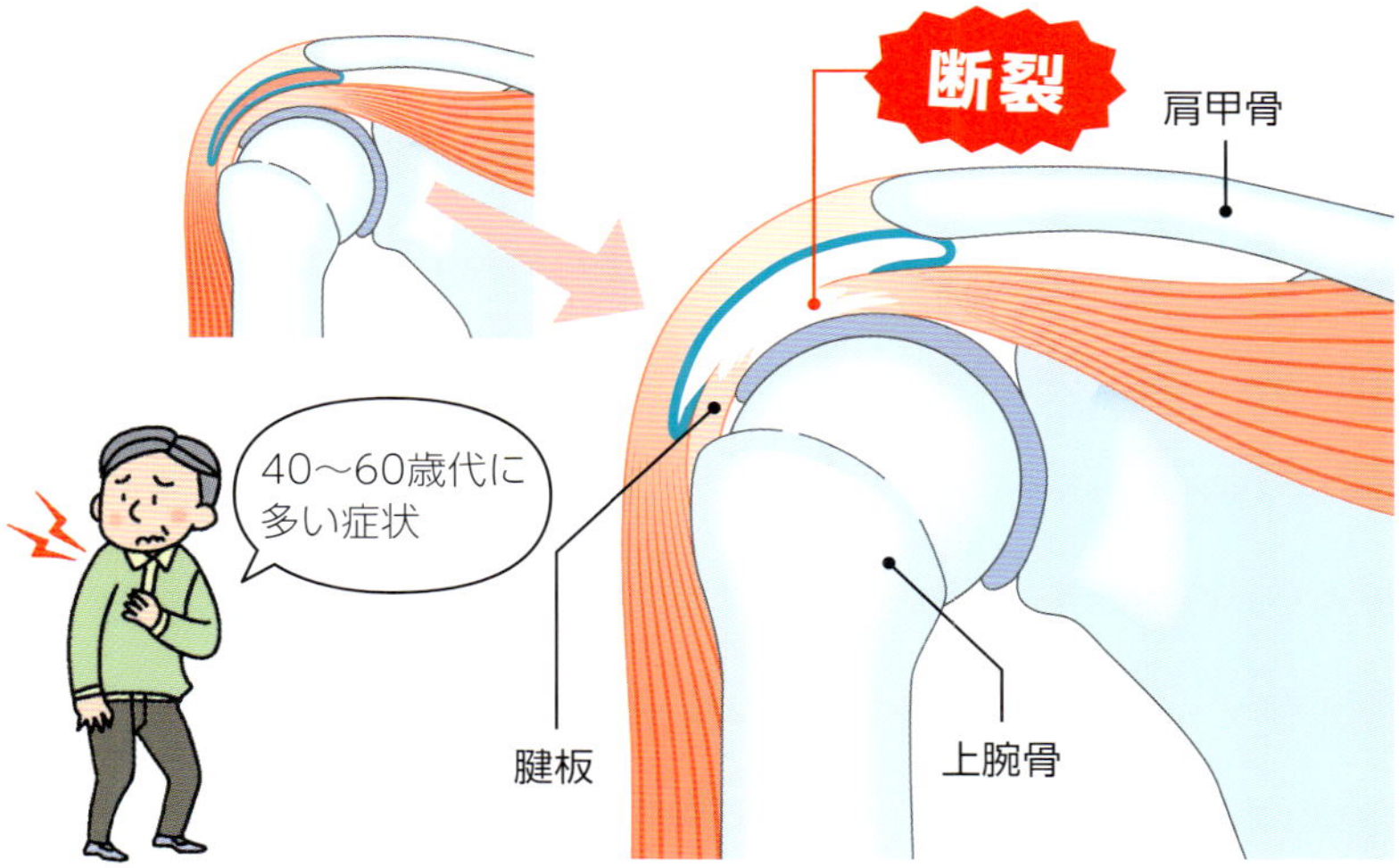
断裂
肩甲骨
40〜60歳代に
多い症状
腱板
上腕骨

抵抗運動で肩関節の動きを安定させる

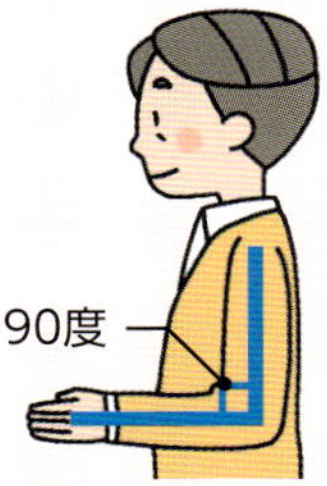
90度

背すじを伸ばし、腱板断裂を起こした側のわきを締めてひじを直角に曲げる。手のひらを内側に向ける

1 肩の後ろ側の筋肉を鍛える

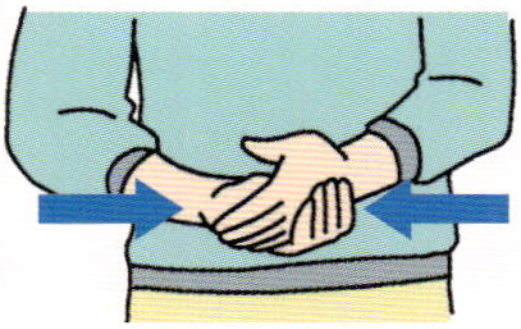

腱板断裂のある手の甲に反対側の手のひらを下から添え、押し合う

2 肩の前側の筋肉を鍛える

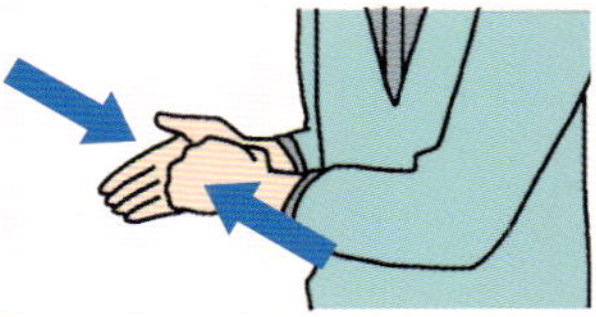

腱板断裂のある手のひらに、反対側の手の拳を当てる。手のひらで拳を押し拳は押される力に抵抗して押し返す

3秒間続けもとに戻す。これを10回くり返す

背中の病気からくる痛み

背中の病気からくる痛み

背骨である脊柱（脊椎）は、大黒柱として私たちのからだを支えています。

また、脊椎の連なりから構成される脊柱管という部分には、脊髄が通っています。脊髄は脳と末梢神経をむすぶ重要な中枢神経です。

この脊柱や脊髄になんらかの障害が起きると、肩や背中周辺にさまざまな症状があらわれます。

そのひとつに、脊椎が左右に弯曲してしまう側弯《そくわん》症《しょう》があります。子どもに多く発症し、原因不明であることも多く、原因のわからない側弯症を、特発性《とくはつせい》側弯症《そくわんしょう》といいます。

脊椎カリエスといって、結核菌《けっかくきん》に感染することで脊椎の組織が破壊されて変形してしまう病気もあります。結核というと現在では有効な抗生物質がありますので、昔の病気のように思いますが、現在でもかかる人はいます。

また、脊椎や脊髄に腫瘍《しゅよう》ができたことが原因で、背中が痛むこともあります。悪性の腫瘍、つまりがんの場合は、脊椎、脊髄に最初にできるものと、ほかの部位のがんが転移して生じるものがあります。

いずれも進行性の病気です。進行とともに、脊椎の変形を生じ、神経が圧迫されるなどのトラブルが生じます。痛みなどの不快感のほか、重症化すると運動機能障害やマヒなどを生じることもあり、生活にも影響の大きい病気です。また変形した脊椎により、胸郭が圧迫され、呼吸器や内臓に影響があらわれることもあります。

できるだけ早めに発見し、対処するために普段から、ご自身やお子さんの骨格をよく観察し、変形が生じたらすぐに気づけるようにしておきましょう。

背骨の病気でさまざまな病気が起きる

脊柱はからだを支える大黒柱

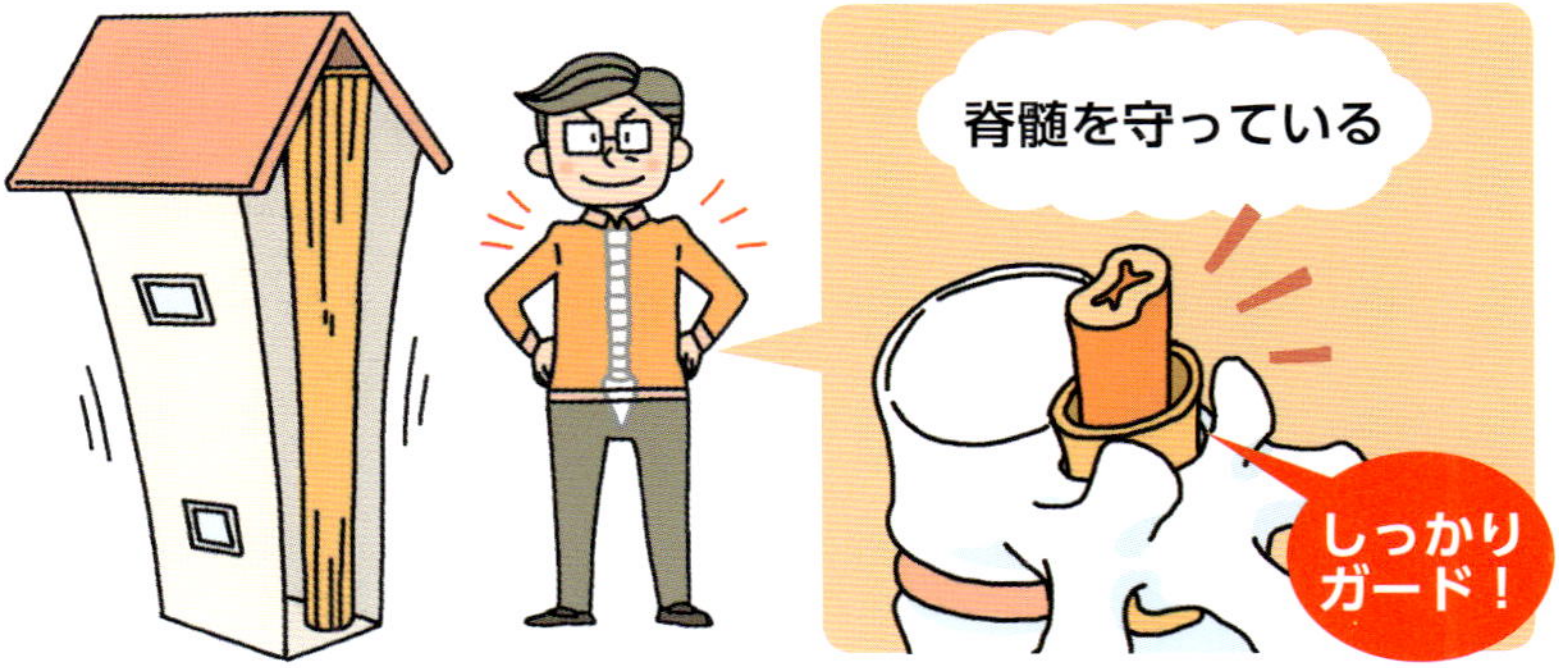
脊髄を守っている
しっかりガード！

脊髄と脊柱管

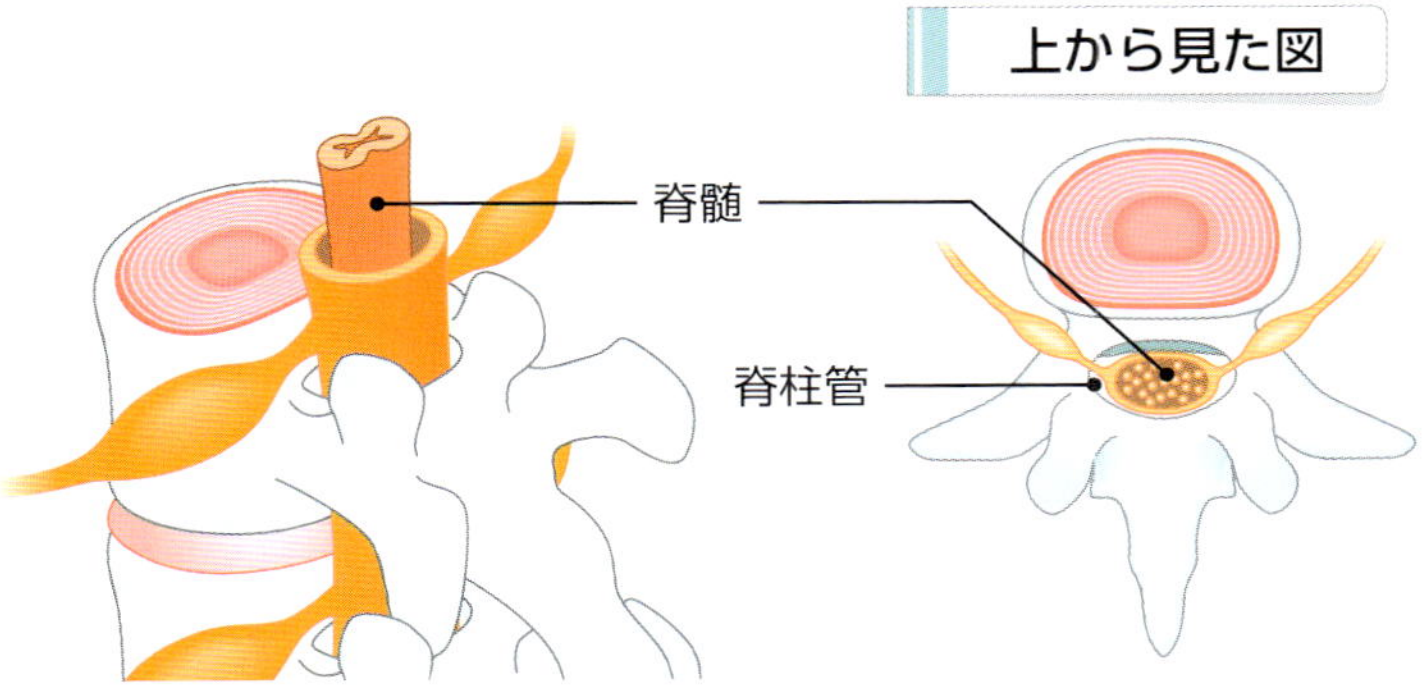
上から見た図
脊髄
脊柱管

脊柱に起きる病気

側弯症

脊椎腫瘍・脊髄腫瘍

脊椎カリエス

POINT 進行すると、脊椎や胸郭が変形してしまう

特発性側弯症

人間の脊柱は、前後から見たときにほぼまっすぐの状態が正常です。それが、左右に大きく弯曲《わんきょく》した状態を側弯《そくわん》といいます。左右にカーブするだけではなく、ねじれている場合もあります。

こうした側弯症の多くは原因がハッキリしない特《と》発性側弯症《はっせいそくわんしょう》です。

特発性側弯症の発症時期は小児期が多く、乳児期（3歳まで）、学童期（4～9歳）、思春期（10歳以上）があり、そのうち思春期の発症が約80％を占めています。

女子に多く、男子の7倍以上といわれています。発症して弯曲が生じると自然に治ることはなく、骨の成長が止まるまで進行する場合があります。

初期の段階では、痛みなどの自覚できる症状がないため、かなり進行してから発見されることも多いです。

進行すると、胸郭《きょうかく》などを圧迫し呼吸器や内臓などにも影響することがあります。

早期発見のためには、家族など周囲の人が気づくことが大切になります。

疑いがある場合は前屈テストを行います。前屈の姿勢をとると、側弯症は脊椎のねじれを伴うことが多いので、背中側の肋骨《ろっこつ》が偏って隆起します。

前屈をして背中の左右の高さの差が7～8ミリ以上、あるいは左右の背中の傾斜角が5度以上の場合には、特発性側弯症が疑われます。

疑いがあるときには、すぐに整形外科を受診しましょう。軽度の場合は、運動療法によって姿勢にかかわる背筋、腹筋、臀筋、大腿筋を強化します。

軽度から中等度の側弯症に対しては、側弯の進行を食い止め、矯正するために装具による治療が行われます。重度の場合は、10歳以上なら原則、手術を行います。

用語解説 **特発性**　疾患のうち、原因が不明なのに発症する疾患のこと。原因不明の意。突然発症する「突発性」とは異なる。

原因不明の脊柱の変形である特発性側弯症

脊柱が左右に大きく弯曲した側弯症

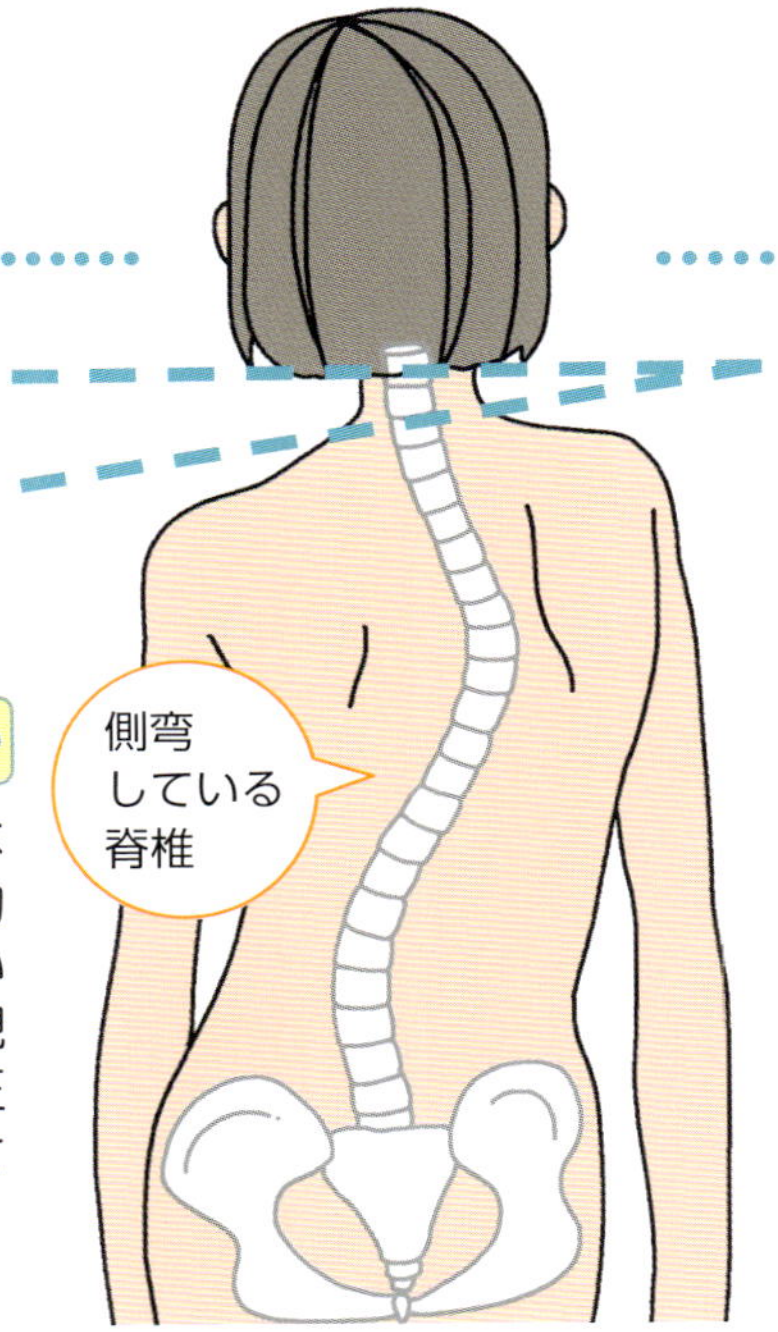
肩の高さが
左右で異なる
肩甲骨の出っ張り具合・高さが左右で異なる
側弯している脊椎

機能性側弯

姿勢の悪さや腰痛などが原因で、一時的に脊椎がゆがんでいること。一時的な現象なので、姿勢を正すことなどで解消される

構築性側弯

脊椎のねじれを伴った脊柱の弯曲で、もとに戻すことができなくなった状態

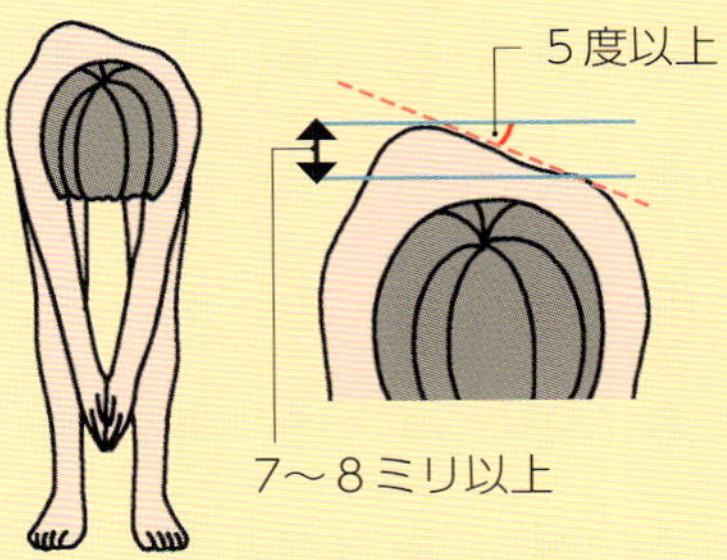
5度以上
7〜8ミリ以上

1 上半身の衣服を脱いだ状態で、両手の平を合わせて前屈する

2 背中の高さが左右で7〜8ミリ以上差がある場合は、特発性側弯症の疑いあり

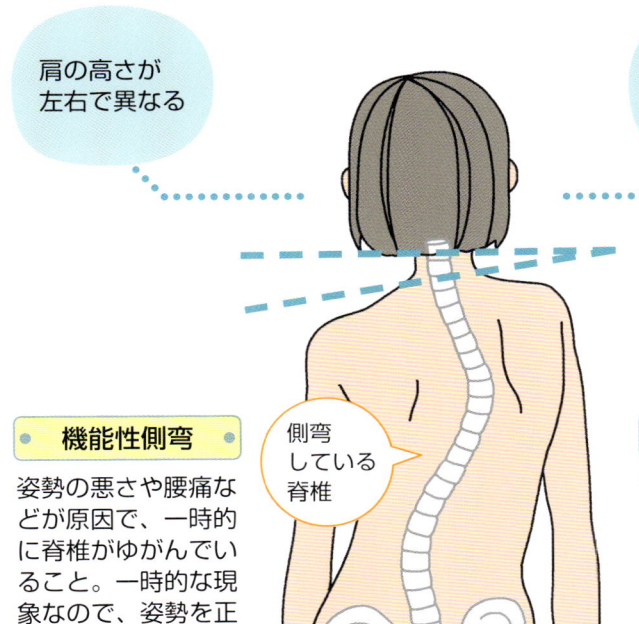

脊椎カリエス

結核菌が脊椎に感染して、椎骨や椎間板の組織を破壊し、壊死《えし》させる病気を脊椎カリエス（結核性脊椎炎）といいます。多くが肺結核や腎結核の二次性疾患として発症します。

結核は抗結核薬が登場するまで日本でも長い間死亡原因の1位を占めていたほど多くみられ、結核に伴う脊椎カリエスも非常に多くみられました。結核の治療法が確立したことで急速に減少したものの、根絶されたわけではありません。

脊椎カリエスは、結核菌が椎骨や椎間板など脊椎に感染して発症します。

現在、結核は抗結核薬で治すことができますが、それでも体内に結核菌が残っていることがあり、なんらかの理由でその結核菌が活発化して脊椎に感染し、脊椎カリエスを発症することがあります。

また、結核患者と接触することによって感染し発症することも考えられます。

高齢者、乳幼児、HIV感染者など免疫力の低い人は、感染しやすいので注意が必要です。

脊椎カリエスを発症すると脊椎に膿《うみ》が発生します。初期症状は、背中や腰を動かしたり、ぶつかったりしたときに痛みが出ます。気づかずに進行してしまうと、やがてほかの椎骨や椎間板に次々と感染が広がり、膿が増大し椎体や椎間板が破壊されます。

膿が脊髄神経や神経根を圧迫し、下半身マヒや排尿障害などの重い症状を引き起こします。このとき、夜間にも強い痛みがあらわれ、微熱などを伴うことがあります。

またさらに進行すると椎体が潰《つぶ》れ、変形を生じます。

治療は、抗結核薬の服用などの保存的療法です。病状によっては壊死した組織や膿を取り除く手術が行われることもあります。

用語解説 カリエス　骨や関節などの組織が、細菌に感染することで浸食される状態をあらわす言葉。脊椎カリエスのほか、虫歯などがある。

結核菌が感染して起こる脊椎カリエス

初期

はじめに椎体が破壊され、次に椎間板が破壊される

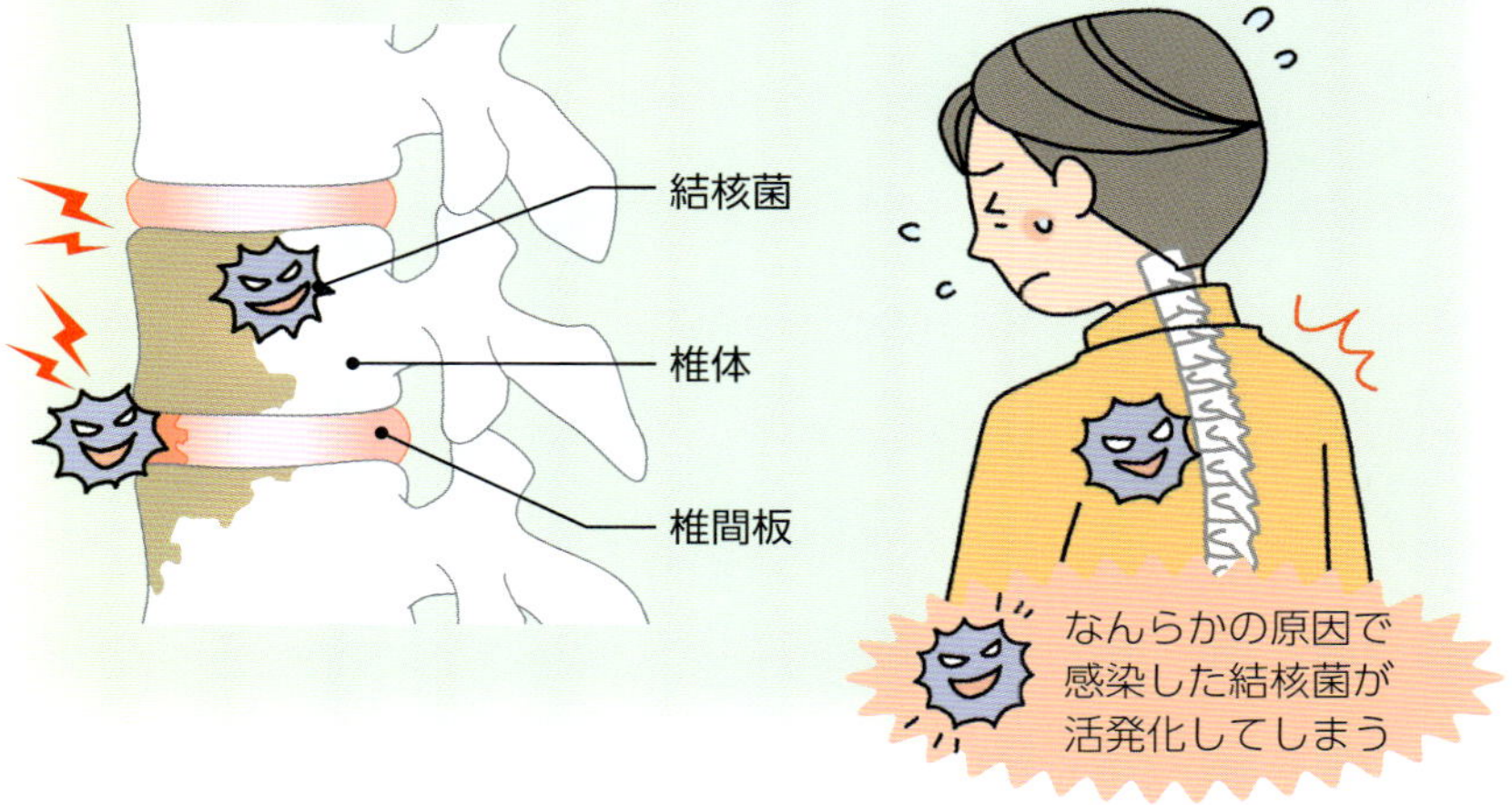
結核菌
椎体
椎間板
なんらかの原因で
感染した結核菌が
活発化してしまう

中期

背中や腰を
動かしたり、
叩くと痛みが
ある

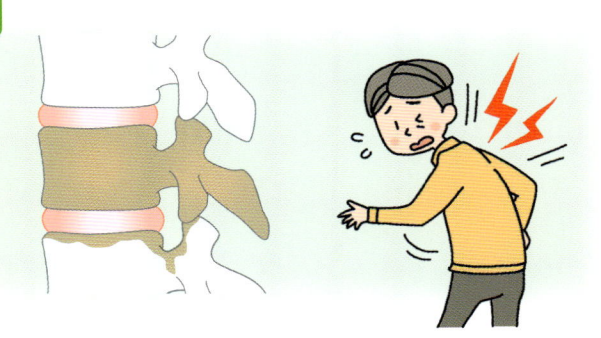

進行すると…

膿が脊髄や神経根を圧迫し、下半身マヒや排尿障害などの重い症状を引き起こす。夜間の強い痛みに微熱などを伴うことがある

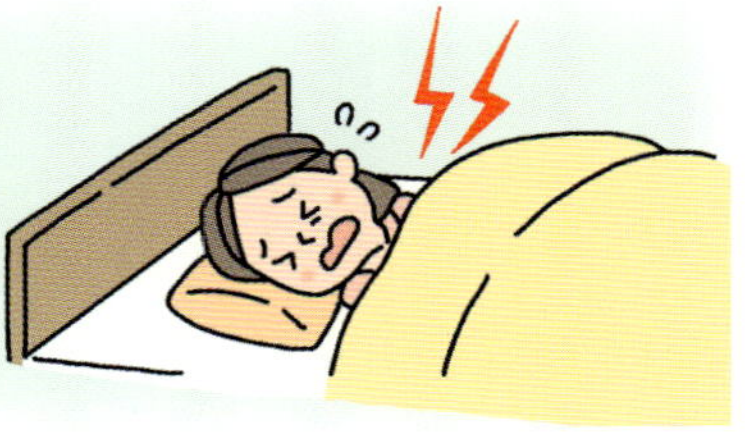

脊椎腫瘍・脊髄腫瘍

痛みを生じる場所が時間の経過とともに変わっていったり、痛みがどんどん強くなり、めまいやしびれなどの症状を伴うときには、脊椎腫瘍《せきついしゅよう》、脊髄腫瘍《せきずいしゅよう》が疑われます。

脊椎に腫瘍ができた脊椎腫瘍では、進行とともに脊椎の椎骨が破壊され、支持性に影響が出ます。さらに進行すると脊髄を圧迫し神経系に障害があらわれます。

脊髄に腫瘍ができる脊髄腫瘍では、早期から神経への障害があらわれます。

腫瘍には、良性のものと悪性のものがありますが、深刻なのは悪性腫瘍（がん）です。

はじめから脊椎や脊髄に発生したがんを原発性といい、肺がん、胃がん、乳がん、子宮がん、前立腺がんなどからの転移性のがんもあります。

症状は、からだを動かすときにくびすじや背中が強く痛む、手足の指先がしびれる、知覚障害、筋力が低下するなどです。進行して腫瘍が大きくなると、排尿障害などの神経障害が強くなります。

安静時や夜間にも痛みが続く、日増しに痛みが強くなってくることが特徴です。

また、前にも述べたように、痛みのあらわれる場所が一定せず、転々と移動します。こうした症状に心当たりがあるときには、すぐに受診するようにしましょう。

脊椎のがんのほとんどが転移性で、原発巣の治療が優先されます。脊椎のがんの治療は、放射線療法が多く、このほか手術によるがんの切除や抗がん剤による治療を検討することもあります。

脊髄のがんは極めてまれです。良性腫瘍の場合は、神経学的所見と予後の見通しによっては、手術による腫瘍の切除を行うこともあります。

いずれにしても脊髄が深刻なダメージを受ける前に治療を行うことが大切です。

腫瘍が原因で痛みが生じる脊椎腫瘍・脊髄腫瘍

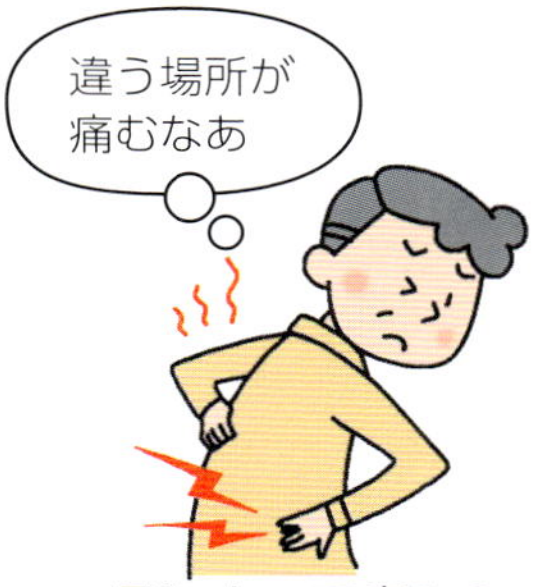

日によって痛みの
場所が違う

もしかしたら
腫瘍が原因かも
知れません

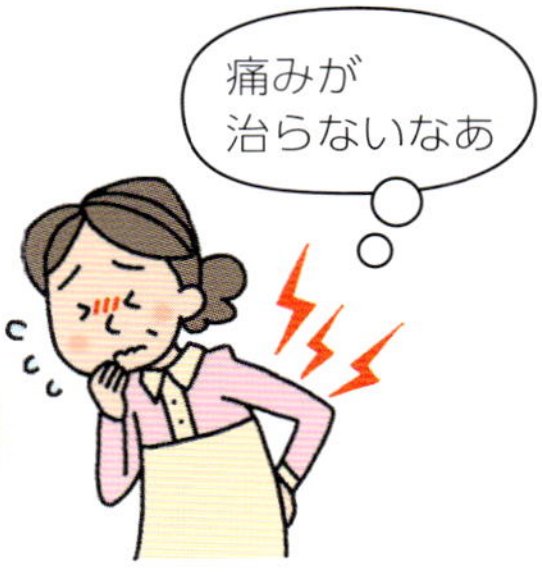

痛みがどんどん
強くなる

こんな症状が出たらすぐに受診を！

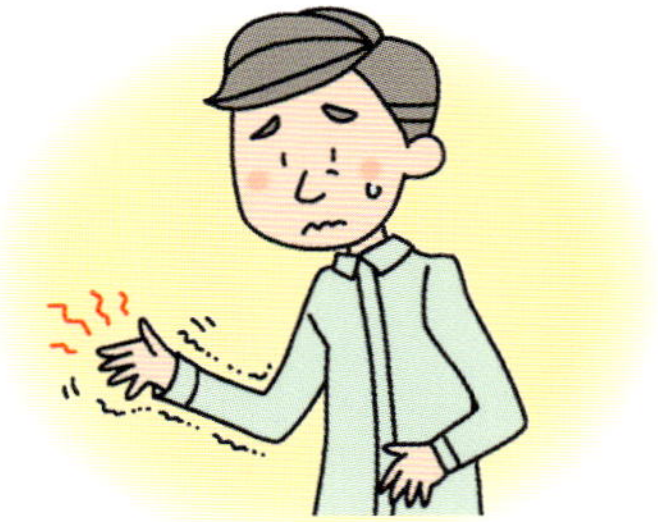

- 手足の指先にしびれ、
  マヒがあらわれる
- 腕に痛みが広がる

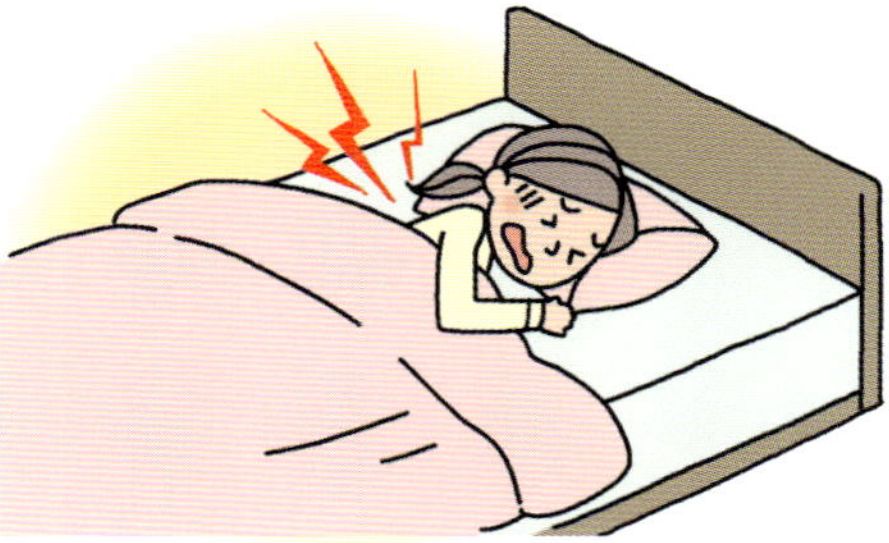

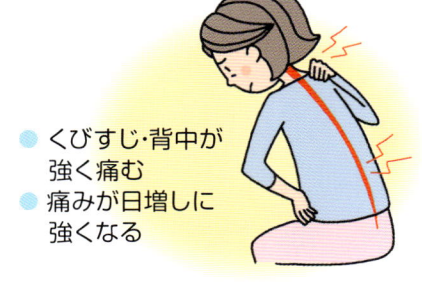

- 夜間も痛みが続く
- 安静にしていても痛みが続く

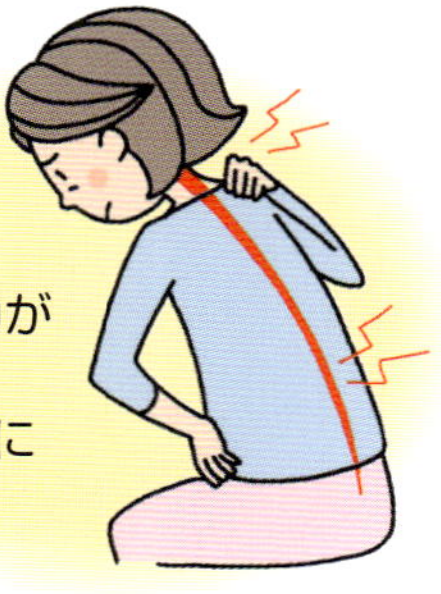

- くびすじ・背中が
  強く痛む
- 痛みが日増しに
  強くなる

- 尿の出が悪い
- 何度もトイレに
  いきたくなる

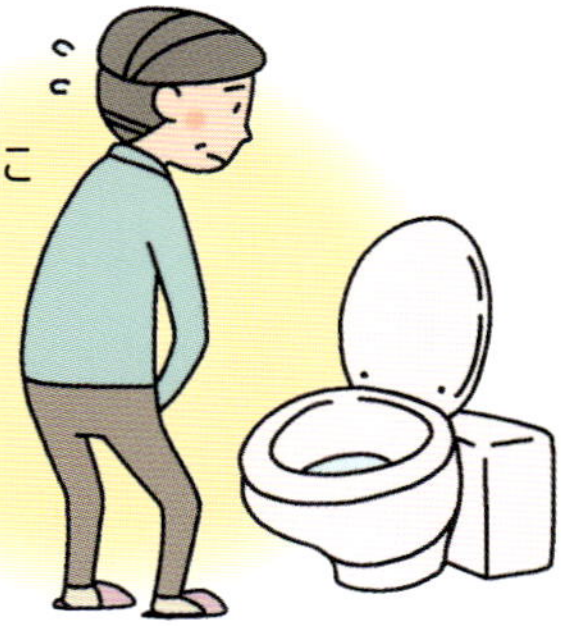

外傷による痛み

外傷性頸部症候群（むち打ち症）

いわゆる「むち打ち症」という症状は、正式な名称を外傷性頸部症候群といいます。

激しいスポーツや、自動車の追突事故など、くびの外傷によって起こります。頸部捻挫《ねんざ》とも呼ばれます。X線検査を行っても、骨折や脱臼などは見られません。

むち打ち症は、頸部が前後（または左右）に急激に大きくしなることで起きる筋肉や靱帯の損傷です。ほとんどの場合、適切な治療を受ければ、3ヵ月程度で治癒します。しかしなかには、バレリュー症候群（78ページ）という深刻な後遺症に進展することもあります。

外傷性頸部症候群の症状は、頸部への衝撃の度合いによっては、直後からあらわれることもありますし、そのときはなんでもなくても翌日以降に痛みやこわばりなどの症状が出てくることもあります。

軽度の場合は、損傷は筋肉のみで、事故後数時間から1日後にくびが動かしにくい、肩こりがする、動くと痛むなどの症状があります。

衝撃が大きいと、損傷は筋肉だけではなく靱帯にも及び、症状も強く、長期間あらわれます。外傷直後から激しい痛みが生じることが多く、また、痛みがしだいに後頭部や肩、腕にも広がっていきます。

痛みは数日でほとんど治まりますが、その後、全身の倦怠感《けんたいかん》、頭痛、吐き気、耳鳴りなど、痛み以外の症状が、1～1ヵ月半ほど続くことがあります。

脊髄に損傷が及ぶと、歩行障害、排尿障害が起きることもあります。

交通事故などにあったら、その場で痛みがなくても、必ず医療機関を受診するようにしましょう。

外傷性頸部症候群（むち打ち症）

頸部が前後（左右）に急激に大きくしなることで起きる

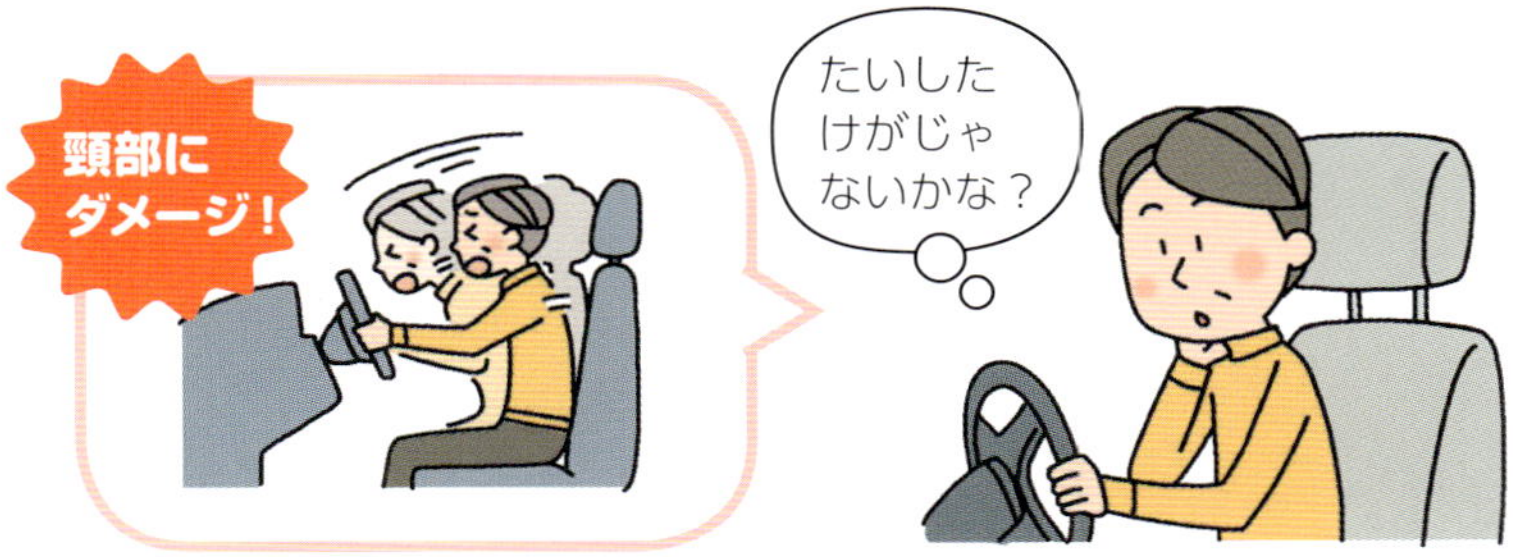

事故直後には痛みがなくても、
後から痛みが出てくることもある

急性期（受傷から１週間程度）

痛みが軽減し、
軽い痛みが残る
程度になる

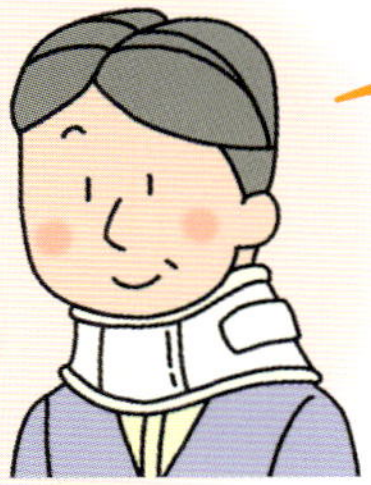

それ以降

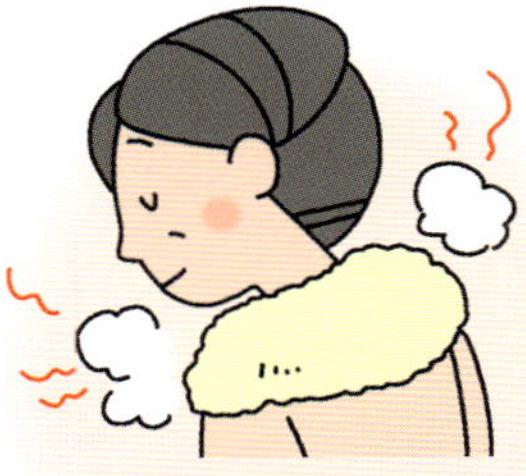

急性期が過ぎたら
蒸しタオルなどで
患部を温める

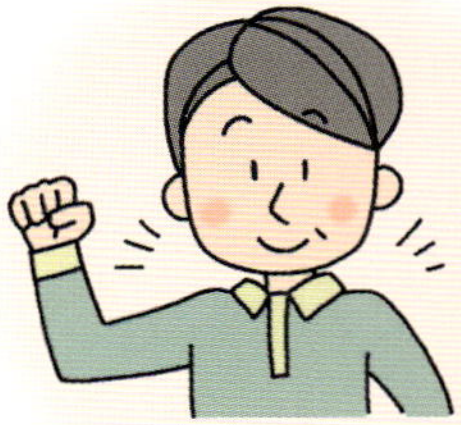

痛みはほとんど消失し、
治癒する

３ヵ月経過しても
痛みが取れず、頭痛・
めまいがある場合は
「バレリュー症候群」
が疑われる

バレリュー症候群

バレリュー症候群は、くびなどへの外傷により、自律神経に障害が出る病気です。

むち打ち症を発症した後、後頭部痛、めまい、吐き気、顔面の痛みやほてり、耳鳴りや難聴などの聴覚障害、視力低下や視野狭窄《しやきょうさく》、眼精疲労《がんせいひろう》、眼の痛みなどの視覚障害、動悸《どうき》などの症状があらわれます。とくに頭部や顔周辺にあらわれる症状が多いのが特徴です。

外傷が、くびにある頸部交感神経系《けいぶこうかんしんけいけい》という自律神経に影響して、こうした症状が生じると考えられています。

自律神経の興奮と弛緩《しかん》のくり返しにより、前述のような幅広い症状があらわれたり、消失したりします。

全身の倦怠感、脱力感、疲労感、不眠など精神的症状を発症することもあります。

バレリュー症候群の症状は、外傷の直後ではなく、2～3週間以上経過してからあらわれることがあります。むち打ち症など、もとの外傷が治っても症状が続いていることもあります。

医療機関を受診して不調を訴えても、外傷と結びつかないと正確な診断は難しい病気です。診察した医師が、外傷のあったことを知らないと、自律神経失調症といった診断をくだされがちです。

治療では、薬物療法によって血行を促進し、神経系の異常を抑制します。

重度の場合は、神経ブロック療法（96ページ）を行って、頸部の交感神経の過緊張状態をやわらげます。

前方除圧固定術《ぜんぽうじょあつこていじゅつ》（102ページ）により、神経根を圧迫している骨棘や椎間板などを摘出することで改善がみられることもあります。

精神的な不調が強いときには、精神安定薬を使用することもあります。

用語解説　**耳鳴り**　外で音がしていないのに音が聞こえる状態。現実には音がないものを自覚的耳鳴、内耳などの小さな音が聞こえるものを他覚的耳鳴という。

頸部外傷の後遺症であるバレリュー症候群

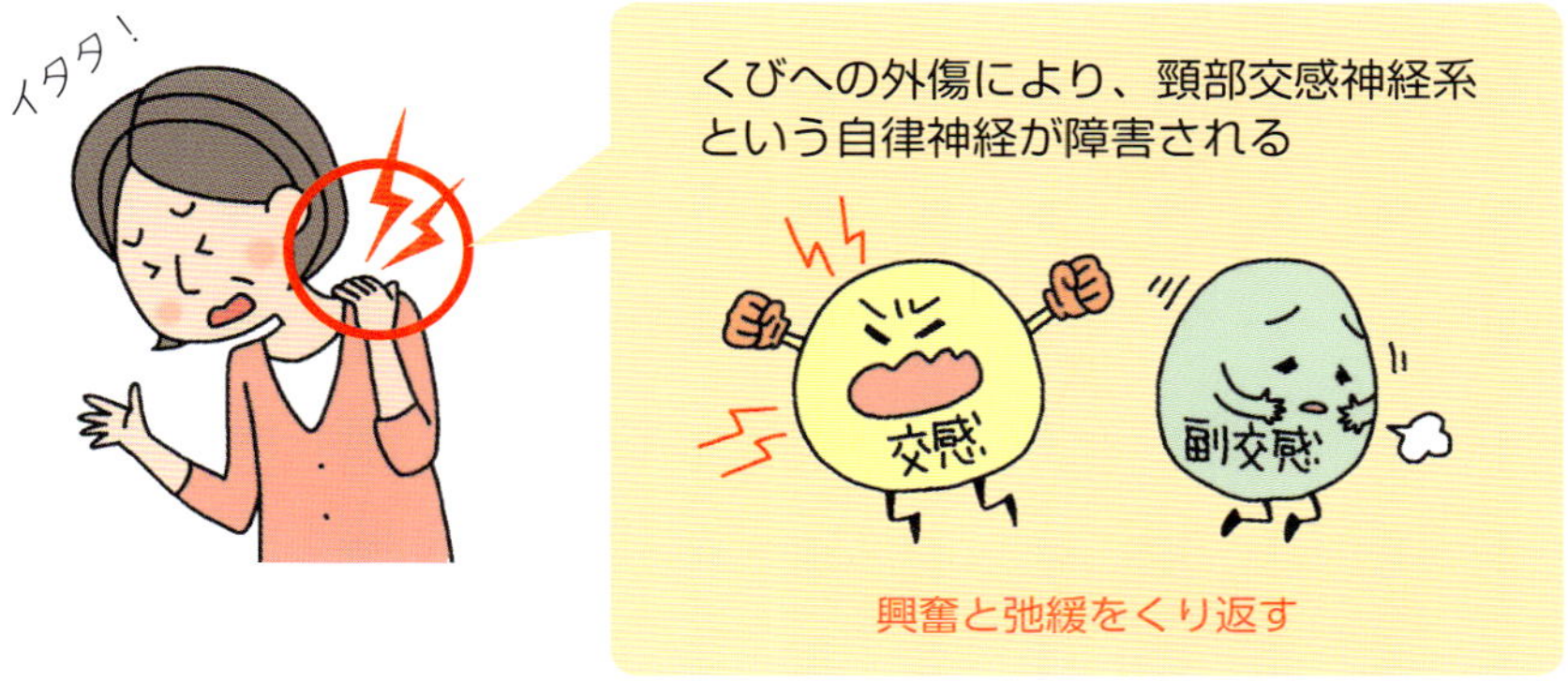
イタタ！
くびへの外傷により、頸部交感神経系という自律神経が障害される
交感
副交感
興奮と弛緩をくり返す

バレリュー症候群が発症

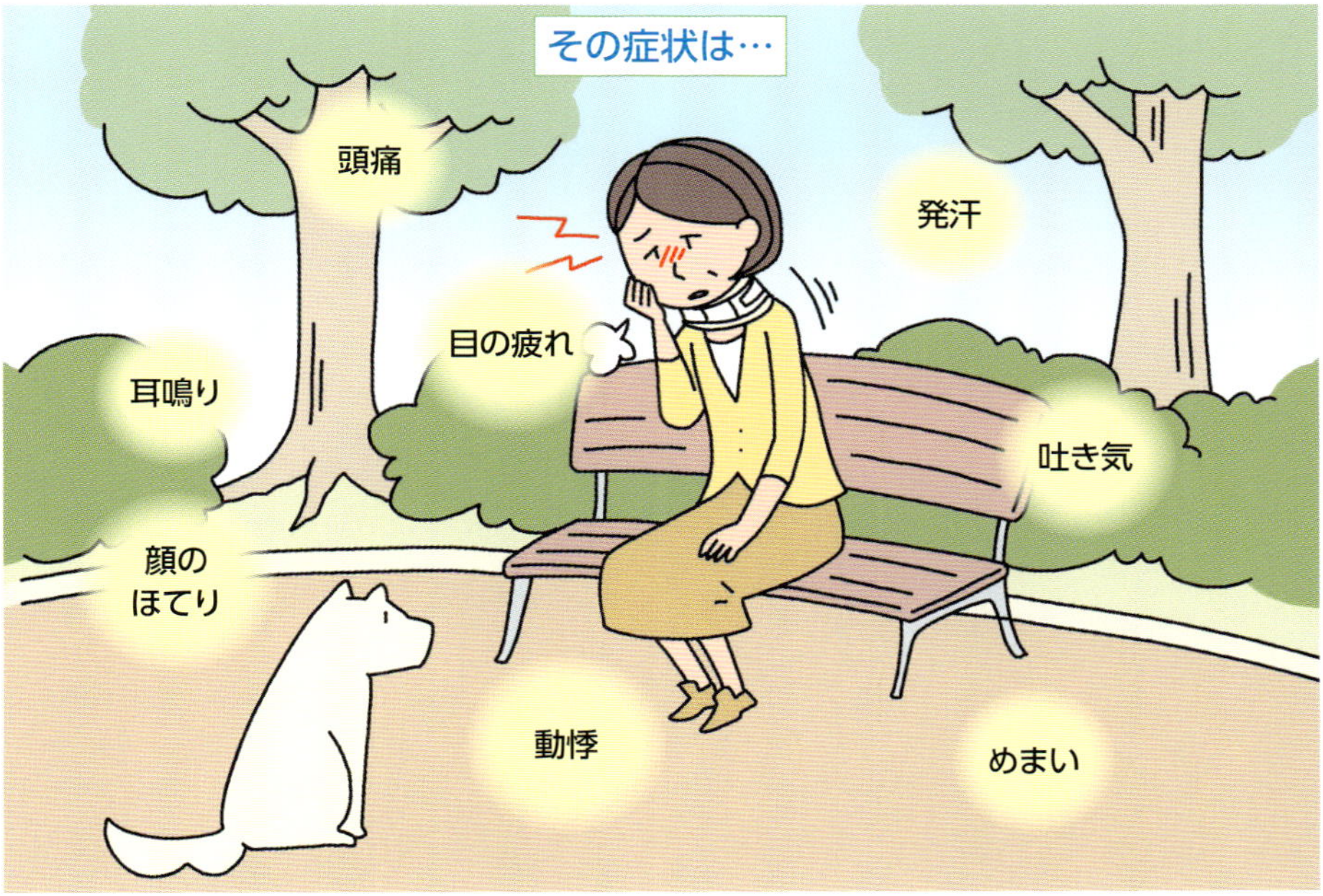
その症状は…
頭痛
発汗
目の疲れ
耳鳴り
吐き気
顔のほてり
動悸
めまい

POINT とくに頭部や顔周辺にあらわれる症状が多い

脱臼

脱臼《だっきゅう》とは、関節の骨の接合部が本来の位置からずれて、はずれてしまった状態です。不自然な力が加わった後、激しい痛みを生じ、肩が動かせなくなります。

肩関節は、腕の複雑な動きを可能にするために、浅い接合になっていて、脱臼しやすい部位です。はずれたものをもとに戻せばよいというものではなく、位置がずれることによって、周辺の組織が損傷を受けます。関節包が肩甲骨側からはがれたり破れたりし、関節を包む腱板が切れたりします。同時に神経が傷つくこともあります。上腕骨頭の外側や前方にある骨の突起（結節《けっせつ》）など周辺の骨を損傷することもあります。

関節が完全にはずれてしまわず簡単に戻る亜脱臼《あだっきゅう》や、数分間腕全体がしびれて動かせなくなるデッドアーム症候群もあります。

いずれの場合でも、脱臼を起こした場合は、周辺組織が損傷を受けていますので、腕を痛みのより少ない位置で固定し、すみやかに整形外科を受診しましょう。

時間がたつと腫れにより関節を元の位置に戻すこと（整復《せいふく》）が難しくなります。

医療機関では一気には整復せず、ベッドの上に腹ばいになった患者さんの手首に重りを付けて引っ張る方法（スティムソン法）や、仰向けになった患者さんの腕を引っ張りながら徐々に上に挙げていく方法（ゼロポジション法）などでゆっくりと戻します。これで治らない場合は全身麻酔や手術が必要です。

治療後は肩を固定し、完全に治ってから固定をはずします。

周囲の筋肉や関節包が十分に回復せず、治療後も脱臼をくり返す反復性肩関節脱臼の場合には、手術が必要です。

肩関節は脱臼しやすい

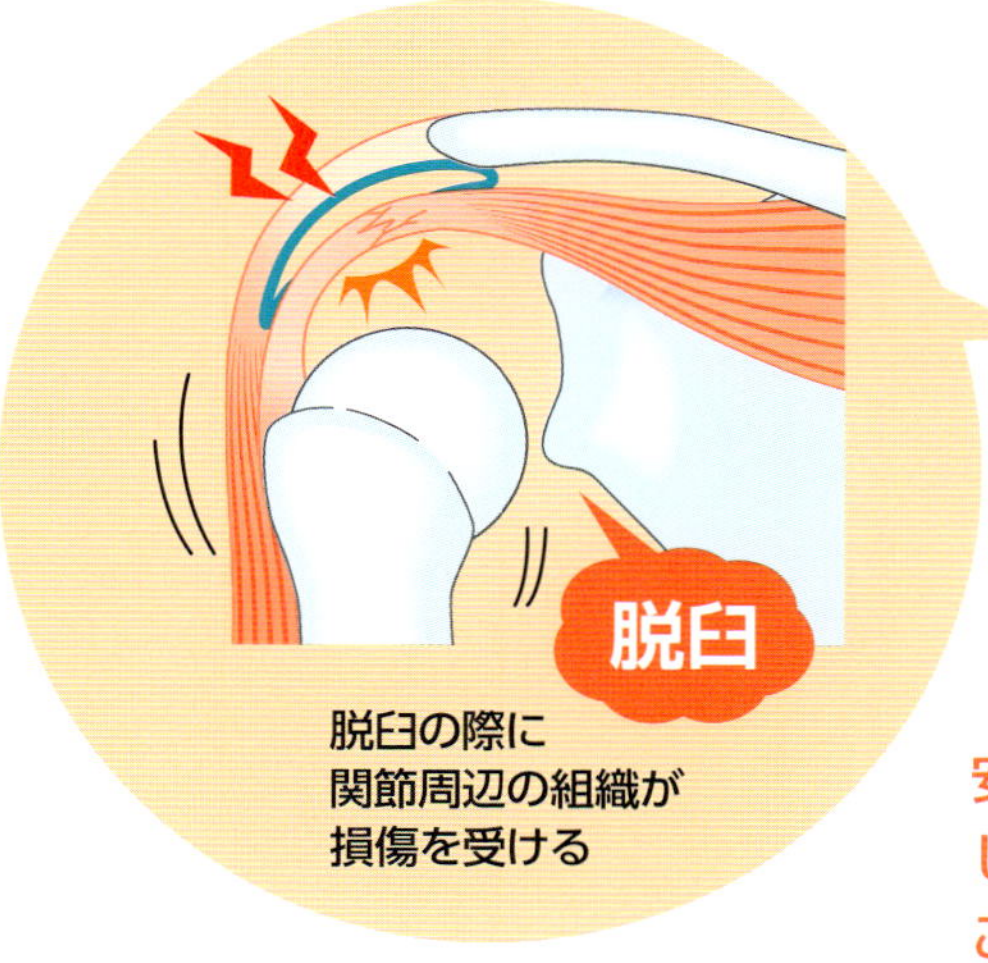
脱臼
脱臼の際に
関節周辺の組織が
損傷を受ける

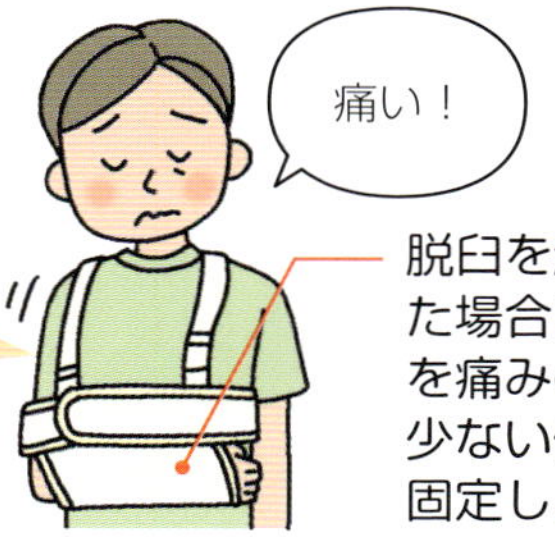
痛い！

脱臼を起こした場合は、腕を痛みのより少ない位置で固定しよう

安定するまでしっかり固定することが大切

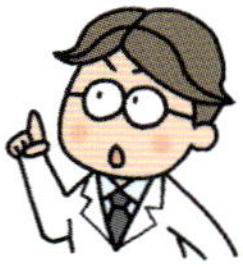

脱臼の整復方法

スティムソン法

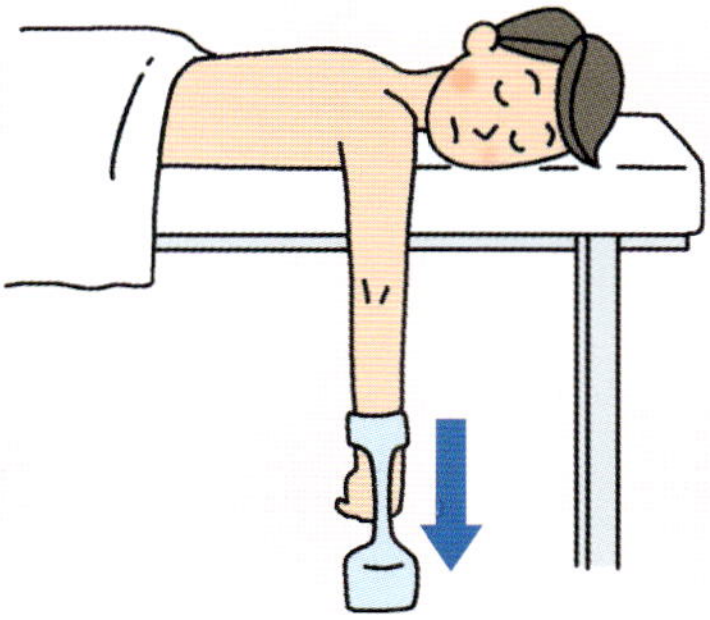

ベッドの上に腹ばいになって、肩の力を抜き、手首に2～3kgの重りをつける方法。
数分かけて治す

ゼロポジション法

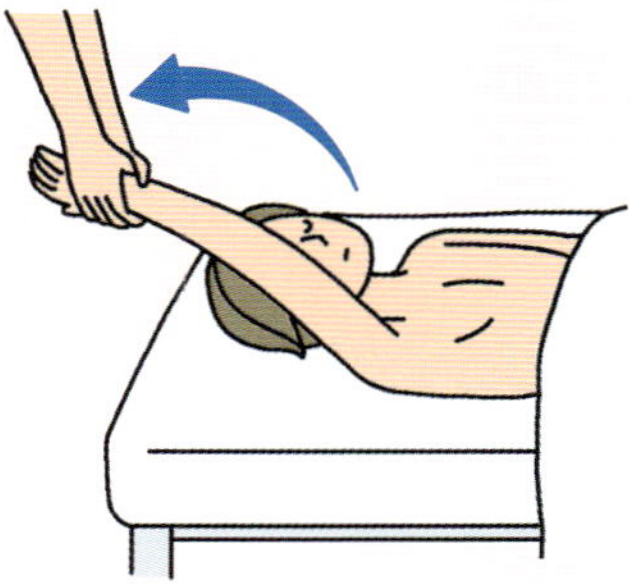

仰向けに寝て、腕を引っ張りながら徐々に上げていく方法

肩の腱炎

骨は筋肉の収縮によって動きますが、そのためには筋肉が骨に固定していなくてはなりません。骨と筋肉を固定している部分を腱といいます。

手首にはその腱の動きをスムーズにするために、「腱鞘《けんしょう》」という鞘状《さやじょう》の組織があります。腱鞘炎とは、腱と腱鞘がこすれ合って摩擦をくり返すことで腱鞘が炎症を起こした状態です。炎症を起こして腫れ、動かしにくくなったり、痛みを生じたりします。

腱鞘炎は手首などで起こることが知られていますが、肩でも「腱炎」という似た症状が起こります。筒状滑液包という部位が炎症を起こし、そこを通る長頭腱の動きを妨げ痛みを生じるのです。腱鞘ではないので腱炎が正しい名称ですが、俗に「肩の腱鞘炎」と呼ぶこともあります。

肩の腱炎は、肩の筋肉を酷使することが原因で起こります。たとえば、野球の投球や、ボウリング、テニスなどの肩をよく動かすスポーツをする人、ピアノやバイオリン、ギターなど楽器を演奏する人、工場などのラインで働く人、パソコンの作業をする人など、同じ部位の筋肉をくり返し、長時間使用する人によく見られます。

症状は、腱周囲の炎症により腱が動きにくくなっているので、肩を動かす際の痛み、動かしにくさです。安静時にも痛むことがあります。

腱炎になったら、まずは患部を休めて炎症を治さなくてはなりません。患部を動かさないようにし、正確な診断のために整形外科を受診します。治療は、抗炎症薬、湿布、ステロイド注射などによる薬物治療により、炎症を抑えます。1～2週間患部を休めて負担を減らしていれば、たいていは軽快します。

痛みが落ちついたら、再発を予防するために肩が痛まない範囲でゆっくり大きく肩を動かしていき、血流をよくし、むくみや拘縮を予防することも大切です。温めて血行をよくしておくことも有効です。

肩の酷使で起こる、肩の腱鞘炎

同じ部位の筋肉を長時間くり返し使う人は注意

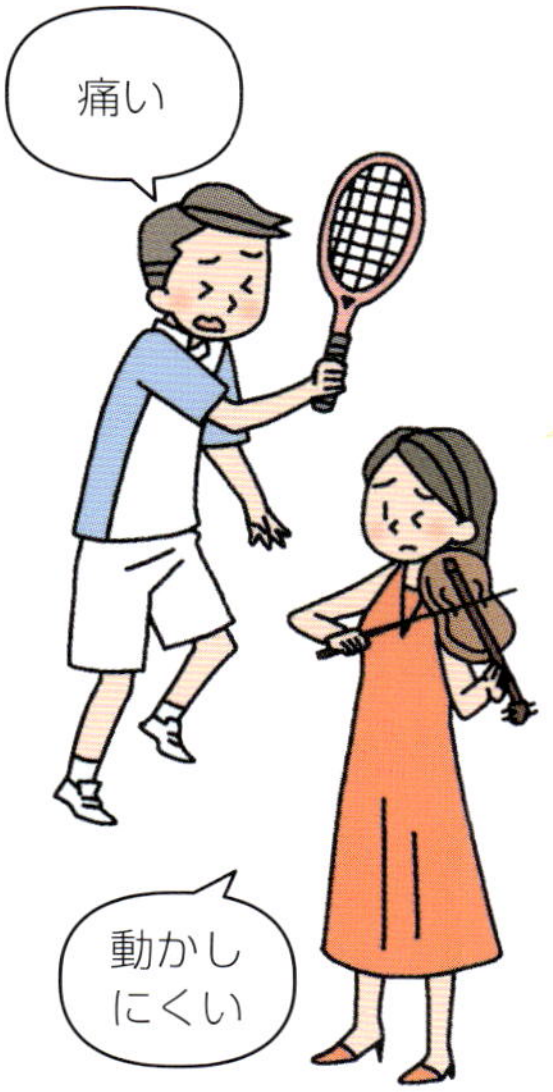
痛い
動かしにくい

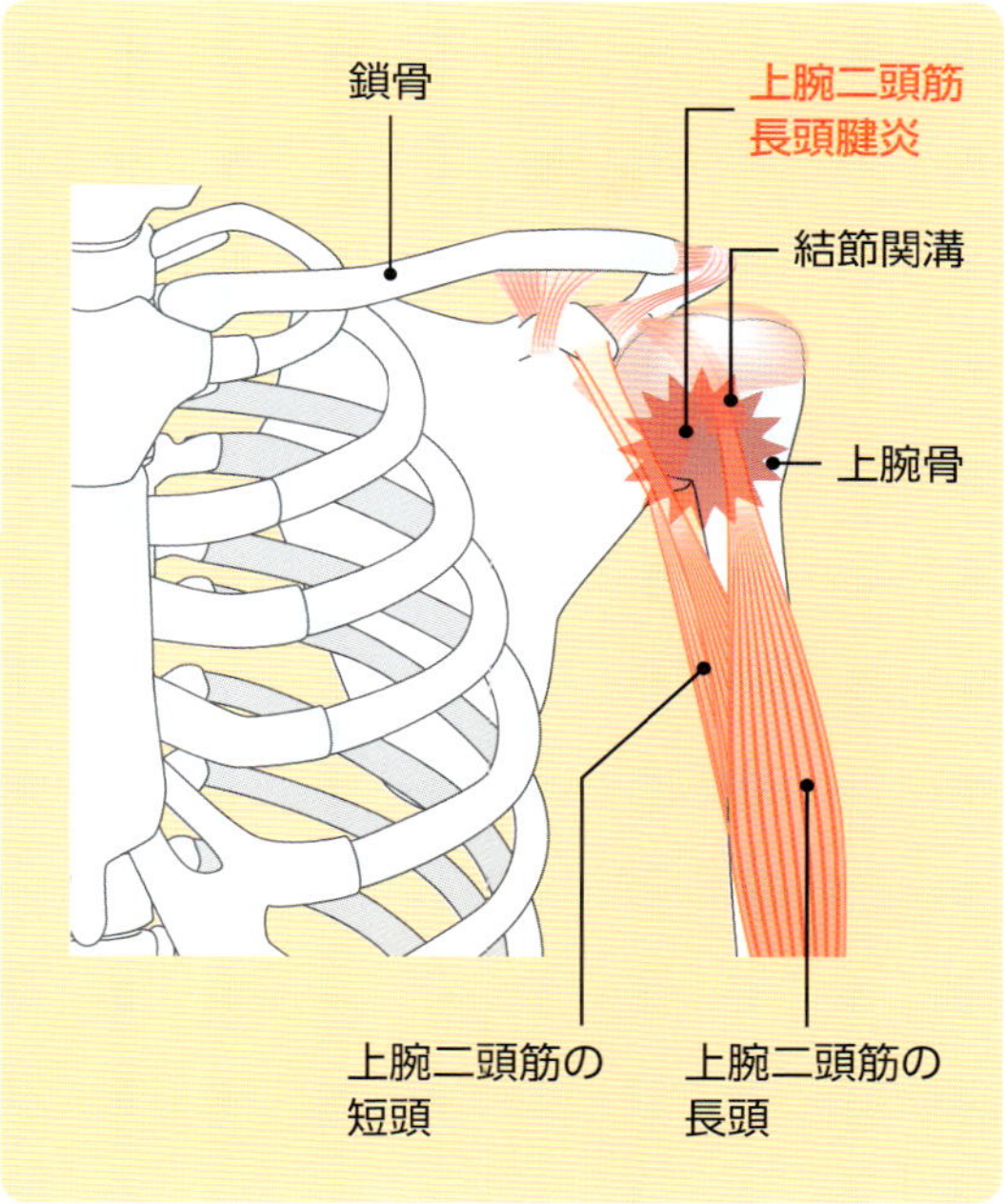
鎖骨
上腕二頭筋長頭腱炎
結節間溝
上腕骨
上腕二頭筋の短頭
上腕二頭筋の長頭

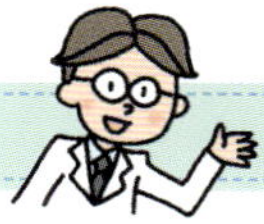

予防するには

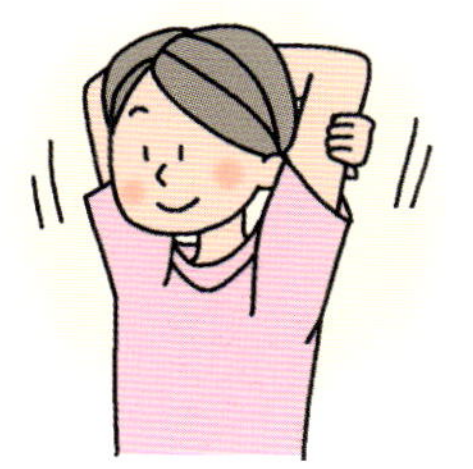

運動の前に、十分に肩のストレッチをする

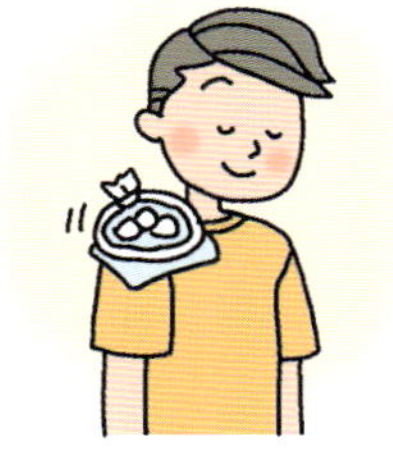

運動の直後は肩を冷やす

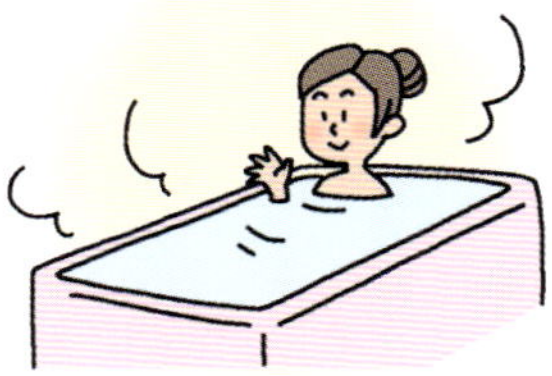

湯船につかるなどして全身の血行をよくする

POINT **肩を酷使しないことが一番の予防！**

神経・血管の圧迫からくる痛み

胸郭出口症候群

胸郭《きょうかく》出《で》口《ぐち》症候群《しょうこうぐん》は、鎖骨と第一肋骨（いちばん上の肋骨）がつくるすき間（胸郭出口）が狭くなり、そこを通る血管や神経が圧迫されるために、くび、肩、腕にしびれなどがあらわれます。原因によって次ページの通り、4つに分けることができます。

なで肩で、筋力が弱い人に起こりやすく、30歳前後の女性に多くみられます。なで肩の人は、体型上、胸郭出口が狭く、そのうえ筋力が弱いと腕神経叢《わんしんけいそう》が腕の重みで圧迫されてしまい、胸郭出口症候群になりやすいのです。

いかり肩でくびが短く筋肉質の男性が、発達した筋肉により胸郭出口を圧迫される例もあります。

血管や神経が圧迫されている部位によって異なりますが、いちばん多い症状は腕から手にかけてのしびれです。そのほかにも、腕のだるさ、痛み、肩こり、くびの痛みなどがあります。また、動脈が圧迫されることから、手の冷えや指先の潰瘍《かいよう》（ただれ）、自律神経の乱れによる頭痛やめまいなどを伴うこともあります。

治療では、痛みなどの症状を緩和するために消炎鎮痛薬、筋《きん》弛《し》緩薬《かんやく》などが処方されます。また、くびや肩を温める温熱療法によって痛みが軽減されます。

薬物療法で痛みが軽減してきたら、筋力トレーニングなどの運動でくびから肩にかけての筋力のアップをはかります。筋力がつくと、鎖骨と第一肋骨の間が広がり、痛みやしびれが出にくくなります。

痛みが強いときには局所麻酔薬を注射する神経ブロック療法（96ページ）を行うこともあります。

同時に血管や神経を圧迫しないための姿勢の改善も必要です。

鎖骨と肋骨の間が狭いとなりやすい胸郭出口症候群

胸郭出口が狭くなる

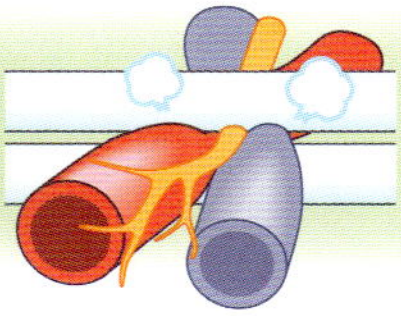

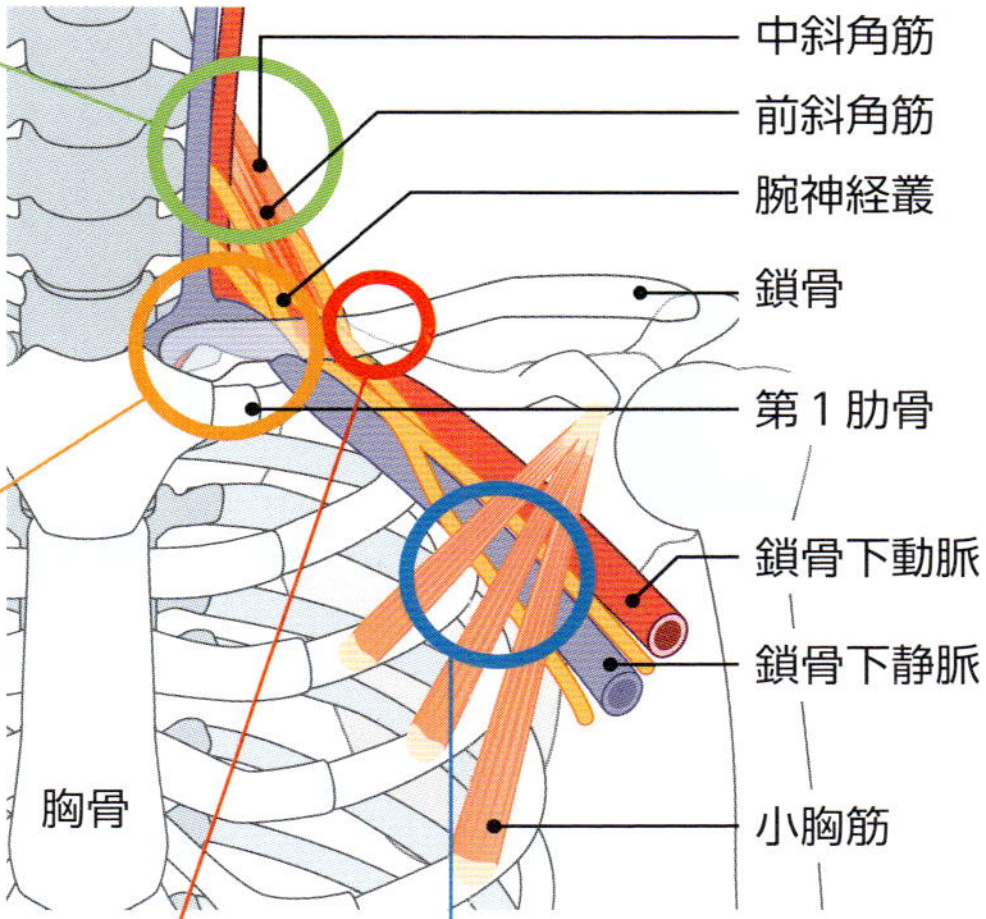
中斜角筋
前斜角筋
腕神経叢
鎖骨
第１肋骨
鎖骨下動脈
鎖骨下静脈
小胸筋
胸骨

斜角筋症候群

くびから伸びる斜角筋をくぐり抜ける部分で血管や神経が圧迫されているタイプ

頸肋症候群

頸椎にできた異常な骨（頸肋）が第一肋骨の上に突出し、それが血管や神経を圧迫する原因になっているタイプ

肋鎖症候群

鎖骨と第一肋骨との間で、血管や神経が圧迫されるもので、胸郭出口症候群のなかでもっとも多いタイプ

過外転症候群

小胸筋の下で血管や神経が圧迫されているタイプ

胸郭出口症候群を発症しやすい体型

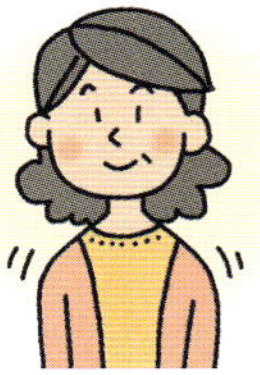

なで肩

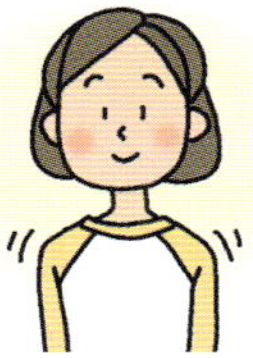

肩周辺の筋肉が少ない

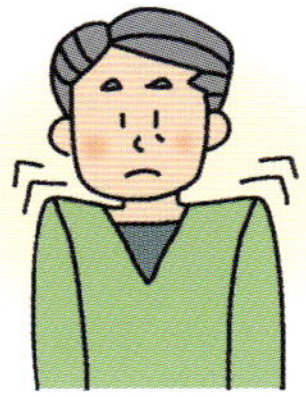

くびが短くいかり肩で筋肉質

手根管症候群

手根管症候群《しゅこんかんしょうこうぐん》は、長時間のキータイプ、スーパーのレジ打ち、縫製業、自動車整備、歯科技工など、指先や手首を酷使する人に多くみられます。

手首を不自然に固定したまま指先の作業を続けたり、手首にくり返し強い力を加え続けていることで、手のひら側の神経が圧迫され、手指にしびれを生じる病気です。

手根管症候群は、糖尿病や肝臓病、リウマチ、腎不全で血液透析治療を受けている人など、持病のある人にも発症しやすい病気です。女性ホルモンの乱れから、妊娠・出産期や更年期の女性に発症することもあります。

手根管とは、手のひら側の手首にある、手根骨《しゅこんこつ》と横手根靱帯《おうしゅこんじんたい》に囲まれた狭いトンネル状の神経の通り道のことです。この手根管のなかは、正中神経《せいちゅうしんけい》という神経が通っています。

正中神経は、親指、人さし指、中指、薬指（親指側半分）の手のひら側の感覚を支配しています。

手首の酷使や、外傷などで筋肉がむくみ、正中神経が圧迫されると、手指などにしびれがあらわれます。

進行すると、手指や手のひらだけではなく、腕や肩にまで痛みやしびれが生じます。

一般的に、痛みは朝方に強くなります。手首から先に痛みを伴ったり、夜間に痛みが起こることもあります。

重症化すると、親指の付け根の筋肉が萎縮《いしゅく》し、手指の脱力感、感覚の鈍化などもあります。親指と人差し指で輪を作るOKサインのような動作がしづらく感じられることもあります。

こうした症状を改善するためには、手首を休め、手首にかかる不自然な負担を軽減します。症状が重度の場合は、神経への圧迫を取り除く手術を検討することもあります。

手首の酷使でしびれが生じる手根管症候群

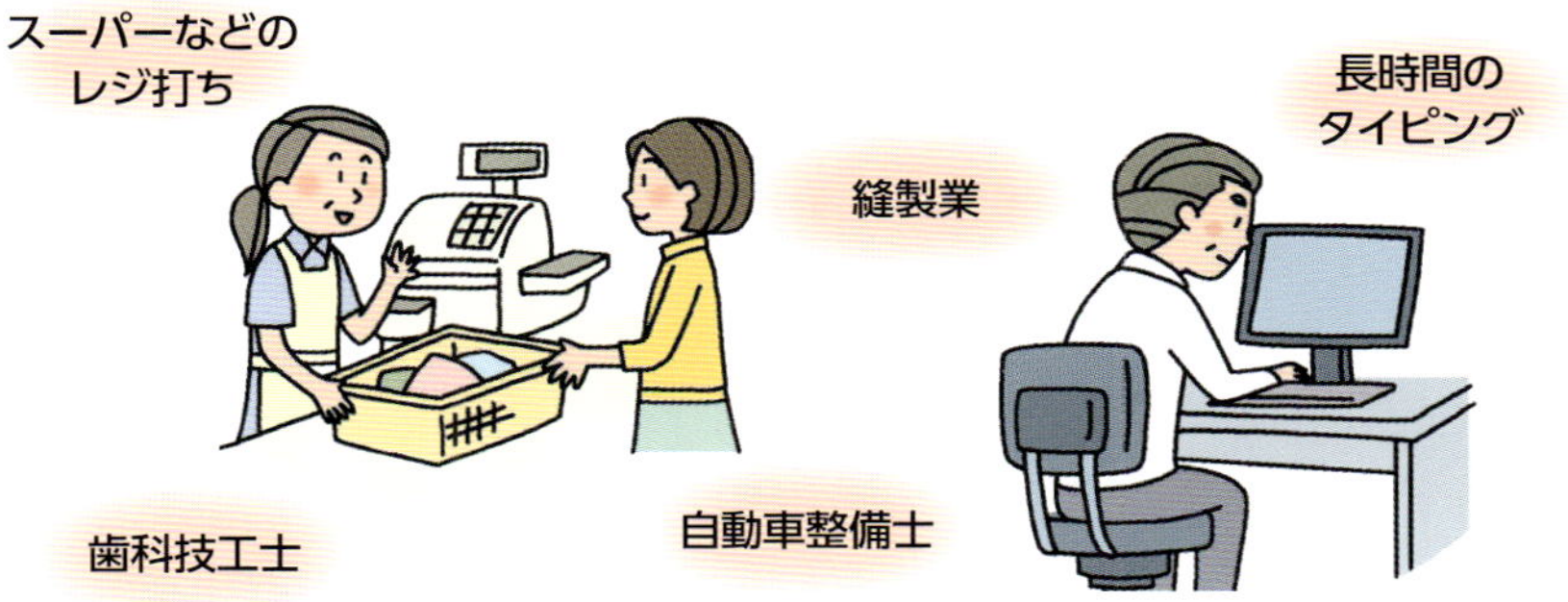
スーパーなどの
レジ打ち
縫製業
長時間の
タイピング
歯科技工士
自動車整備士

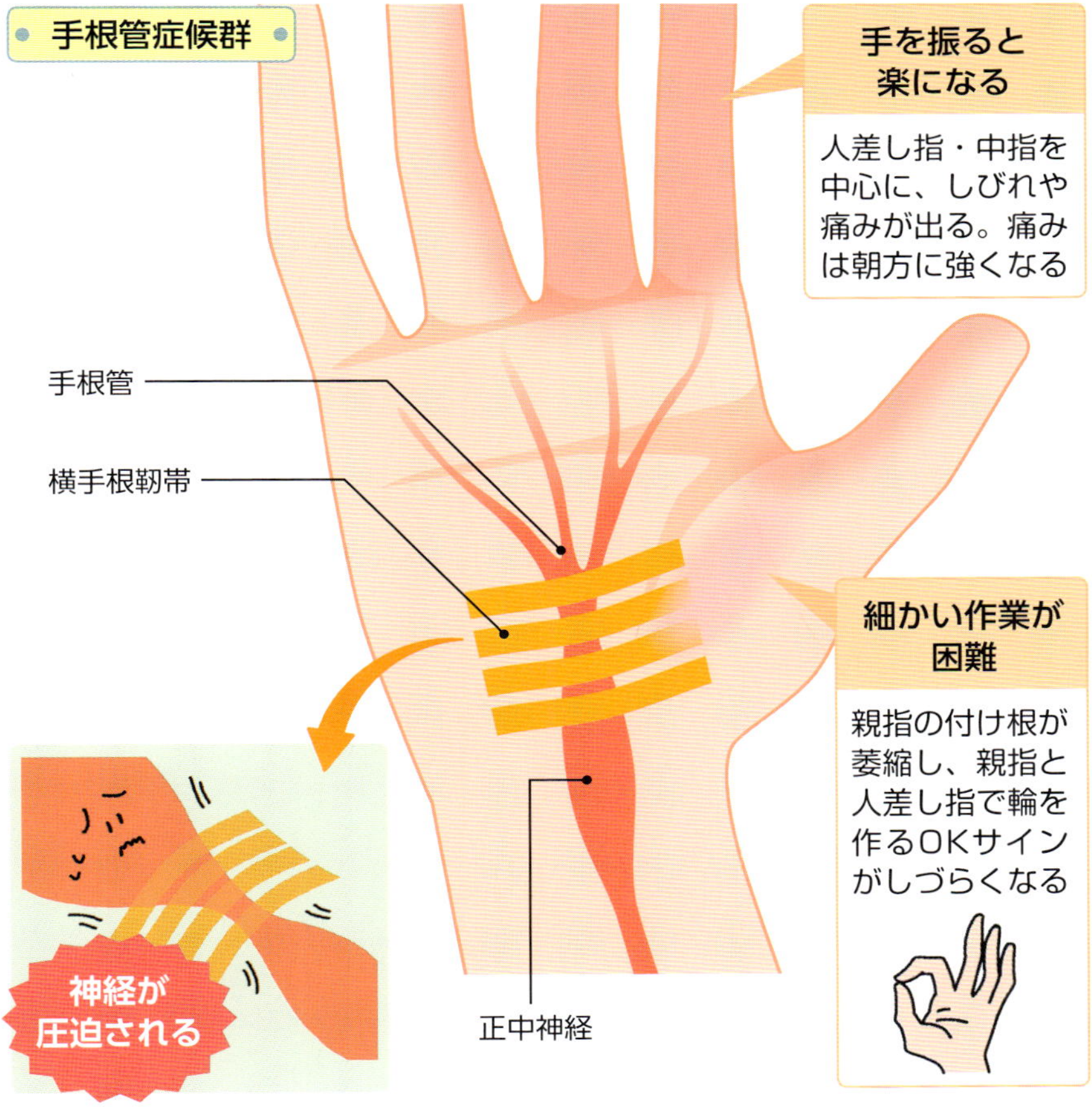
手根管症候群
手を振ると
楽になる
人差し指・中指を中心に、しびれや痛みが出る。痛みは朝方に強くなる
手根管
横手根靭帯
細かい作業が
困難
親指の付け根が萎縮し、親指と人差し指で輪を作るOKサインがしづらくなる
神経が
圧迫される
正中神経

病院で受ける保存的療法

まず、保存的療法を

頸椎の病気の治療の基本は、まず保存的療法（保存療法）を行うことです。

保存的療法とは、外科的療法（手術）以外の治療法を指し、痛みを抑え、本来の機能を回復させるための療法のことをいいます。

頸椎の病気の主な保存的療法には、安静療法、理学療法（牽引療法《けんいんりょうほう》、装具療法）、温熱療法、薬物療法、運動療法などがあります。

急性期には医療機関に入院して保存的療法を受けることもありますが、軽度の場合は、通院して行います。また、安静療法や薬物療法などは在宅でもできます。

●安静療法

ギブスや三角巾などで患部を固定し、動かさないようにする治療法です。炎症がある場合や、外傷が原因の場合、急性の症状に行われます。安静にするだけで症状が緩和する場合もあります。

●理学療法

患部を少しずつ引っ張って筋肉の緊張を取り除く牽引療法や、頸椎カラーなどで患部を固定し、痛みの生じる動きを制限しながらリハビリを行う装具療法などがあります。

牽引療法は医療機関で行います。頸椎に障害がある場合は、あごと後頭部にバンドをかけ、上方へ牽引することで、頸椎を伸ばし圧迫や緊張を軽減します。

引っ張ることと、緩めることを交互にくり返し行います。

装具療法は、医療機関で処方された頸椎カラーなどを用いてくびを固定します。くびを動かすことで

病院で受ける保存的療法

保存的療法をしばらく続けてみる

安静療法

ギブスや三角巾などで患部を固定する

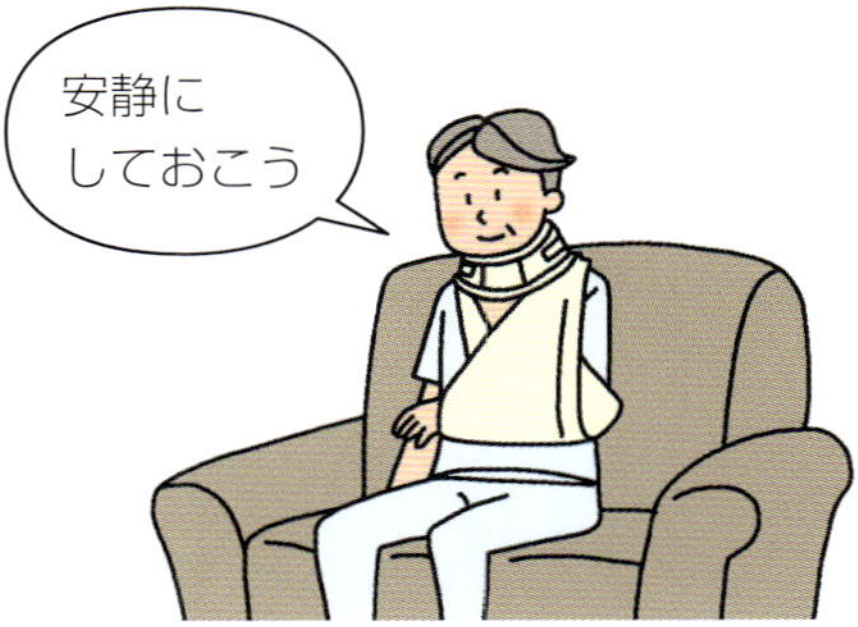

牽引療法

頸椎を伸ばし、頸椎部の筋肉、靭帯の緊張を軽減する。治療を受けるときはあごを引いた姿勢で、斜め上方に引っ張られる。引っ張り上げたり弛緩させたりを15分間ほどくり返す

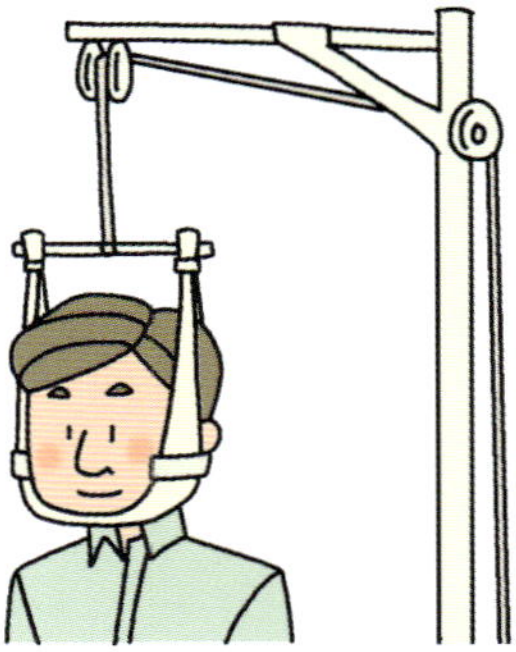

＊医療機関で行う

装具療法

頸椎カラーなどを用いて患部を固定する

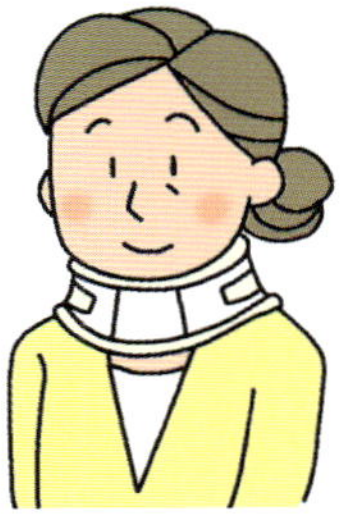

＊長く着用していると筋力が低下するので、回復の度合いをみて着用時間、期間を短くする

障害部位が神経を刺激することを避け、同時に患部の安静を保つことができます。

主に理学療法士や医師が医療機関で行います。固定する装具を長く着用していると、動かさないために患部周辺の筋力が低下してしまうことがあります。

症状や回復の様子を見て、着用時間を徐々に短くしていきます。

●温熱療法

ホットパック(ジェル状の温熱剤が入ったパック)や電気治療器を患部に当てて筋肉を温め、血行を改善し、乳酸《にゅうさん》などの疲労物質の排出《はいしゅつ》を促します。

慢性的なこりや痛みの緩和や、患部の血行促進の目的で行われます。

医療機関で行われるほか、家庭でも行うことができます。その場合は、温めすぎによる低温やけどに注意してください。神経障害などで、感覚が鈍くなっているときはとくに注意が必要です。


家庭で行う温熱療法といえば、入浴でも温熱療法の効果を得ることができます。温かいお風呂につかることで血行を促進し、筋肉疲労をやわらげます。本書の5章でもご紹介しますので、ぜひ取り入れてみてください。

まだ炎症があるうちに患部を温めると、痛みが増すことがあります。痛みが増すような場合には、医師や理学療法士などの治療者に、そのことを伝えましょう。

また保存的療法の代表的なものに、痛みや炎症を緩和したり、筋肉の緊張を緩めたりする目的で行われる薬物療法があります。

薬物療法については、事項でくわしくご説明します。

このような保存的療法をしばらく続けてみても、効果が見られない場合、病状が進行していくような場合には、手術療法など、保存的療法以外の治療法が検討されます。

病院で受ける保存的療法

温熱療法

ホットパックや、電気治療器を患部に当てて筋肉を温め、血行を改善する

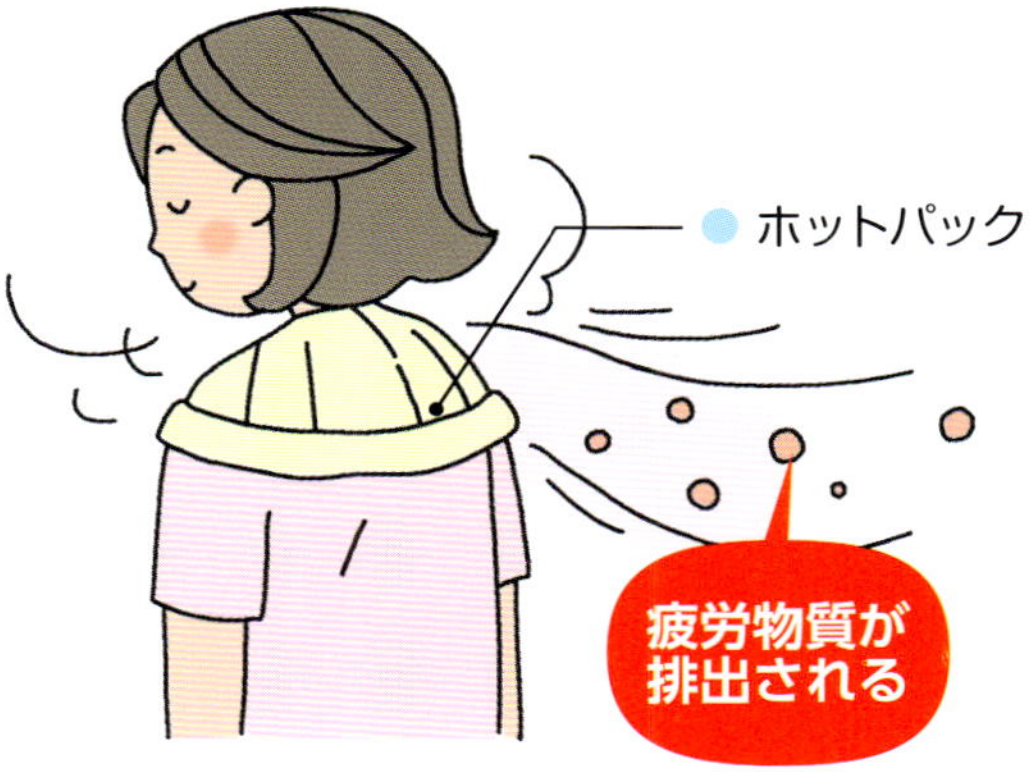
ホットパック
疲労物質が排出される

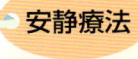

保存的療法を組み合わせて行う！

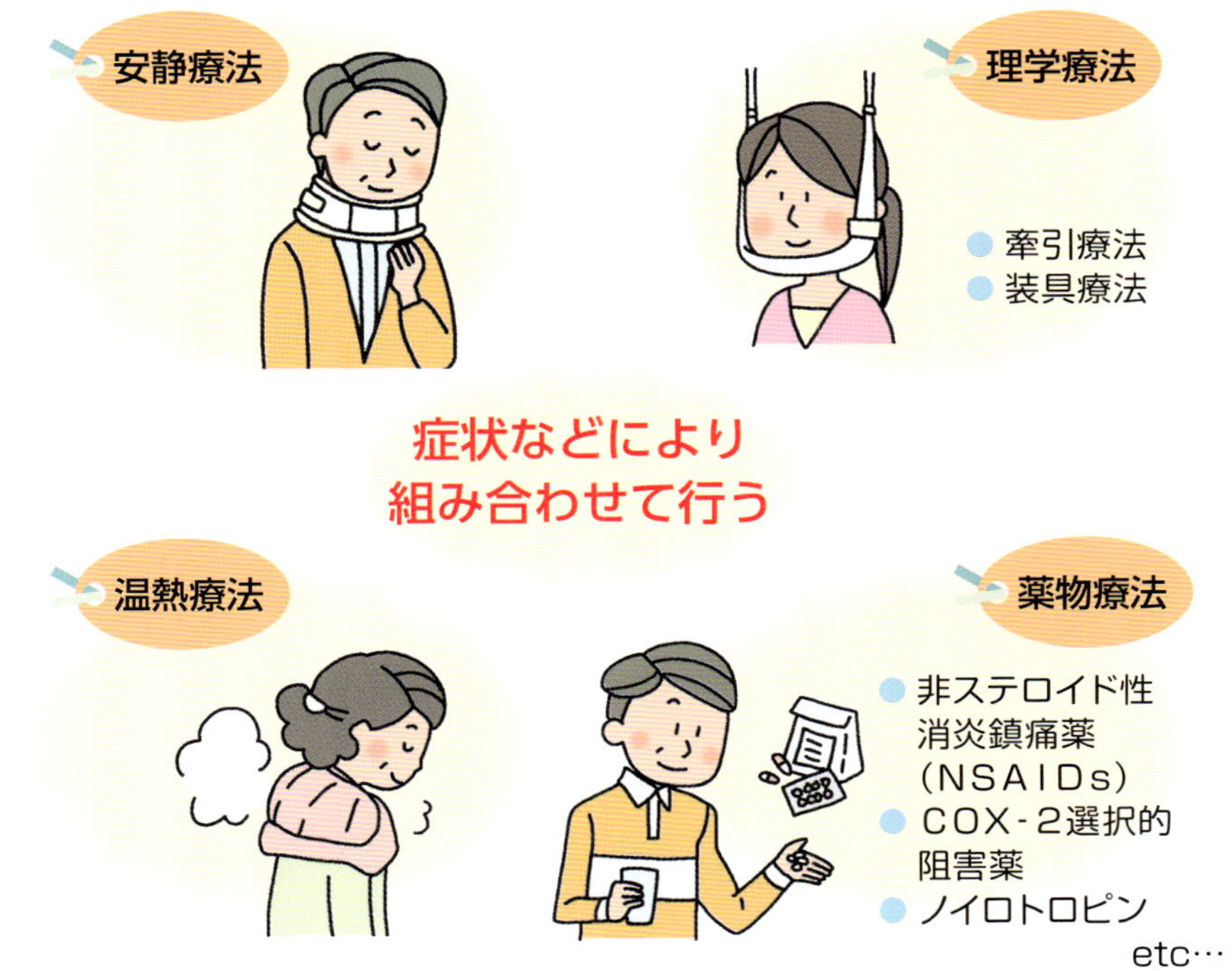
安静療法
理学療法
牽引療法
装具療法
症状などにより組み合わせて行う
温熱療法
薬物療法
非ステロイド性消炎鎮痛薬（NSAIDs）
COX-2選択的阻害薬
ノイロトロピン
etc…

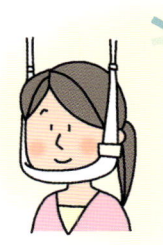

病院で処方される主な薬

くび・肩・背中の痛みにたいして行われる薬物療法では、痛みを抑える効果のある消炎鎮痛薬、筋肉の緊張をほぐす効果と軽い鎮痛作用のある筋弛緩薬などが処方され、1〜2週間、服用を続けます。

薬物療法には主に次のような薬が使われます。

●非ステロイド性消炎鎮痛薬（NSAIDs《エヌセイズ》）

もっとも広く使われている消炎鎮痛薬です。炎症をしずめ、痛みをやわらげます。

シクロオキシゲナーゼ（COX）という酵素の働きを阻害し、痛みや腫れを引き起こすプロスタグランジンという物質の産生を抑えて、痛みを緩和します。内服薬や坐薬《ざやく》、貼り薬、塗り薬など、たくさんの種類があります。副作用として胃痛、食欲不振などの胃腸障害や腎機能障害が起こることがあります。

・COX-2選択的阻害薬

非ステロイド性消炎鎮痛薬の一つで、より限定的に作用するため、従来の非ステロイド性消炎鎮痛薬と比べ、鎮痛効果は同等で、副作用である胃腸障害が起こりにくいのが特徴です。

非ステロイド性消炎鎮痛薬で働きを阻害されるCOXには種類があり、COX-1には胃粘膜の機能を維持する働きが、COX-2には炎症を悪化させる働きがあります。

COX-2選択的阻害薬はCOX-2の働きだけを抑えるため胃腸障害が起こりにくいのです。

・ノイロトロピン

痛みを抑える神経（下行性疼痛抑制系神経《かこうせいとうつうよくせいけいしんけい》）の働きを活性化して、疼痛《とうつう》を緩和します。炎症や外傷性の痛みのほか、慢性の痛みや神経系の痛みに有効です。

副作用はほとんどありませんが、発疹や食欲不振、吐き気などが起こることがあります。

●神経障害性疼痛治療薬（プレガバリン）

神経が圧迫されたり、障害されて起こる痛みに用いられます。神経の興奮を抑制して、痛みをやわらげます。非ステロイド性消炎鎮痛薬では効きにくい神経性の痛みに効果があります。くび・肩・背中の痛みでよく用いられる製品に「リリカ」があります。

副作用として眠気、めまいなどが起こることがあります。

●オピオイド

麻薬性の鎮痛薬で、主にがんや手術後の痛みに用いられてきましたが、その一部が慢性腰痛にも使えるようになりました。鎮痛作用が強く、非ステロイド性消炎鎮痛薬では抑えられない激しい痛みにも有効です。

内服薬のほか、貼り薬があり、副作用は便秘、吐き気、めまい、眠気などがあります。

●アセトアミノフェン

脳の視床下部《ししょうかぶ》や大脳皮質《だいのうひしつ》に働きかけ、熱を下げ、痛みをやわらげます。比較的安全性が高く、市販の風邪薬などにもよく含まれている成分です。

抗炎症作用は強くありませんが、軽度から中等度の痛みに有効です。副作用としては、胃腸障害や肝機能障害などが起こることがあります。

●筋弛緩薬

筋弛緩薬は、筋肉の緊張をやわらげて痛みを緩和します。また、筋肉の緊張がとけると血管が広がり、血行がよくなるので、筋肉にたまっている疲労物質が排出されやすくなります。

頭痛を伴うような肩こり、五十肩などに使用されます。ふらつきやめまい、脱力感などの副作用が出る場合があります。

●ビタミン薬

筋肉や神経に働きかけて、痛みをやわらげます。末梢神経の修復を促す目的で使われるものもあります。

・ビタミンB1・B6・B12など

ビタミンB1には疲労回復効果があり、筋肉疲労による痛みやこりを緩和します。

また、ビタミンB6・B12には、神経の機能を正常に保つ働きがあります。傷ついた末梢神経の回復を助け、痛みやしびれをやわらげます。

・ビタミンE

末梢血管を広げて血行をよくする働きがあります。血行不良による腰の痛みやこりをやわらげます。

湿布薬はどんなときに使う?

普段から肩こりなどで悩んでいる方になじみが深いのが湿布薬です。市販のものもたくさん発売されています。

整形外科を受診したときも、湿布薬が処方されることがあります。

湿布薬には冷湿布、温湿布、経皮鎮痛消炎テープなどの種類があります。

冷湿布には患部を冷やす作用があるため、捻挫《ねんざ》や打撲など、急性の炎症のある場合に使用します。

温湿布にはトウガラシエキスなどの患部を温める成分が配合されており、血行不良による肩こりや腰痛に効果があります。

経皮鎮痛消炎テープは痛みや炎症の強い患部に貼って使います。急性期の症状より慢性的な痛みに適していますが、鎮痛消炎成分が配合されているため、長期間の使用には注意が必要です。

湿布薬の貼り方

基本の貼り方

大きい場合は切って
使用してもよい

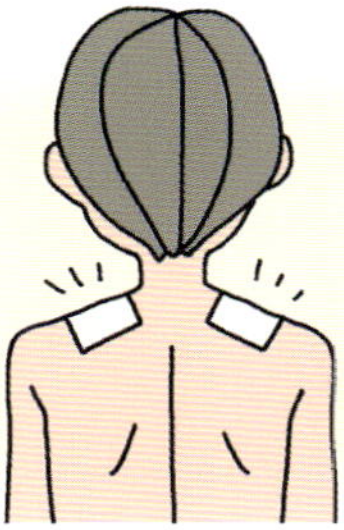

痛みのある部位に
貼って使用する

応用1 くびやつけ根が痛む場合

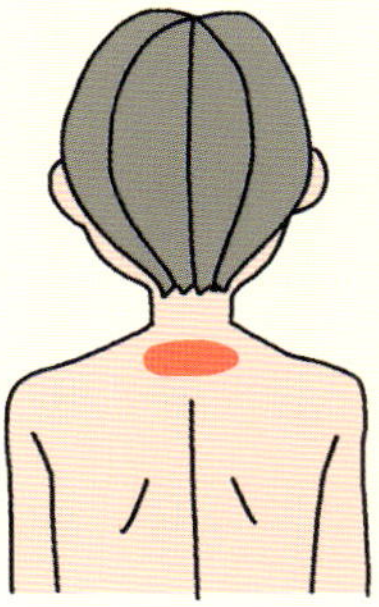

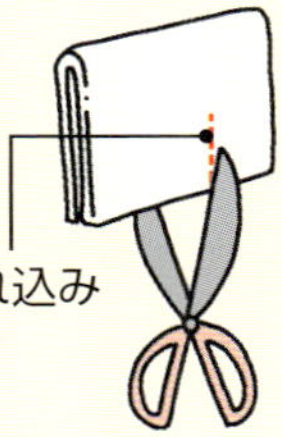

湿布薬を２つに折り、
中央からずらして３～
４cm の切れ込みを入
れる

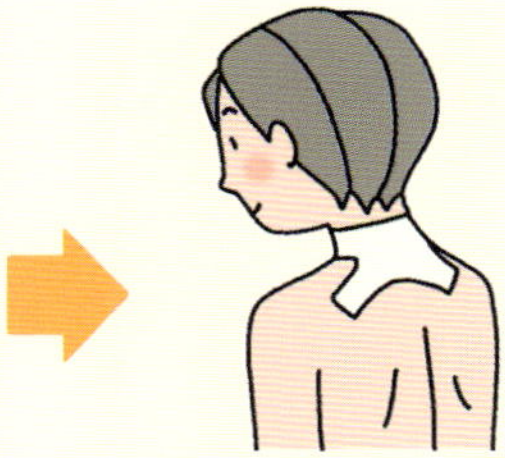

幅の広い方を上にして
左右に軽く伸ばしなが
ら、くびを巻き込むよ
うに貼る

応用2 広い範囲に痛みがある場合

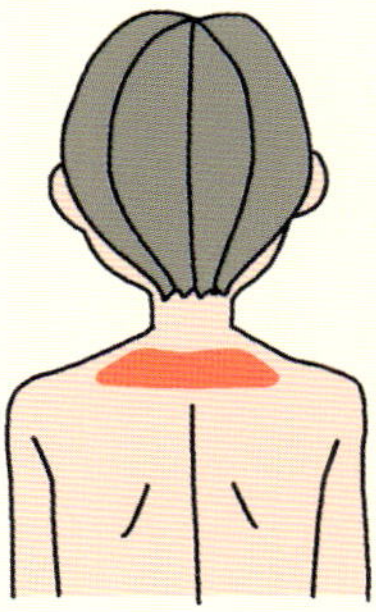

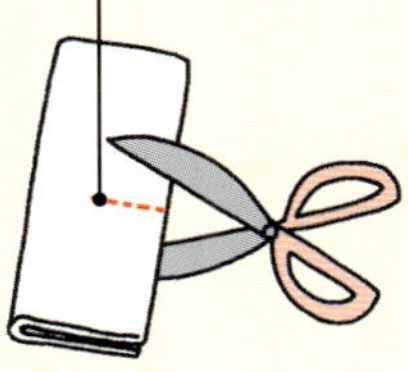

湿布薬を縦長に持ち、
２つに折り、中央に３
～４cm の切れ込みを
入れる

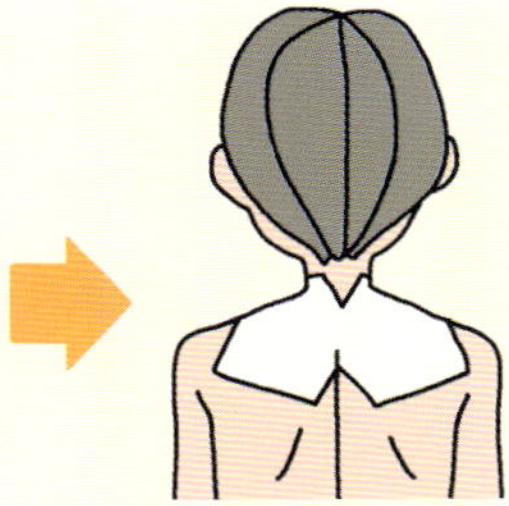

左右に軽く伸ばしなが
ら、肩から肩甲骨にか
けて覆うように貼る

注射で痛みを抑える神経ブロック療法

神経ブロック療法とは、痛みのある部分に局所麻《きょくしょま》酔薬《すいやく》などを注射して、一時的に痛みをなくす治療法です。

これまでに紹介したような保存的療法では効果が得られなかった場合に、検討されます。

こりや痛みが続き、血行不良などからさらなる悪循環を生じているような場合には、一時的にでも痛みをなくし、悪循環を断ち切ることが必要です。

神経ブロック療法は、飲み薬などによる鎮痛より、長く効果を持続できます。

くび、肩、背中の痛みに対して行われる神経ブロック療法は、次のようなものがあります。

トリガーポイント注射：もっともよく行われる方法です。押さえると痛みを生じさせる部分（トリガーポイント）に局所麻酔薬を注射します。

硬膜外ブロック：くびなど、からだの後ろ側から背骨の中に針を刺し、脊髄を包む硬膜の外側の空間（硬膜外腔）に局所麻酔薬を注射します。

神経根ブロック：痛みの原因になっている神経根をX線で確認しながら、局所麻酔薬と抗炎症薬を注射します。硬膜外ブロックで効果が出ないときに行われます。

星状神経節ブロック：第7頸骨の前あたり、のどの近くにある星状神経節に、局所麻酔薬を注射します。ここには交感神経が集まっているため、その働きを弱めることで筋肉の緊張をとき、血行が改善されます。

これらの治療法は、あくまでも症状を軽減するための対症療法で、痛みを根本的に治療するものではありません。

痛みがある程度改善したら、運動療法などを本格的に行うことで、痛みのもとを治していくことが大切です。

注射で痛みの悪循環を断つ

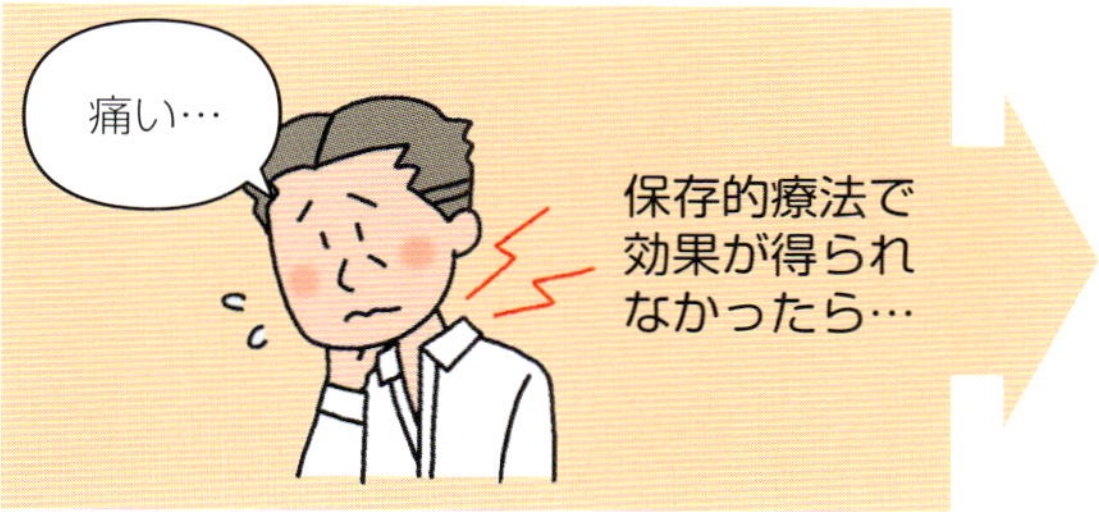
痛い…
保存的療法で
効果が得られ
なかったら…

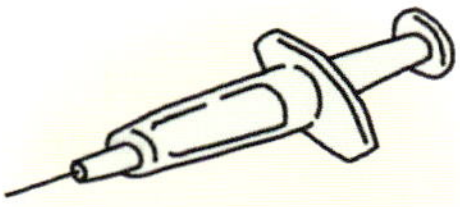

痛みがある部分に
局所麻酔薬を注射
する

まず「痛みをなくす」ことが重要

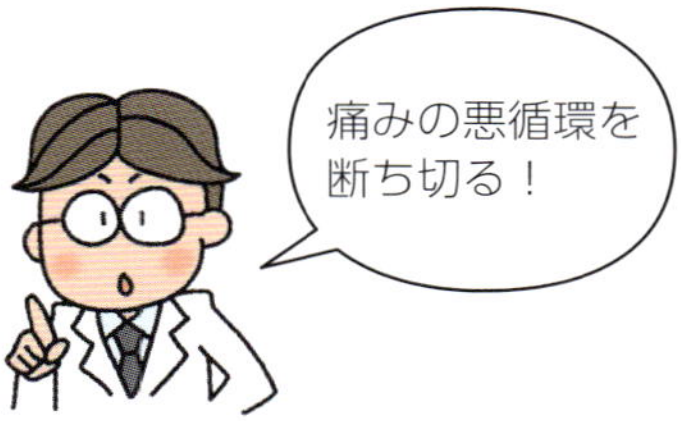
痛みの悪循環を
断ち切る！

硬膜外ブロック

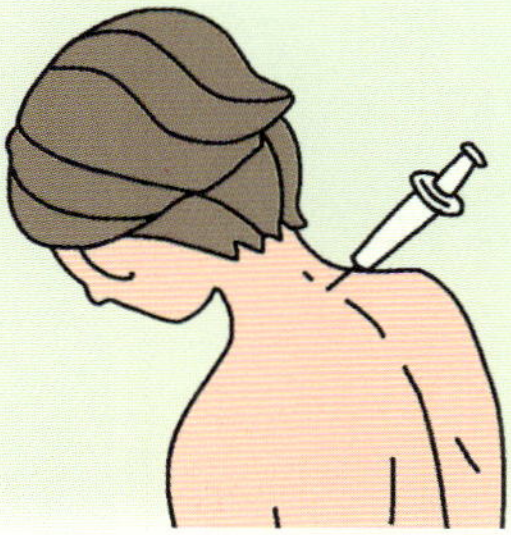

くびなど、からだの後ろ側から背骨の中に針を刺し、脊髄を包む硬膜の外側の空間（硬膜外腔）に局所麻酔薬を注射する

星状神経節ブロック

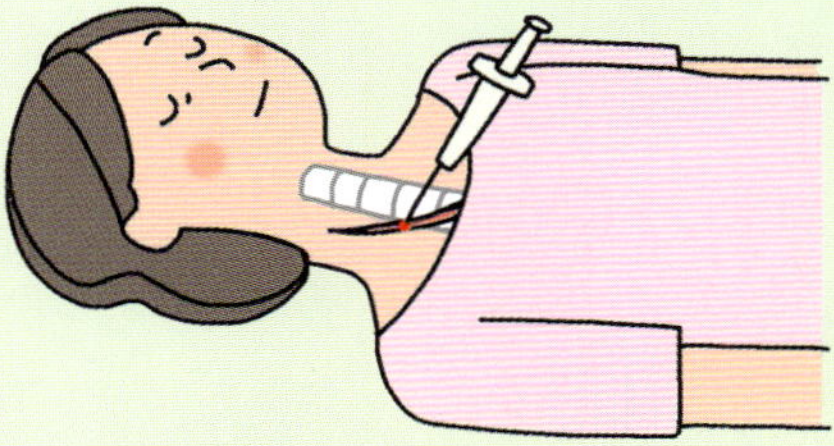

第７頸骨の前あたり、のどの近くにある星状神経節に、局所麻酔薬を注射する

外科手術で原因を取り除く

外科手術が必要となるとき

くび、肩、背中に症状があらわれる疾患の多くは、頸椎の組織の変性などによって、神経が圧迫されて生じます。

このうち、末梢神経ではなく、中枢神経が圧迫を受けて症状があらわれた場合は、外科手術が必要となることがあります。

変形性頸椎症や頸椎椎間板ヘルニアなどで、神経根が圧迫されて症状が出ているときには、保存的療法でほとんどの場合、改善します。神経根を含む末梢神経部分は、圧迫されても、時間が経てばもとに戻ることが多いからです。

しかし、中枢神経である脊髄は、一度圧迫されるともとに戻りにくく、また時間が経つほど悪化し、回復しにくくなります。

そのため、脊髄の圧迫によって、次のような症状があらわれたときには、できるだけ早く手術をして脊髄の圧迫を取り除く必要があります。

●手の症状

・ボタンがうまく掛けられない
・箸《はし》をうまく使えない

●脚の症状

・脚が上がらず、つまずきやすい
・階段を下りにくくなる

●排泄障害

・頻尿がある
・残尿感がある
・便秘がある

圧迫による障害が長期間続いた場合、脊髄は手術をしても、回復できなくなってしまうことがあります。

外科手術が必要となるとき

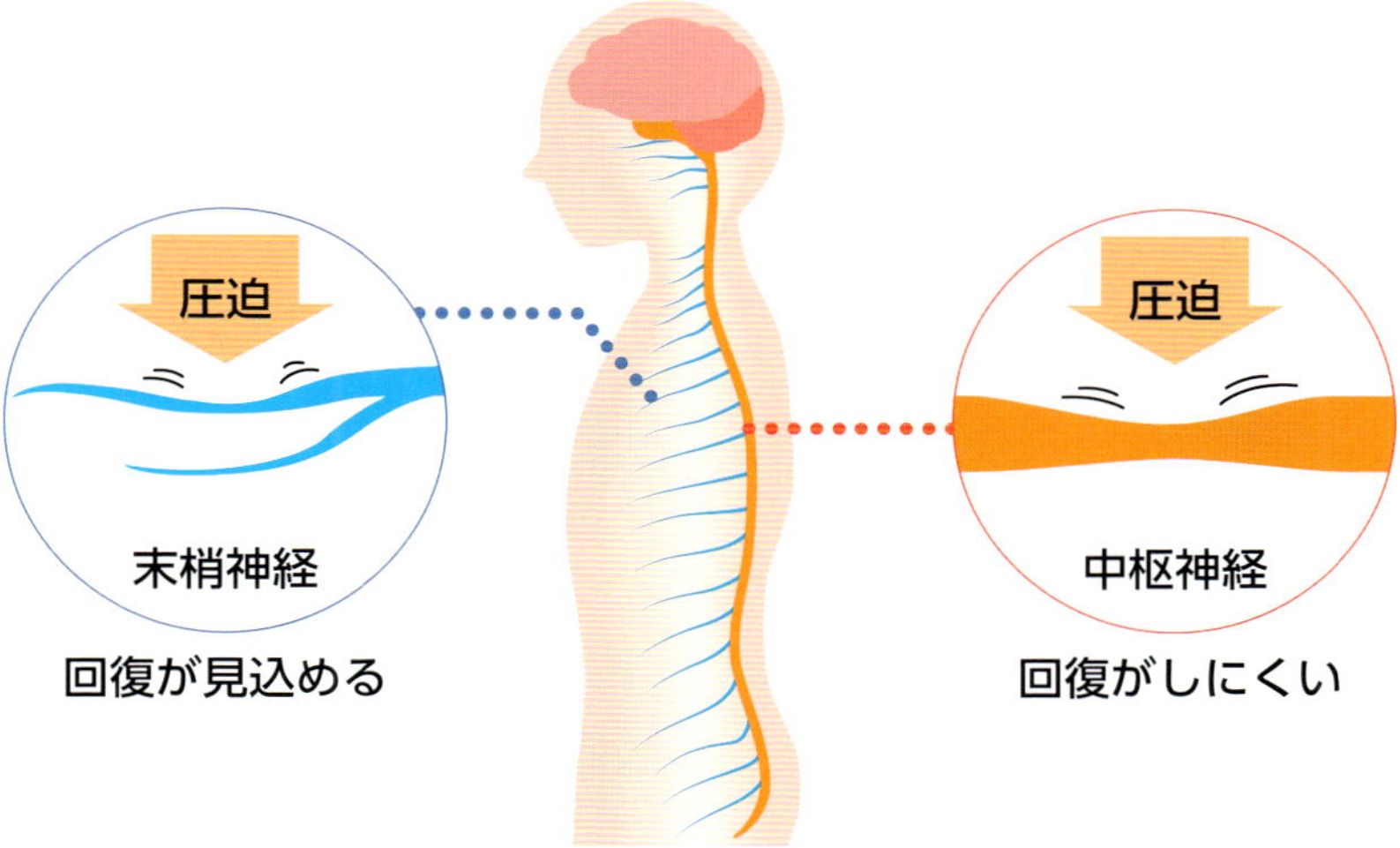

末梢神経は圧迫されても、治ることが多いが、脊髄などの中枢神経は治りにくい。時間が経つとさらに回復しにくくなる

脊髄の圧迫であらわれる症状

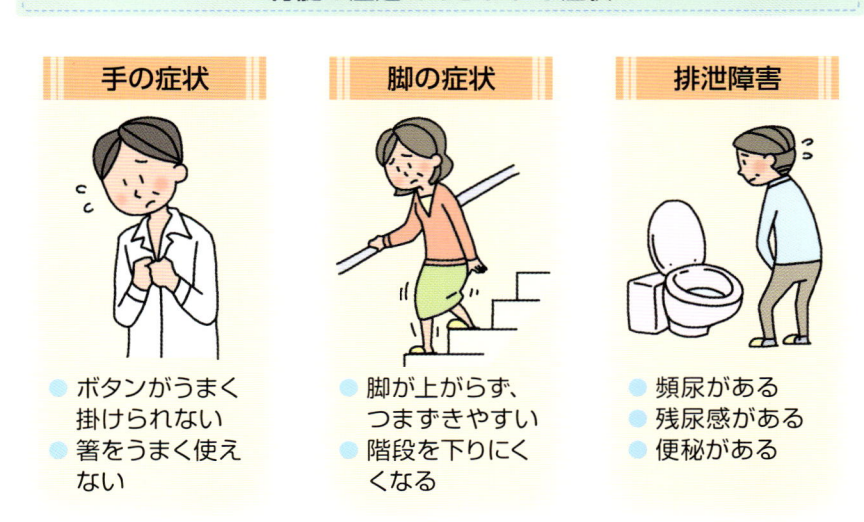

手の症状

- ボタンがうまく掛けられない
- 箸をうまく使えない

脚の症状

- 脚が上がらず、つまずきやすい
- 階段を下りにくくなる

排泄障害

- 頻尿がある
- 残尿感がある
- 便秘がある

脊髄の圧迫が広範囲のときは椎弓形成術

加齢や外傷による脊椎の変形や、後縦靭帯骨《こうじゅうじんたいこつ》化《か》症《しょう》などで脊髄の圧迫が広範囲に及んでいるときには、脊髄が通っている脊柱管を広げて圧迫を取り除く「椎弓形成術《ついきゅうけいせいじゅつ》」が行われます。

椎弓形成術は、くびの後ろを障害部位の範囲に応じて切開して行います。

脊髄が圧迫されている部分の椎骨の椎弓、または椎弓の左右に溝状の切れ込みを入れます。その切れ込みに、切断した棘突《きょくとっ》起《き》の一部や、ハイドロキシアパタイト製の人工骨などを移植して脊柱管を広げ、脊髄への圧迫を解消します。

脊柱管を広げる方法には、「片開き式」と「縦割式」の2つがありますが、どちらの方法で手術を行うかは、術者や医療機関によって異なります。

手術は顕微鏡モニターを見ながら行われる場合もあります。手術にかかる時間は1～2時間で、入院期間は10日間から2週間程度です。

手術後1日ほどで歩くことが可能です。必要に応じて、回復まで頸椎カラーを装着し、患部を安定させることがあります。

移植した骨は糸で椎弓に固定するので、ずれるようなことも起こりません。

手術後の合併症として、「片側の肩が上がりにくくなる」という症状がまれに起こります。そのほとんどは一過性のもので、数ヵ月で治まります。

また、肩こりのような症状があらわれることもありますが、消炎鎮痛薬などの治療で緩和することができます。

この肩こりのような症状は、手術時にくびの後ろの筋肉やじん帯を剥がすことで起こるといわれています。そのため、剥がす筋肉の範囲をできるだけ小さくしたり、従来は切除していた第7頸椎の棘突起を残す工夫がされるようになりました。

椎弓形成術

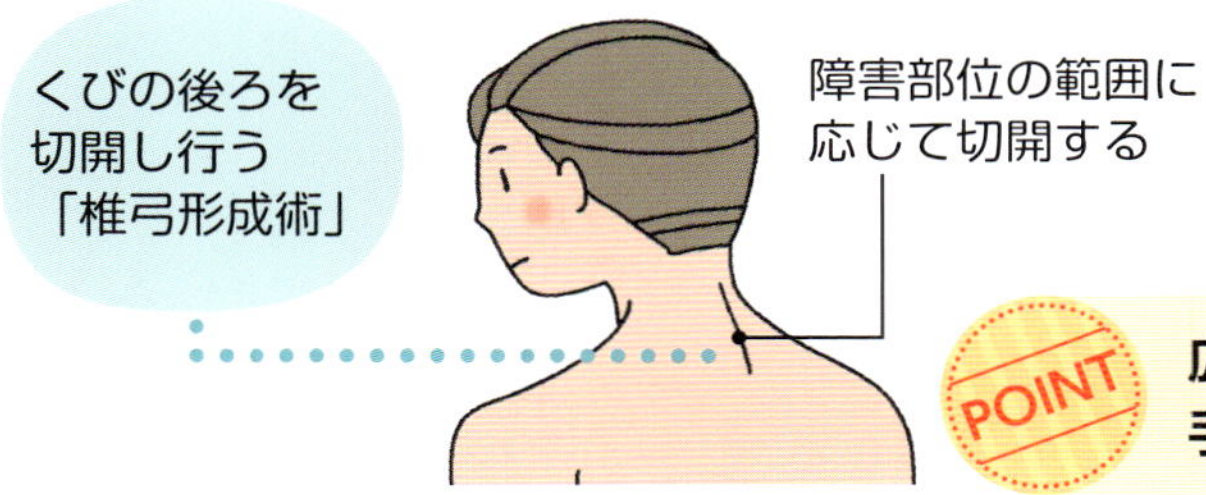
くびの後ろを
切開し行う
「椎弓形成術」
障害部位の範囲に
応じて切開する

POINT

広範囲に及ぶと
手術が必要になる！

椎弓形成術

■ 縦割式（正中縦割式）

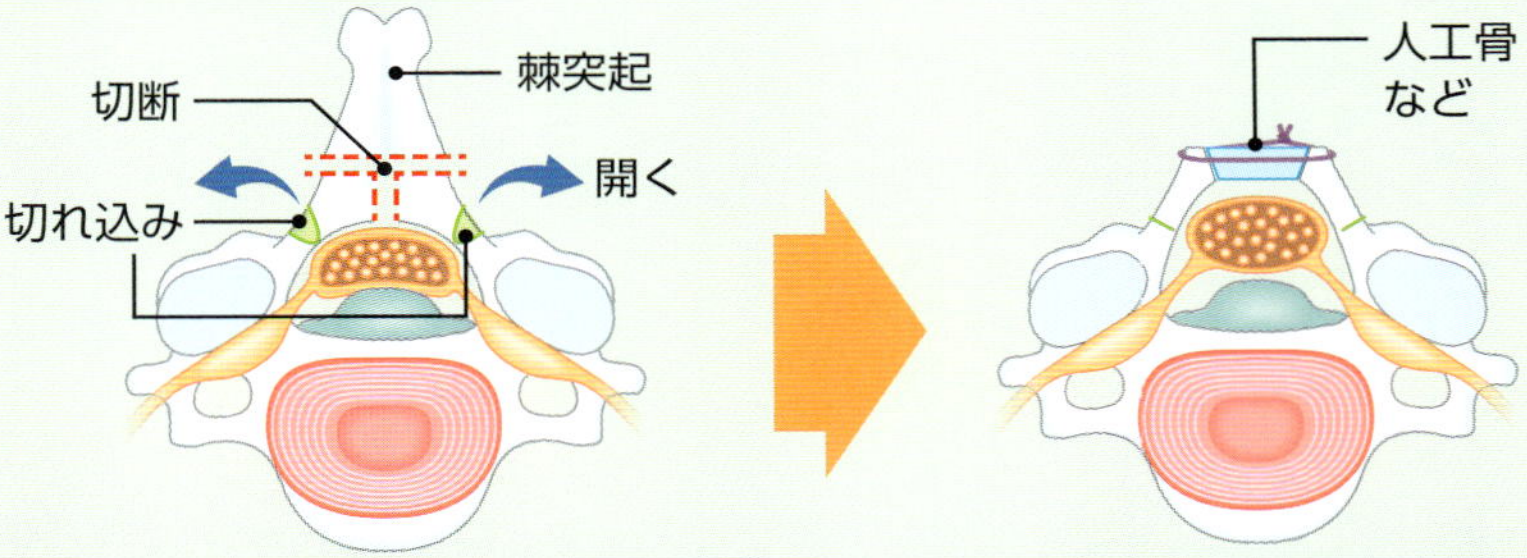
棘突起
切断
開く
切れ込み
人工骨
など

椎弓の左右に切れ込みを入れ、棘突起を切り取る

椎弓を左右に広げ、切断した棘突起の一部や人工骨などを移植する

■ 片開き式

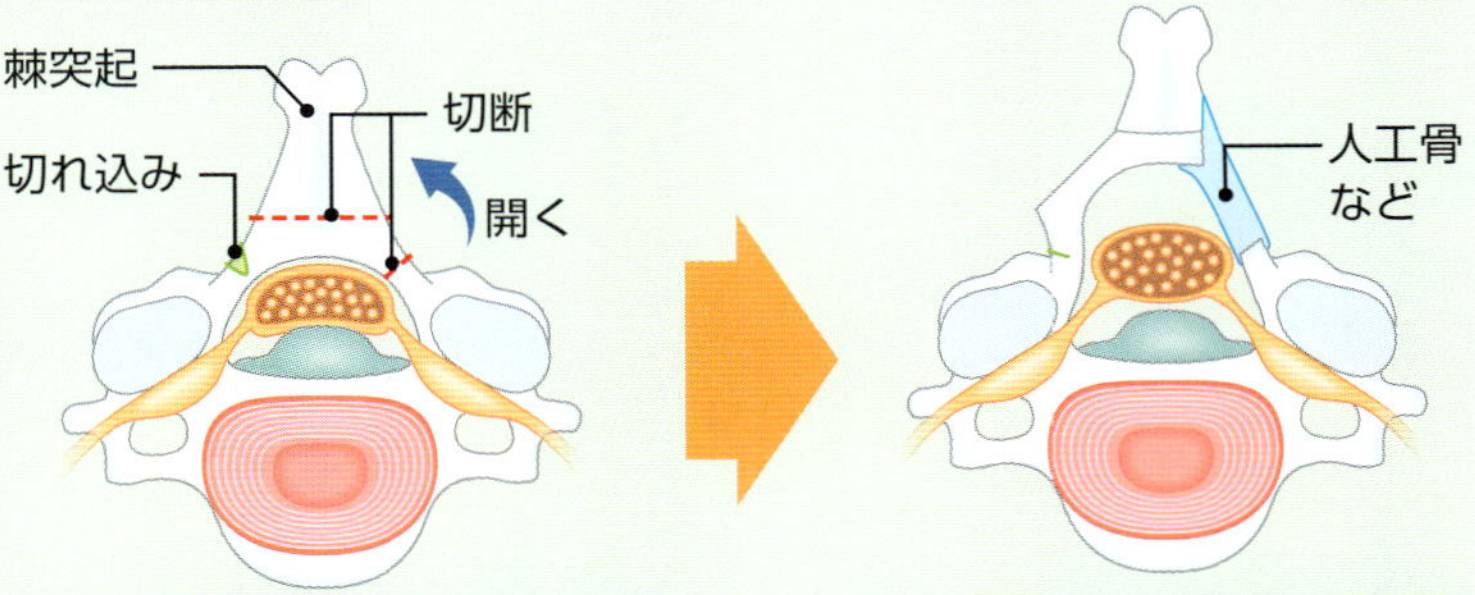
棘突起
切断
切れ込み
開く
人工骨
など

神経を圧迫している椎弓に図のように切れ込みを入れ、片側を開く

空いた部分に人工骨などを移植し脊柱管を広げる

前方除圧固定術

脊髄の圧迫が1～2カ所と部分的な場合には、前方除圧固定術が行われます。

前方除圧固定術では、くびの前方を5センチほど切開して手術を行います。脊髄を圧迫している骨棘や椎間板の髄核などの病変と、その周辺の椎体や椎間板などを取り除いて、圧迫を解消します。

取り除いたところに空間ができますので、ここに患者さんの骨盤などから採取した骨や人工骨を移植します。場合によっては金属製プレートで補強を行うこともあります。

手術時間は1カ所で約2時間ほどです。入院は2～3週間必要です。

手術後は、くびとあごをしっかり固定できる頸椎カラーを約4週間装着して、移植した骨を固定します。

この手術は高い技術が必要となり、医療機関によっては、脊髄の圧迫の範囲が狭くても、椎弓形成術を行うことがあります。

くびの動きをスムーズにする椎間板を取り除くことで、動きが多少悪くなることがありますが、日常生活に支障をきたすことはありません。

まれに移植した骨がずれてしまうことがあります。また、ほかの椎骨に負担がかかり、初発とは異なる椎骨で再発することがあります。その場合には再手術が必要になります。

骨化摘出術

骨化摘出術は、後縦靱帯骨化症（58ページ）によって脊髄が圧迫されているが、圧迫の範囲が狭いケースで行われます。

基本的な手術方法は、前方除圧固定術と同じです。骨化して厚くなった部分の靱帯と、その周辺の椎体、椎間板を取り除いて脊髄への圧迫を解消し、切除してできた空間に骨や人工骨を移植して固定します。

用語解説 人工骨　骨の欠損部や手術後の骨補填に用いられる人工的な素材。セラミックやハイドロキシアパタイトなどが原料となる。

前方除圧固定術、骨化摘出術

圧迫部分が2カ所の場合は前方除圧固定術

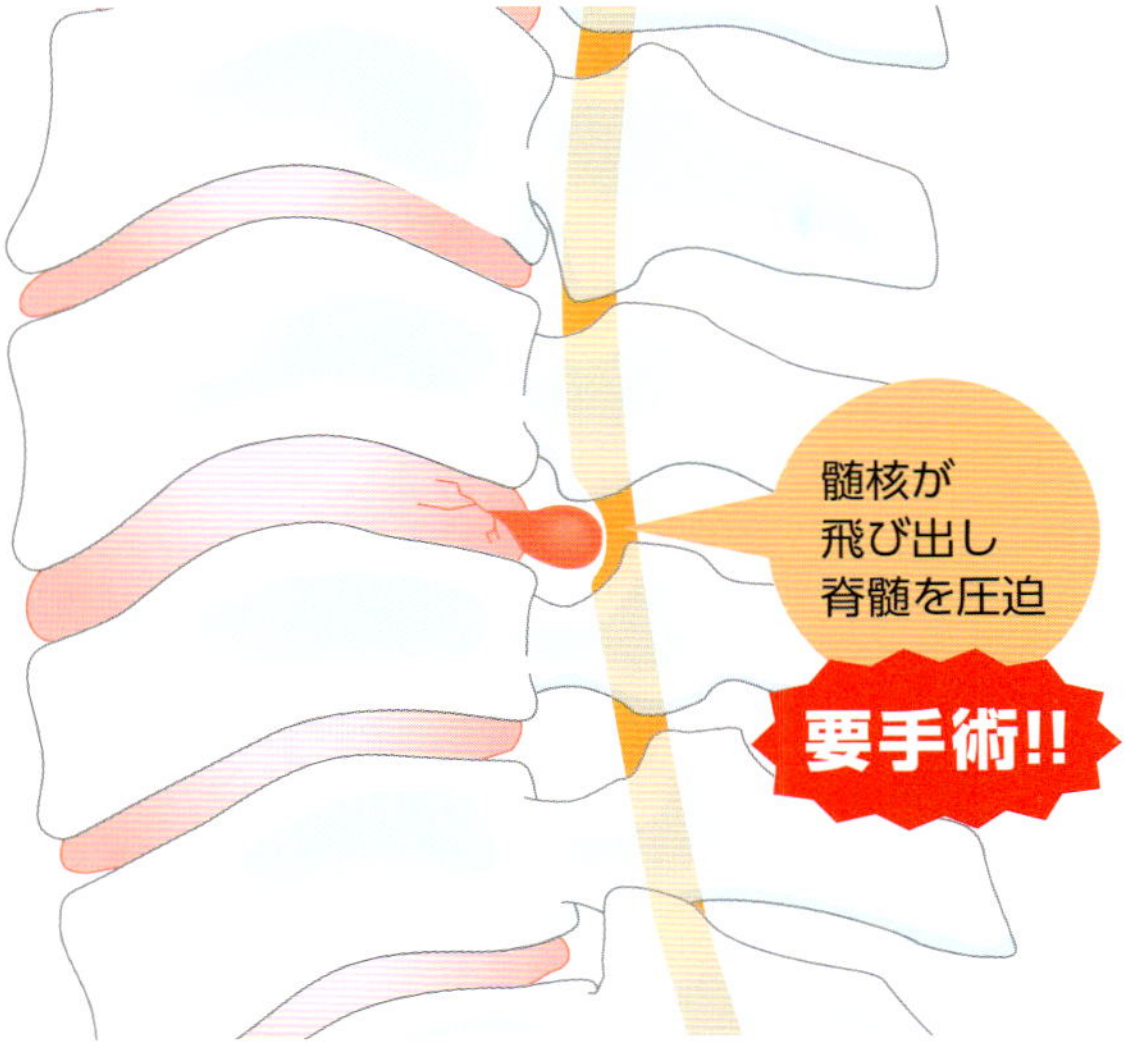
髄核が
飛び出し
脊髄を圧迫
要手術!!

前方除圧固定術

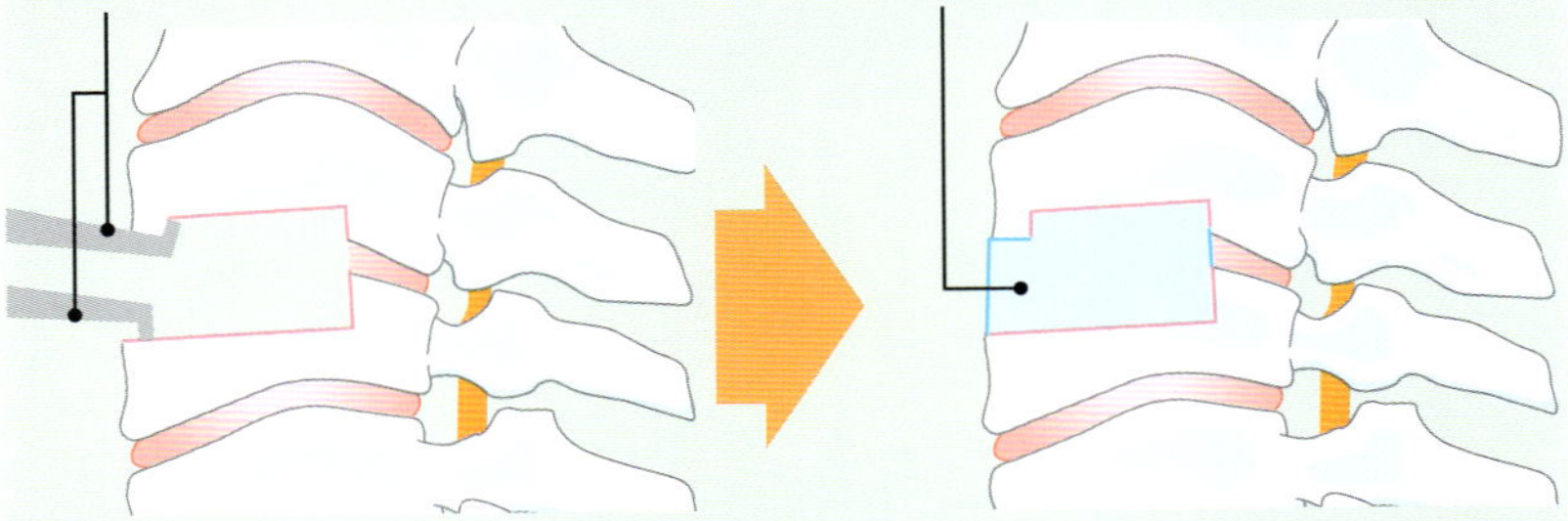
手術器具
骨を移植

脊髄を圧迫している病変と、周辺の椎体や椎間板などを取り除く

取り除いた場所に、骨盤などから採取した骨や人工骨を移植

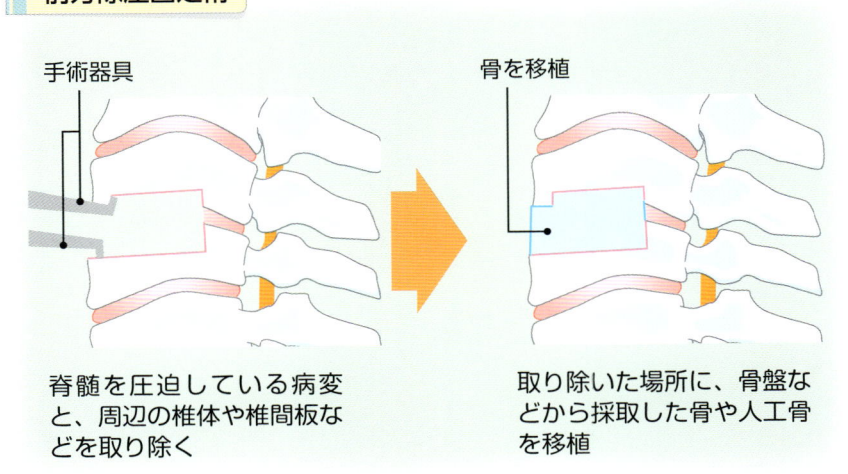

column

心因性の痛みとは？

痛みの原因が、ここまでお話ししてきたくびや肩、背中の病気であったり、事故などによる外傷であっても、そこに不安や抑うつ、ストレス、その人の性格といった精神的な要素が加わることで、痛みが慢性化してしまうことがあります。

また、脳の機能の問題で、痛みを感じやすくなることがあります。

そのため、まず脳波検査、頭部のMRI（磁気共鳴画像）検査、脳の血流の状態を調べるSPECT（単一光子放出コンピュータ断層撮影）検査などで、脳の機能的な問題がないか確認します。

また、その人の性格や考え方、価値観などの傾向を知るための心理検査を行います。

その結果、精神的な要因が痛みに影響しているならば以下のような対応も重要になります。

心因性の痛みでも、薬物療法が有効です。抗不安薬、抗うつ薬、抗てんかん薬、抗精神病薬など精神科で用いられる薬を使用し、痛みを引き起こす精神的な要因を改善します。

ほかにも、カウンセリングや、心理療法のひとつである認知行動療法が行われることがあります。

認知行動療法では、痛みにとらわれた考え方を「痛みを抱えながらでも、できることはいっぱいある」という考え方に変えて、その考えにもとづいた行動をとり、できることを確認しながら、しつこい痛みへの対処のし方を身につけていきます。

こうすることによって、苦痛が軽減されることがあります。

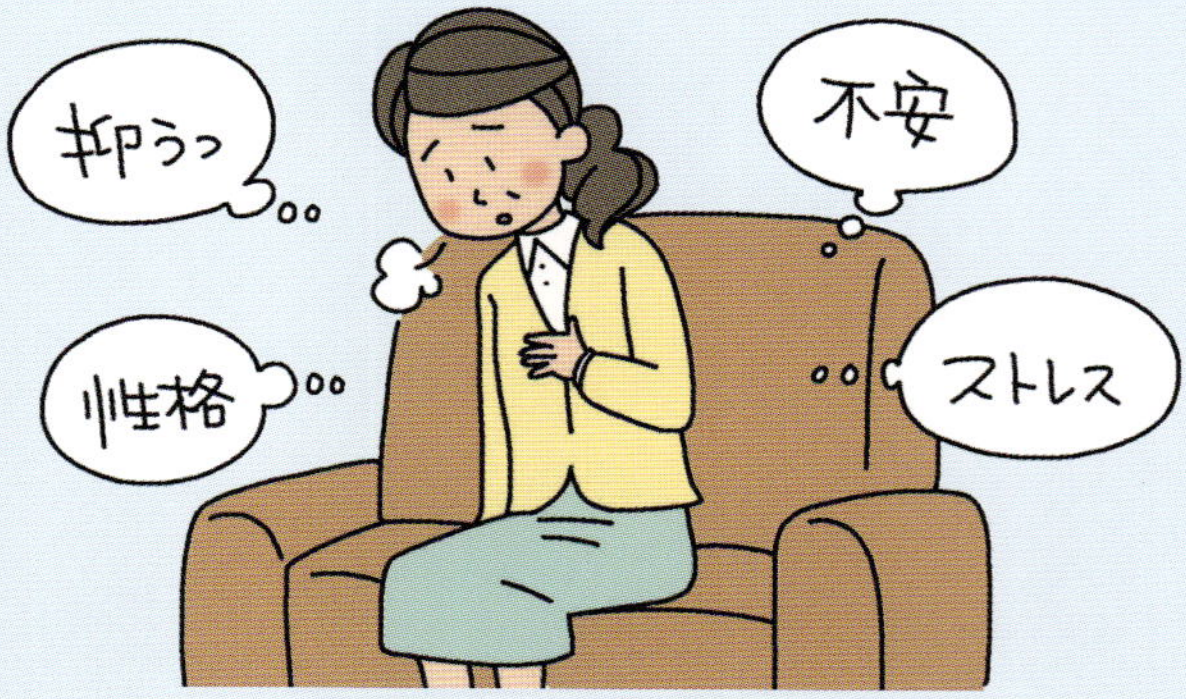

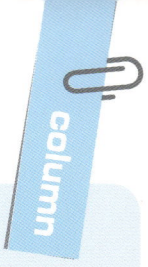

第4章

くび・肩・背中の痛みを解消する生活

肩こりを慢性化させずに改善し、そして予防する生活について説明します。食事や運動、姿勢などに気をつけて、肩こりを起こしにくい生活を送りましょう。

まず、日常生活に原因はないか見直そう

生活習慣を見直す

肩こりは身近な症状なので、肩こりになったら、マッサージを受けたり、湿布を貼ったりして対処している方は多いことでしょう。

一時的な肩こりであれば、そうした対処法でも症状がやわらぎ楽になります。しかし、それらはあくまでも対症療法です。肩こりを起こす根本的な要因が解消されなければ、また肩こりを起こしてしまいます。

肩こりをたびたびくり返すようであれば、生活の中に肩こりを招き、解消しにくい習慣があるのかもしれません。

日常生活では、肩こりを招きやすい動作や姿勢がたくさんあります。そうした動作を無意識に続けているることが、慢性的な肩こりにつながってしまうのです。

前にも述べた通り、肩こりの三大要因は悪い姿勢、運動不足、ストレスですね。ご自身の肩こりが、これらのうちのどれからきているのか、検証して、生活習慣を改善してみましょう。

また、肩こりの要因を解消すると同時に、食事や、睡眠などの生活習慣を見直すことでも肩こりを起こりにくくすることができます。

肩こりの原因が冷えからきていることもよくあります。からだが冷えると血行が悪くなったり、筋肉がこわばったり、活動量が低下したりするために、肩こりも起きやすくなるのです。

実は肩こりを防ぐ生活習慣は、肩こり以外の病気のリスクも下げます。この際、肩こりにつながる生活習慣を見直して、病気リスクも下げ、もっともっと健康になりましょう。

肩こり解消のカギは生活の中にある

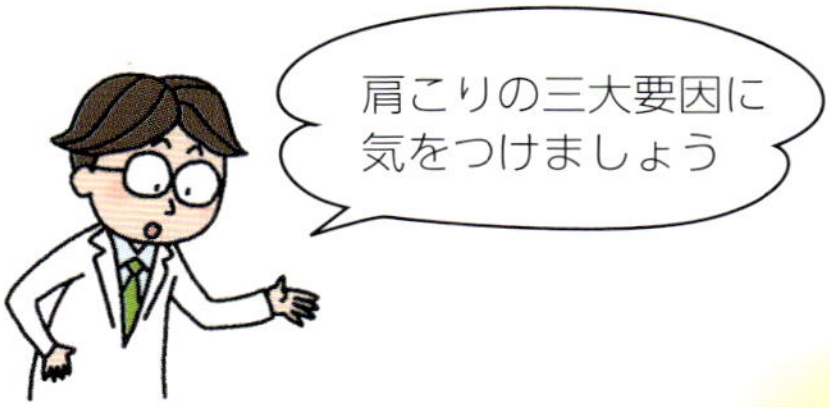
肩こりの三大要因に
気をつけましょう

**食事・睡眠不足・
冷えにも気をつけよう**

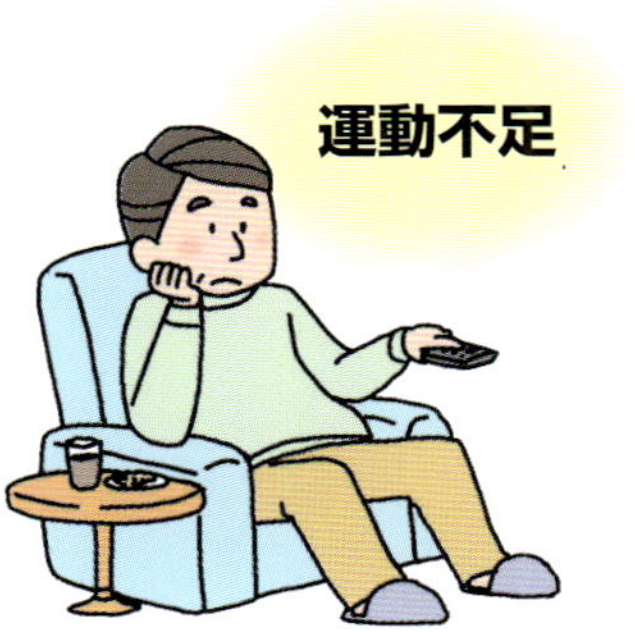
運動不足

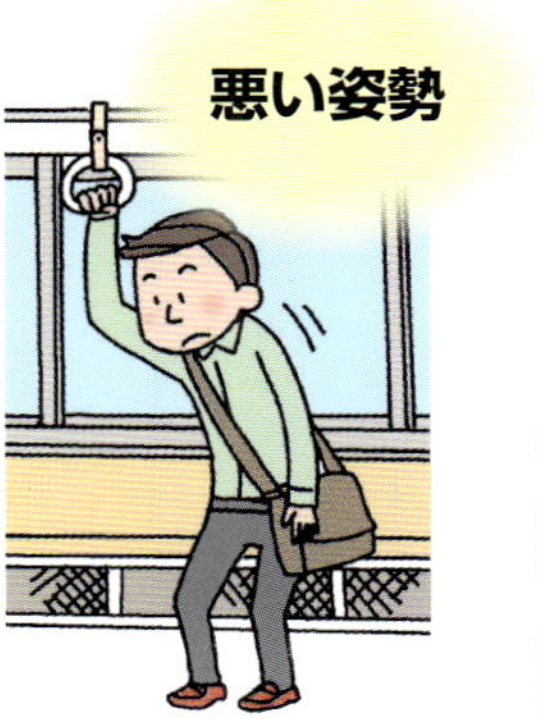
悪い姿勢

ストレス

これらを改善して肩こりを解消しよう

時間を見つけて
少しでもからだを動かす

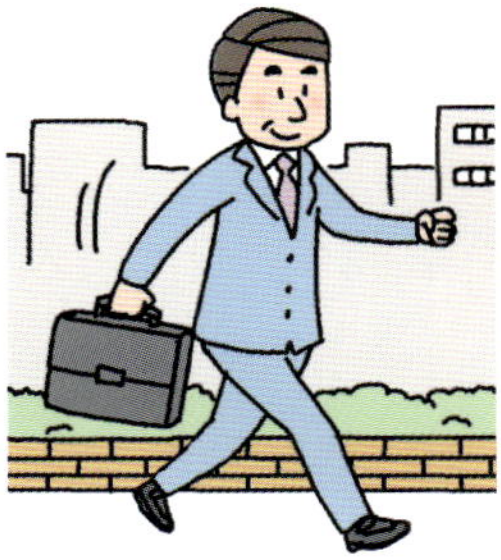

日頃から正しい姿勢を
意識する

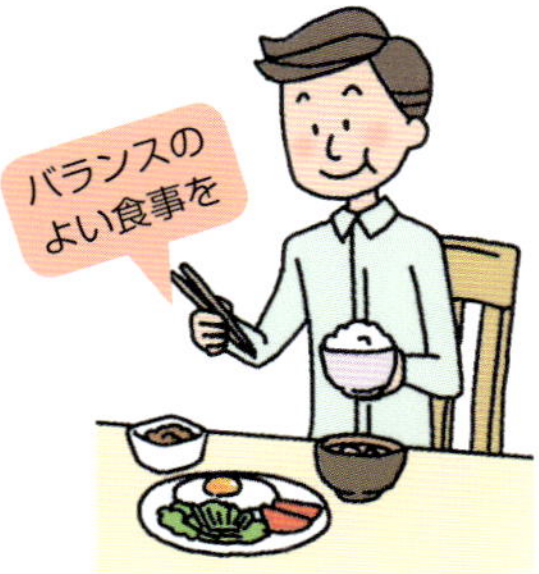
バランスの
よい食事を

オフタイムは
リラックスして楽しむ

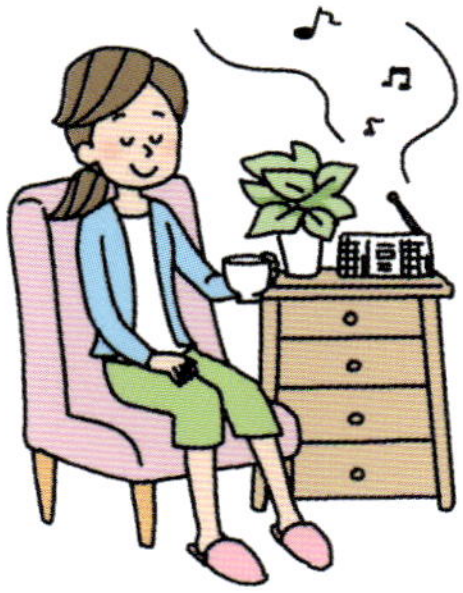

POINT **肩こりを防ぐ生活習慣の改善は、
他の病気のリスクも下げる！**

食事で血行をよくし、疲れをとる

血行障害や筋肉疲労を改善するために、栄養も大切です。

たとえば、血行を促進する栄養素はビタミンEです。ビタミンEは、アーモンドやヘーゼルナッツ、クルミなどの木の実、うなぎのかば焼き、はまち、たらこなどに多く含まれています。

また、不飽和脂肪酸の一種であるDHA（ドコサヘキサエン酸）やEPA（エイコサペンタエン酸）も動脈硬化を予防して血行を促進する作用があります。これらは背の青い魚、つまりいわし、あじ、さんまなどに多く含まれています。

筋肉疲労を起こす疲労物質、乳酸を体外に排出する効果があるのがクエン酸です。梅干しや、レモンなどに多く含まれています。

そして筋肉の元となるのはたんぱく質です。たんぱく質は牛や豚、鶏などの肉類、魚類、豆腐や納豆などの大豆製品に多く含まれています。

また、カルシウムやカリウム、マグネシウムといったミネラルは筋肉の動きやからだの各機能の働きを助ける役目があります。とくにカルシウムは、骨を作るのにも欠かせません。牛乳や小魚などから積極的にとるようにしましょう。

カリウムはバナナ、キウイフルーツ、じゃがいも、切り干し大根など、マグネシウムはアーモンド、カシューナッツ、大豆製品、ごま、玄米などに多く含まれています。

これらは体内で相互に作用し合って働くので、バランスよくとることが大切です。どれかをたくさんとるのではなく、食事を見直して不足を補うようにしましょう。

持病で食事制限のある方は治療に影響することもあります。医師の指導を守ってください。

また、食べ過ぎにも気をつけ肥満も解消するようにしましょう。

用語解説 不飽和脂肪酸　脂肪の構成要素である脂肪酸のうち、植物や魚の脂に多く含まれるもの。動脈硬化や血栓を防ぎ、血圧を下げるほか、LDL コレステロールを減らす

肩こりを改善する食事

筋肉の元となる栄養素

たんぱく質

- 牛や豚、鶏などの肉類
- 魚類
- 豆腐や納豆などの大豆製品

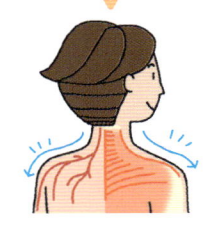

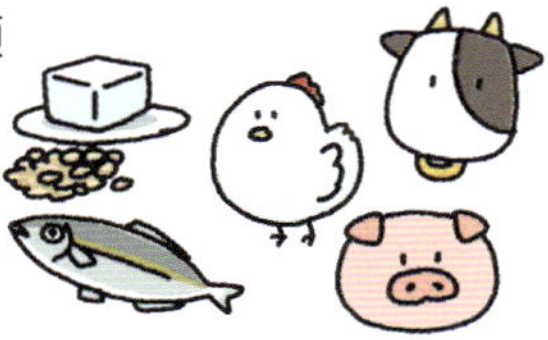

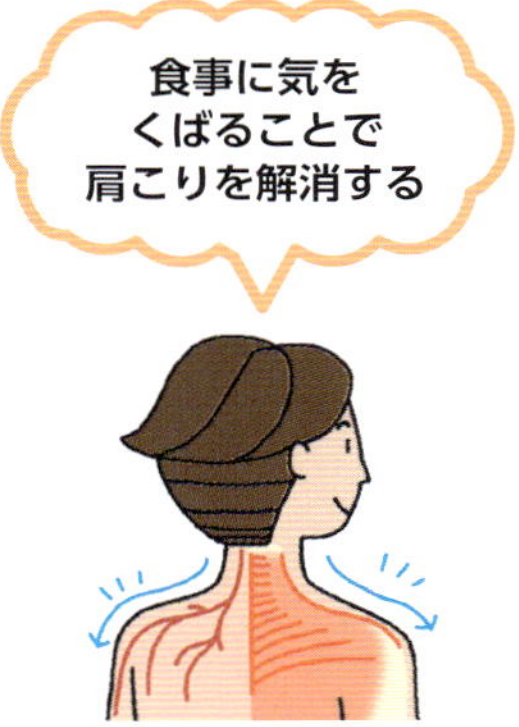

食事に気を
くばることで
肩こりを解消する

疲労物質を体外に排出する栄養素

ビタミンE

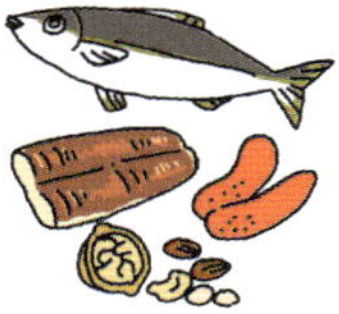

- 木の実
- うなぎのかば焼き
- はまち
- たらこ

DHA・EPA

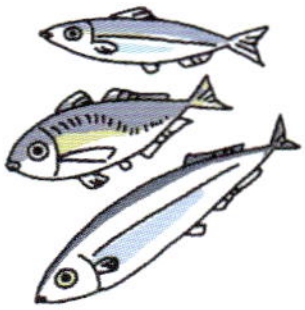

- いわし
- あじ
- さんま

クエン酸

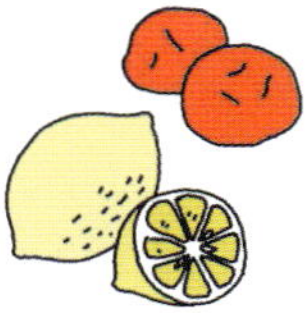

- 梅干し
- レモン

筋肉の動きやからだの各機能の働きを助ける栄養素

カルシウム

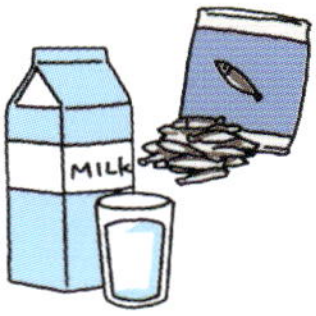

MILK

- 牛乳
- 小魚

カリウム

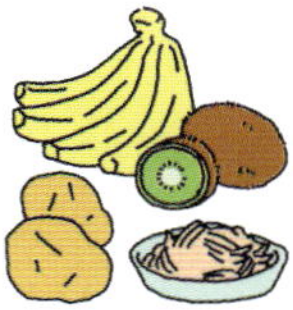

- バナナ
- キウイフルーツ
- じゃがいも
- 切り干し大根

マグネシウム

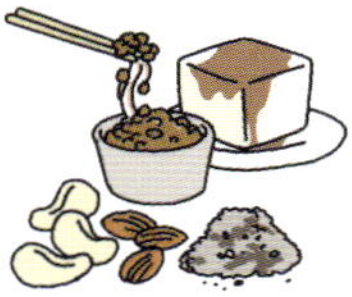

- アーモンド、カシューナッツ
- 大豆製品
- ごま

よい睡眠をとろう

肩こり解消のためにはよい睡眠も大切です。質のよい眠りによって、からだや脳が休まり、疲れがとれ、ストレスも解消されます。睡眠不足にならないように、夜はなるべくよく眠るようにしましょう。

とはいえ、眠ろうとしても、うまく眠れないこともあります。眠るためにはリラックスした状態が必要です。たとえば、心配事や不安があったりしてストレスを強く感じていると、自律神経は緊張し続けてしまい、リラックスした状態になれません。

なかなか寝つけないという人のなかには、眠れないことがストレスとなって、さらに眠れない悪循環を起こしている人もいます。

そもそも何時間眠らなくてはいけないという決まりはなく、適切な睡眠時間は個人差が大きいことがわかっています。日中、活発に活動するのに支障がないくらいの睡眠がとれていればよいでしょう。

うまく寝つけない人は、次のようなことを試してみてください。

●日中の活動量を増やす

朝は寝坊せずに起き、昼間に活発に行動して、からだが適度に疲れていると眠りやすくなります。あまり夜遅い時間に運動をするとかえって目が覚めてしまうことがあります。

●昼寝をする場合は、時間を早めるか、短くする

昼寝の習慣を見直すことで夜、眠りやすくなることもあります。

●寝室の環境を見直してみる

明るさや、気温、騒音など就寝時の環境が眠りに影響を与えることもあります。快適に、落ちついて眠れる環境を考えてみましょう。

また、寝るときの姿勢がよくないと、疲れが残ったり、くびや肩、背中の痛みにつながることがあります。事項では寝るときの姿勢についてご説明します。

よい睡眠のコツ

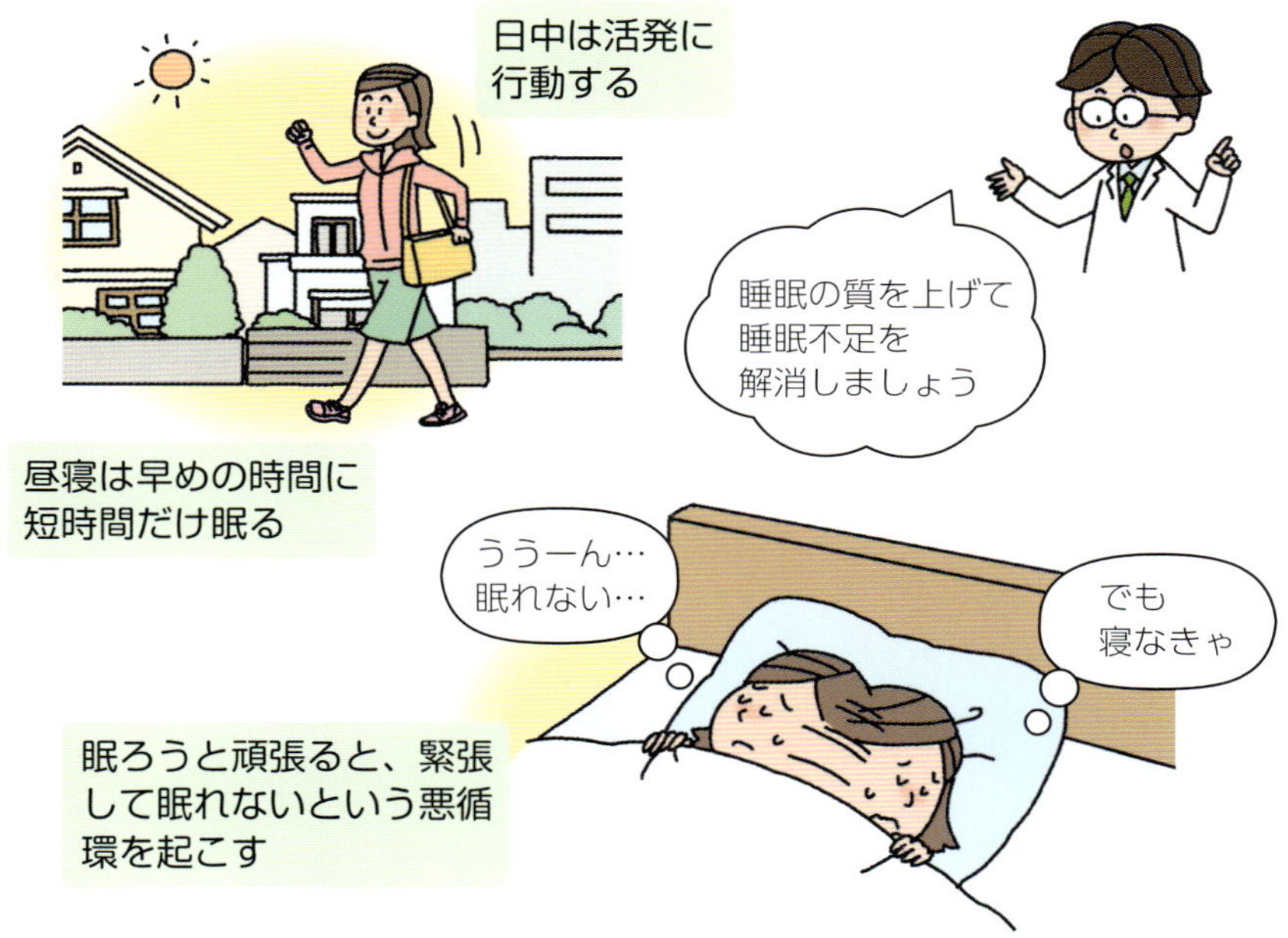
日中は活発に
行動する
睡眠の質を上げて
睡眠不足を
解消しましょう
昼寝は早めの時間に
短時間だけ眠る
ううーん…
眠れない…
でも
寝なきゃ
眠ろうと頑張ると、緊張
して眠れないという悪循
環を起こす

寝室の環境で睡眠の質は変わる

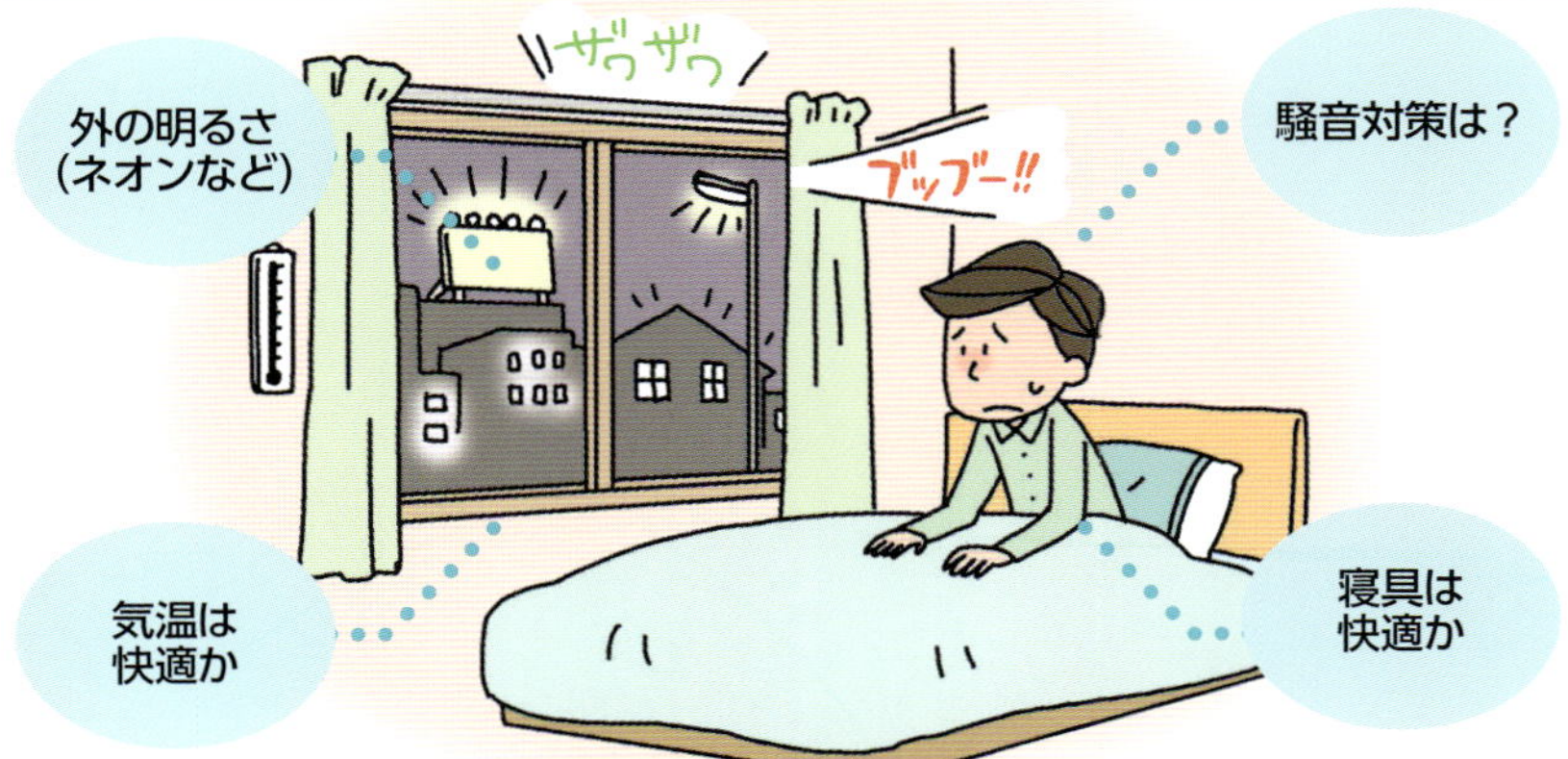
ザワザワ
外の明るさ
(ネオンなど)
ブッブー!!
騒音対策は？
気温は
快適か
寝具は
快適か

POINT うまく寝つけないときは、環境を見直してみる

くび、肩・背中に負担の少ない寝方

一番負担が少ない姿勢は仰向けの姿勢です。寝ているときにかかる体重が均等に分散されやすく、血行を妨げにくいからです。

逆に、肩こりにつながりやすいのはうつ伏せです。どうしてもくびを左右のどちらかに向けなくてはならないので、筋肉がねじれ、負担が生じてしまうのです。

また、脊椎は寝ているときでも自然なS字カーブを描いていることが望まれます。うつぶせの姿勢では、お腹が床面に密着するため、腰椎が下がり、からだが反った形になってしまいます。この姿勢では、背中やくびの後ろの筋肉が圧迫され、血行が悪くなってしまいます。

寝具の選び方にも注意が必要です。とくに重要なのは敷布団がやわらかすぎないことです。やわらかい寝具が好きな方も多いと思いますが、からだが沈んでしまうほどやわらかい寝具は、寝返りが打ちにくく、また重い腰の部分がもっとも沈んでしまうため、腰が曲がり、脊椎のS字カーブが保たれません。腰が曲がると、頸椎は伸びて緊張状態が続いてしまうのです。

また、自由な寝返りを妨《さまた》げないことも大切です。重すぎる掛布団や、窮屈な寝間着は寝返りを打ちにくくなります。寝返りは寝ているときに圧力がかかっている部分に血液や体液が滞留しているのを解消するために必要です。

なるべく仰向けの姿勢で寝るようにし、寝具は脊椎のS字カーブを妨げず、寝返りを打ちやすい快適なものを選ぶようにしましょう。

また、寝具では枕も非常に大切です。朝、起きたときにくびに痛みを感じたりするようなときは、枕の高さが合っていない可能性もあります。

枕は基本的に、頭だけではなく、くびも支えられるようなものが望ましいです。

くび、肩・背中に負担の少ない寝方

寝るときの正しい姿勢

仰向け

仰向けは負担が少ない

自分にとって固すぎず柔らかすぎない布団を選ぶ

仰向けに寝た時、腰の沈み込みが3cm程度の硬さがよい

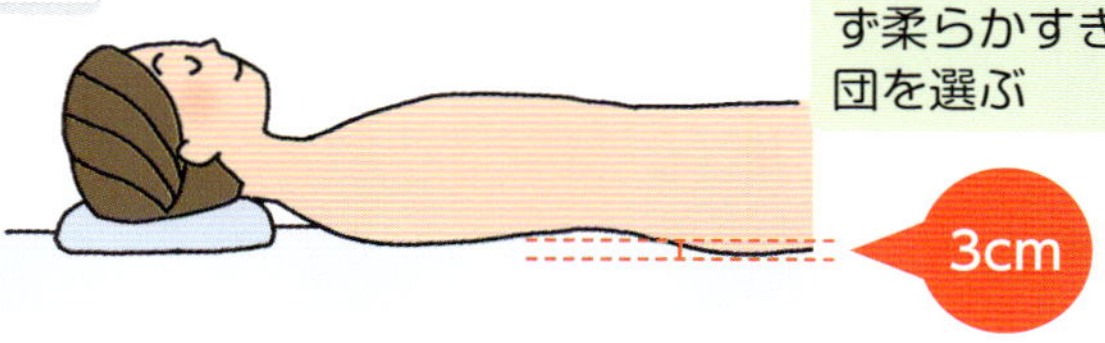
3cm

仰向けで寝られない人は…

横向き

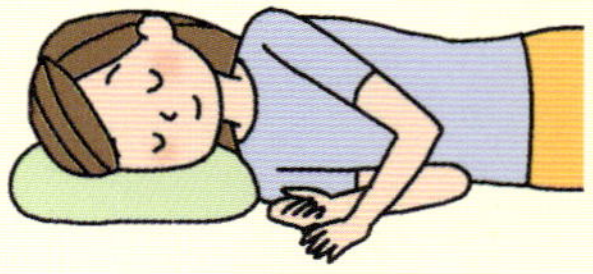

膝を軽く曲げ、仰向けで寝る時より少し高めの枕を使う

うつ伏せ

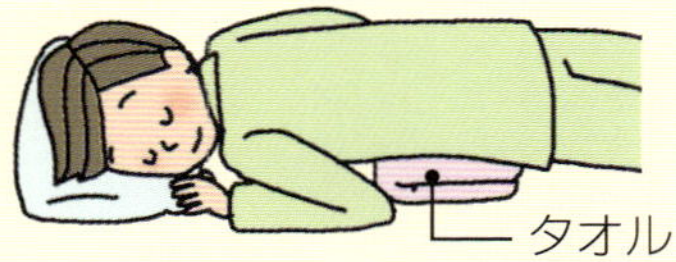
タオル

うつ伏せで寝る場合は、お腹の下にタオルなどを入れる

正しい枕の選び方

仰向けで寝ると、くびの下にすき間ができ、後頭部と肩でくびを支えることになり、その部分に圧力がかかる

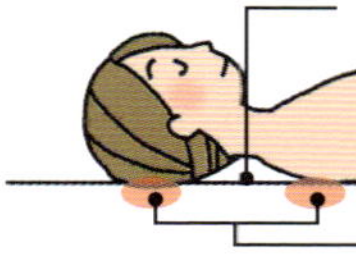
すき間
圧力が集中する

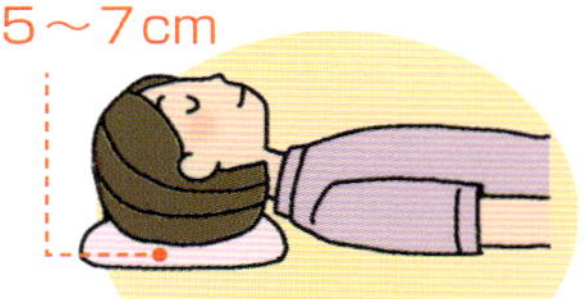
5～7cm

後頭部からくび、肩までのカーブにフィットする枕がよい

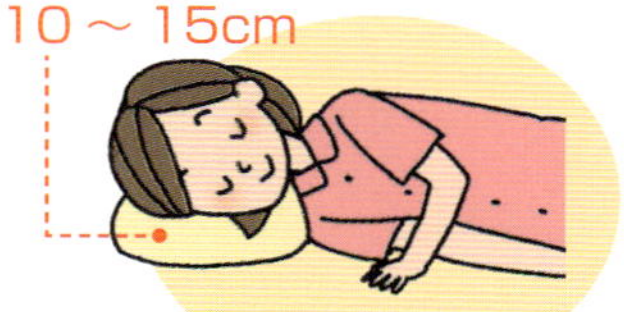
10～15cm

横向きで寝る人はやや高めの10～15cmがよい

姿勢を見直そう

正しい立ち方

普段、何気なく立っているときに、ご自分の姿勢はあまり意識していないものです。

ここではこりや痛みを招きにくい、頸椎やくび、肩の筋肉に負担の少ない立ち方を紹介しますので、ご自分の立ち方と比べてみてください。いつでもどこでもこのようによい姿勢で立っているわけにいかないでしょうから、ご自分の無意識の立ち方のくせと比べてみて、なるべく負担の少ない立ち方を心がけるようにしてください。

正しい直立の姿勢は、脊柱の自然なS字カーブが保たれた状態です。

あごは引き、頭部をまっすぐ起こし、くびすじと背すじを伸ばします。両肩は力を抜いて左右の高さをそろえます。胸を張って、腹筋には軽く力を入れ、お腹が前に出ないようにします。お尻にも軽く力を入れ肛門を引き締めるようにすると、バランスよく力が入り、正しい直立姿勢をとりやすくなります。力を入れすぎず、すぐに動き出せるくらいの力の入れ方だと疲れにくいでしょう。

目安は、立っている姿を真横から見たときに、耳の穴、肩の肩峰《けんぽう》、股関節の中央、ひざ関節の中央、くるぶしを結ぶ線が一直線になっていることです。ご家族や身近な人にチェックしてもらうとよいでしょう。

よくない姿勢に慣れていると、こうした姿勢がかえって疲れやすく感じられることがあります。立ち方を徐々にこの姿勢に近づけていくように修正し、慣れていきましょう。

偏ってかかっていた負担が均等に分散され、肩こりしにくく、疲れにくくなってきます。

疲れにくい立ち方

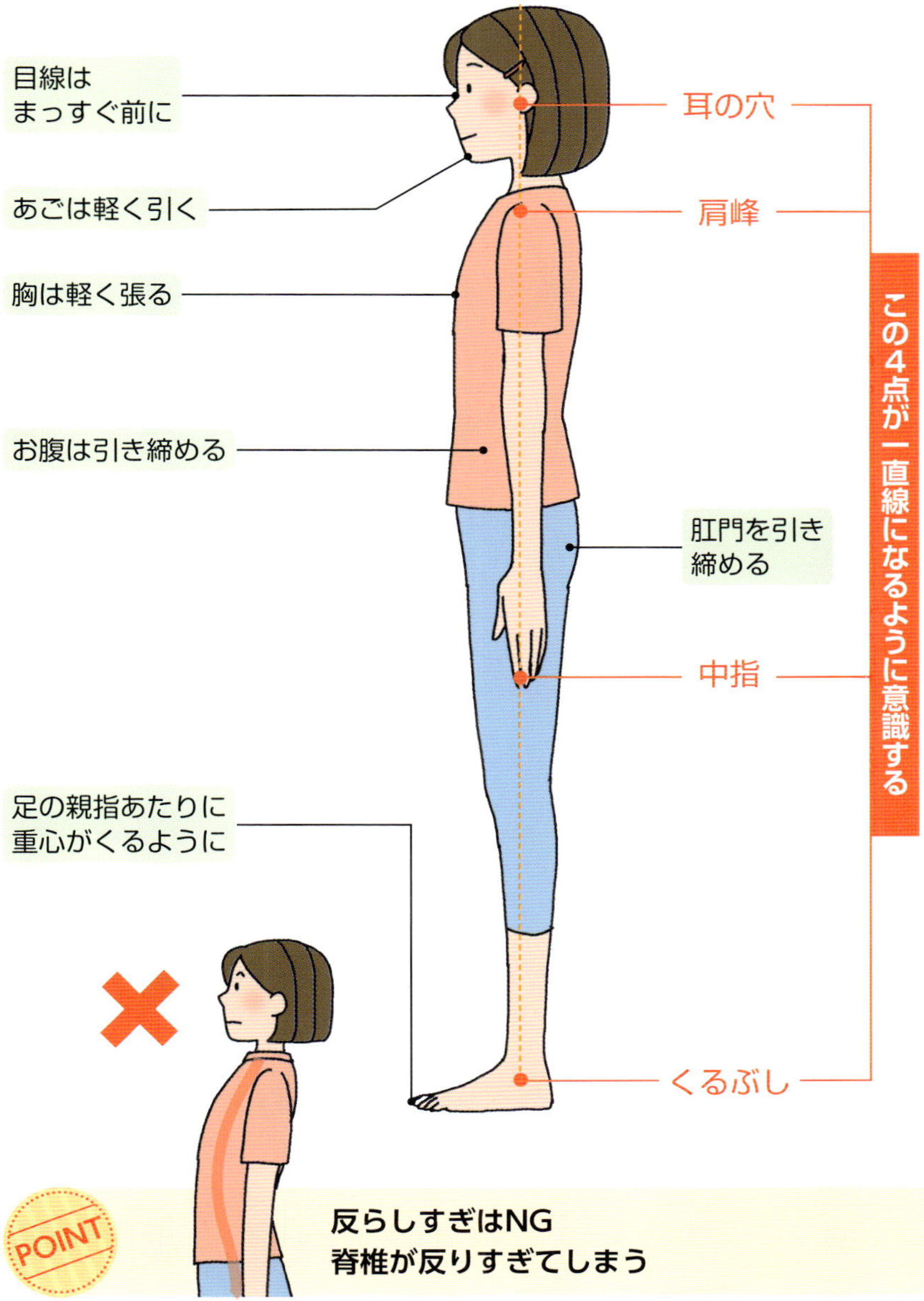
目線は
まっすぐ前に
あごは軽く引く
胸は軽く張る
お腹は引き締める
足の親指あたりに
重心がくるように
耳の穴
肩峰
中指
くるぶし
この4点が一直線になるように意識する
肛門を引き
締める

POINT

反らしすぎはNG
脊椎が反りすぎてしまう

正しい座り方

みなさんは一日にどのくらいの時間座っていますか。通勤の車内やデスクワーク、読書やテレビを見るなど、現代の人は座っている時間が長いものです。座っているときの姿勢に気をつけることでも、肩こりになりにくくなります。

座るときの悪いくせの代表的なものは、脚を組むことです。脚を組むと体重が片方に偏り、疲れやすくなります。あぐらや横座りも同様です。

また椅子に腰かける際、浅く腰かけすぎるとくびを起こしておくために筋力を要します。背すじをまっすぐに保てるように、椅子には深く腰かけるようにしましょう、座面が柔らかすぎて、お尻が沈むような椅子では背中が丸くなってしまいます。背もたれとの間の腰の部分にクッションをはさむなどして、背中が丸くならないようにしましょう。

座面の高さを調節し、足裏全体が床につくようにしましょう。その際、ひざが脚のつけ根と同じくらいの高さになるのが目安です。座面の高さ調節ができない椅子の場合は、床に足を乗せる台を置いたり、座面に硬めの座布団を置いたりして調節します。

また背中が丸くならないように、パソコンの画面の位置を少し高くしたり、読んでいる本を台の上に置いたりするなど工夫しましょう。

床にお尻をつけて座る場合は、背中が丸くなりがちです。座布団を二つ折りにしてお尻の下に敷くと、背すじを伸ばしやすくなります。横座りや、あぐらなど左右に偏る座り方は避けた方がよいのですが、避けられない場合はせめて、左右をこまめに入れ替えるようにしましょう。

正しい姿勢で座っていたとしても、長時間同じ姿勢でいれば血流も低下し、疲れがたまります。肩こりの予防のためには、30分に1回くらいのペースで、立ち上がり、歩き回ったり、からだを伸ばしたりしましょう。

疲れにくい座り方

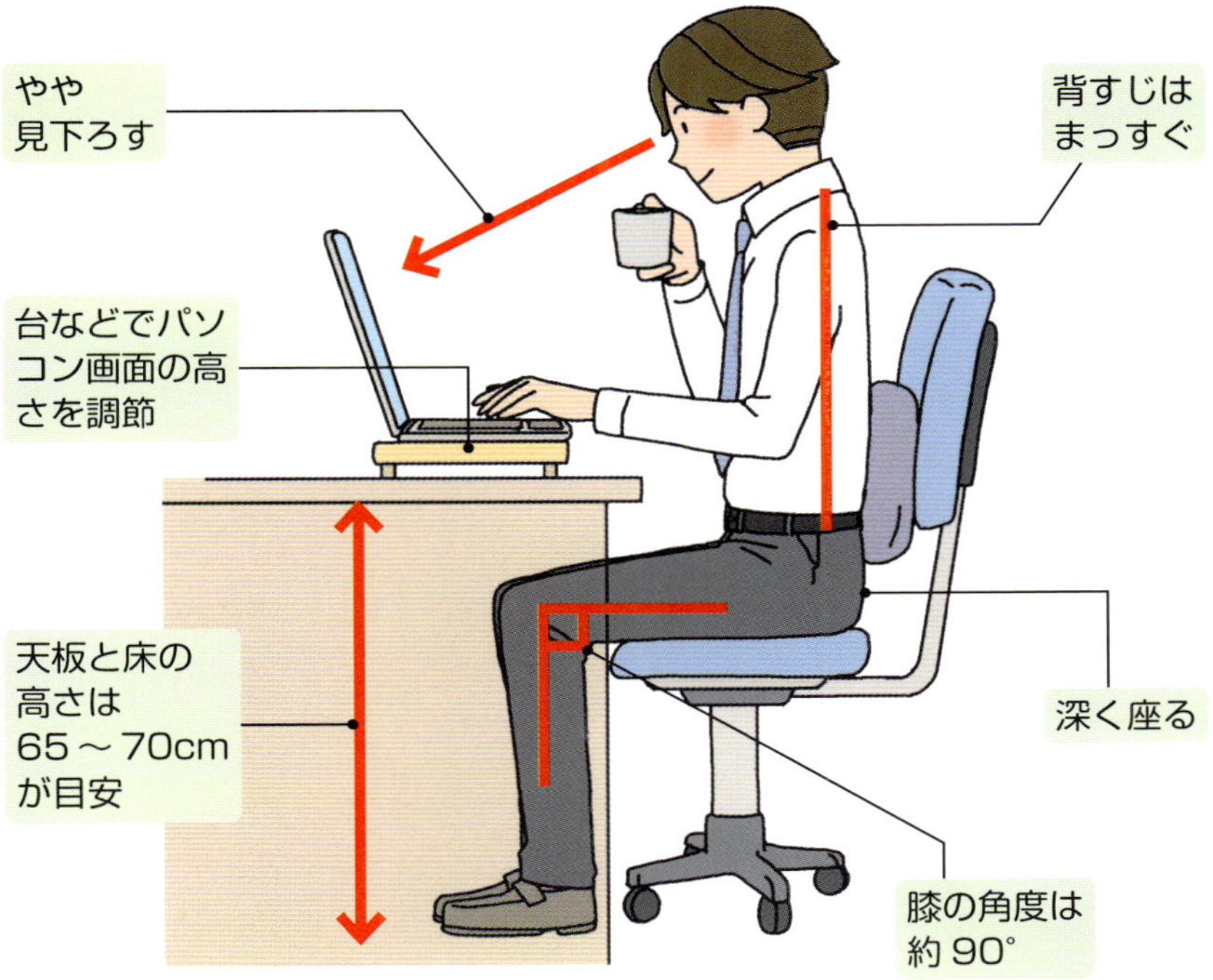
やや
見下ろす
背すじは
まっすぐ
台などでパソコン画面の高さを調節
天板と床の
高さは
65～70cm
が目安
深く座る
膝の角度は
約90°

椅子の高さが合わないときにできる工夫

高すぎる場合

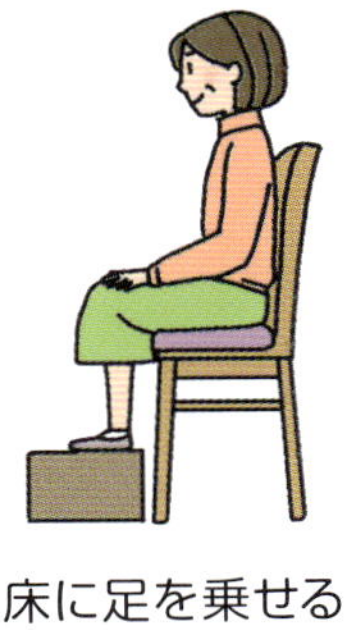

床に足を乗せる台を置く

低すぎる場合

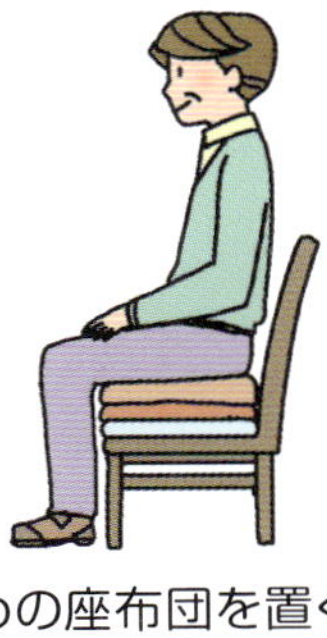

硬めの座布団を置く

ソファの場合

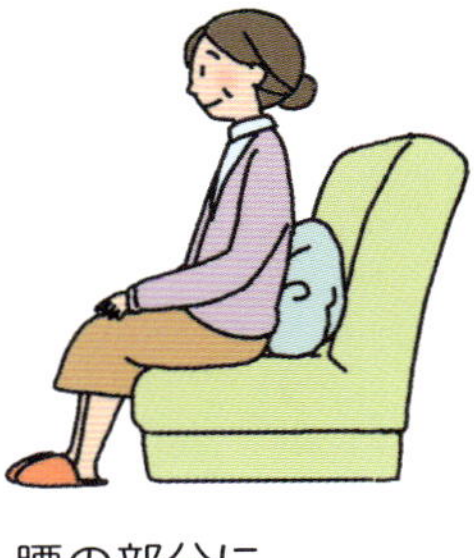

腰の部分に
クッションをはさむ

運動不足を解消しよう

こりや痛みの出ない歩き方

適度な運動は、血流も促進され肩こりの解消につながりますので、積極的にからだを動かしましょう。スポーツなど特別なことをする必要はなく、散歩や家事などで活発に過ごすことで十分です。

ウォーキングは手軽にできる運動不足解消法です。また普段から歩く姿勢にも気をつけることで疲れにくくなります。

歩くときの姿勢は、あごを引き、背すじを伸ばして胸を張ります。歩き出す際は、つま先で地面を蹴り出して、かかとでしっかり着地します。

足の動きに合わせて両腕を軽く振り、左右のバランスをとります。左右のバランスをとることは大切で、重い荷物を片方に持っていたりすると一方に緊張が続き疲れてしまいます。からだにフィットしたリュックに入れたり、左右に分けたり、こまめに左右持ち替えるようにして負担が偏らないようにしましょう。リュックでも背中でぶらぶら揺れるようなものだと、からだの重心を保とうとすることで体力を使い、疲れやすくなってしまいます。また荷物が重すぎて、からだが後ろに反ったり、前のめりになってしまうような場合も負担が大きくなります。

靴も重要です。足に合っていない靴や、歩きにくい靴も姿勢が崩れる原因になります。長く歩く際は、足に合った、歩きやすい靴を選びましょう。足裏に受ける衝撃を吸収してくれるように、適度にクッション性のある靴がよいでしょう。

ハイヒールは重心が前に偏り、くびをまっすぐに保つのに力がいります。ハイヒールで出かけるときは、歩きやすい靴も持っていき、疲れる前に履き替えるとよいでしょう。

運動不足を解消しよう

生活のなかで運動不足を解消しよう

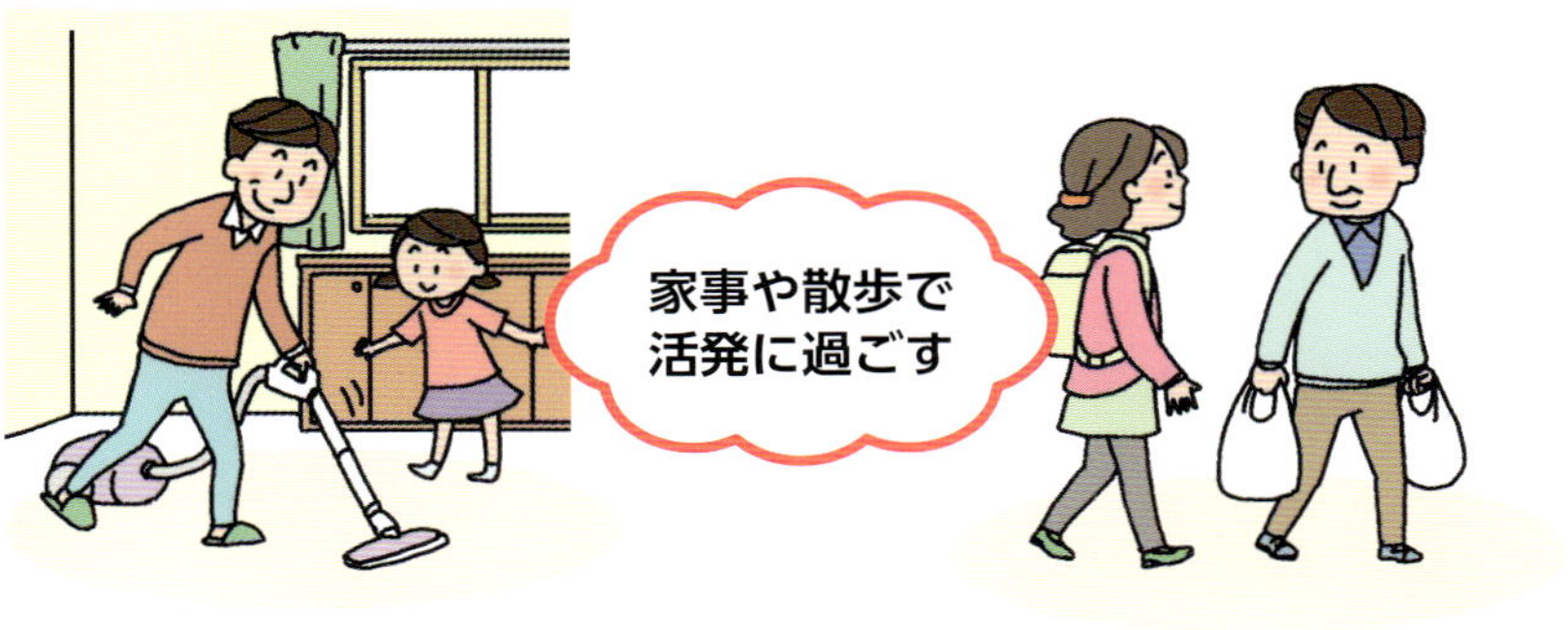
家事や散歩で
活発に過ごす

正しい歩き方

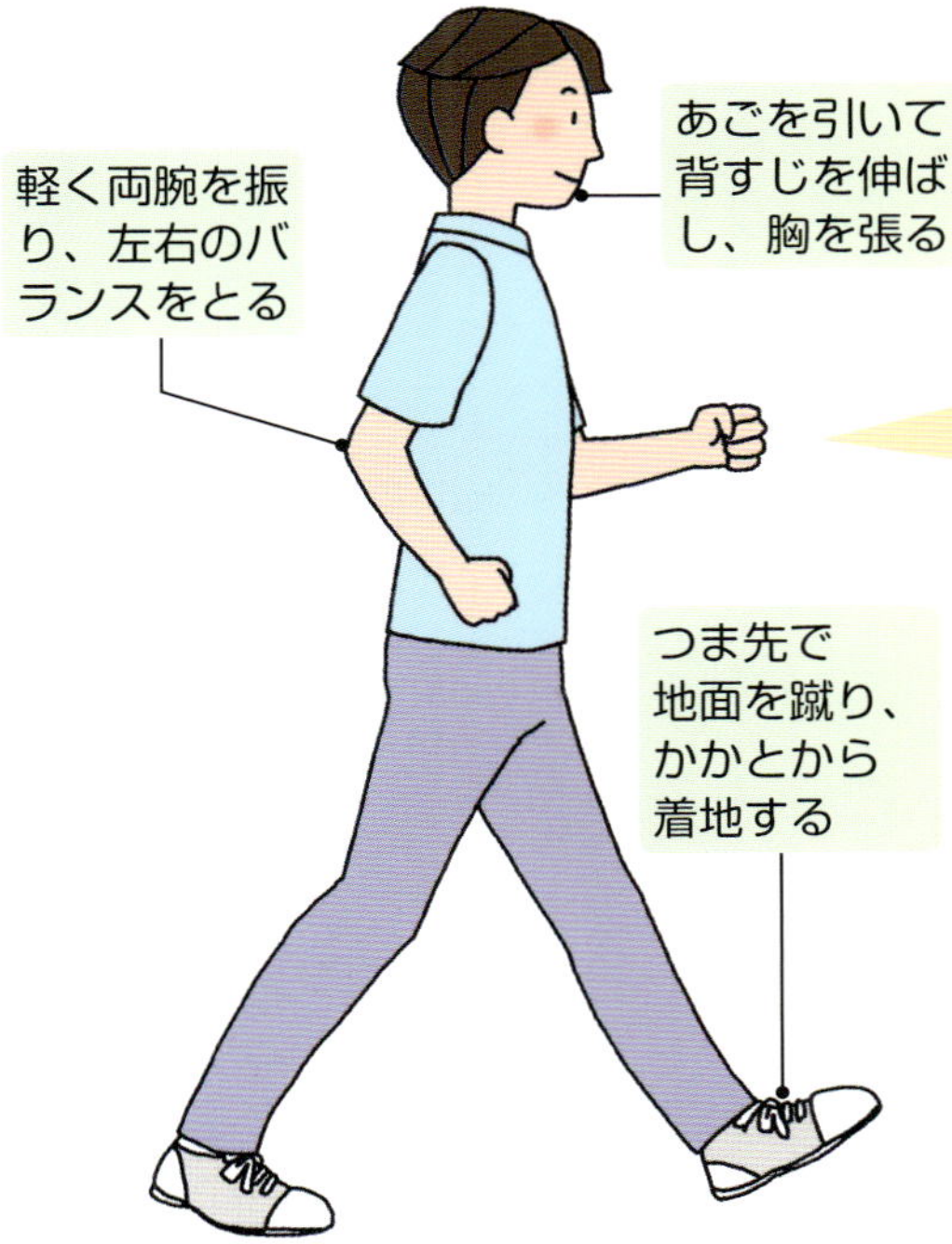
軽く両腕を振り、左右のバランスをとる
あごを引いて背すじを伸ばし、胸を張る
つま先で地面を蹴り、かかとから着地する

荷物を持つときは…

肩や腕に負担をかけないように荷物を持つ

荷物をこまめに持ち替えたり、左右に振り分ける

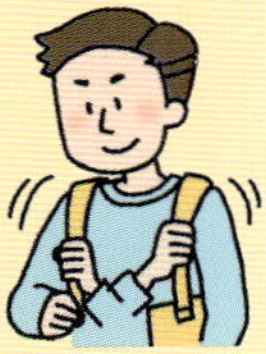

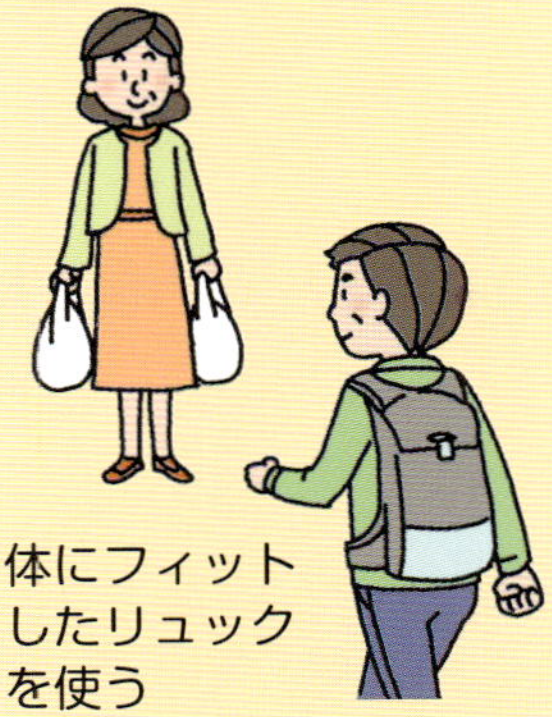

体にフィットしたリュックを使う

ストレスを見直そう

ストレスもこりや痛みの原因になる

肩こりの三大要因のなかにストレスがあげられています。ストレスは、自律神経のはたらきを悪くし体の不調を招き、体の不調がまたストレスとなり、肩こりを悪化させます。

しかし「ストレスをなくしましょう」といわれても、ストレスをなくすのは難しいのが現実ではないでしょうか。

ストレスを避けて暮らすことは、おそらく不可能でしょう。ですが、ストレスからの影響をコントロールすることはある程度可能です。

自律神経は、交感神経と副交感神経が交互に働いて、体内のいろいろな機能を守っています。

ストレスがたまることがなぜよくないのかというと、ストレスを感じたときに働く交感神経が働きっぱなしになり、休むことができなくなってしまうからです。交互に働くべき副交感神経とのバランスが崩れてしまうことで、自律神経がうまく機能しなくなってしまいます。

ですから交感神経を休ませるために、気分転換や、リラックス、また楽しいことをすることが必要です。これがいわゆる「ストレス解消」です。

また、いつでもどこでもできる簡単なストレス解消法として腹式呼吸による深呼吸があります。

ストレスを感じているとき、意識してゆっくり深く鼻で息を吸いながらお腹をふくらませ、息を吐くときにお腹をへこませるようにします。

腹式呼吸による深呼吸を行うと、自律神経の集まる横隔膜《おうかくまく》が大きく動いて刺激され、リラックスすることができます。ストレスを感じたら、ぜひ試してみてください。

ストレスをコントロールする

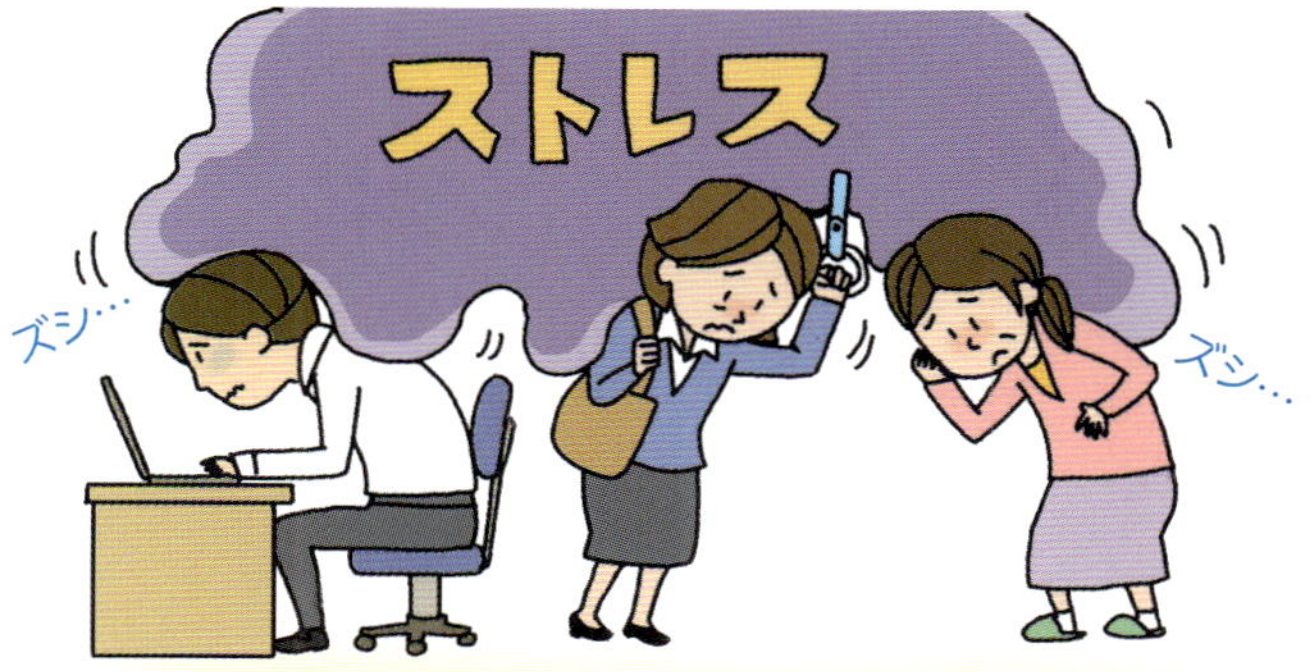
ストレス
ズシ…
ズシ…

ストレス下では「交感神経」が
働きっぱなしになり…

自律神経がうまく機能しなくなる

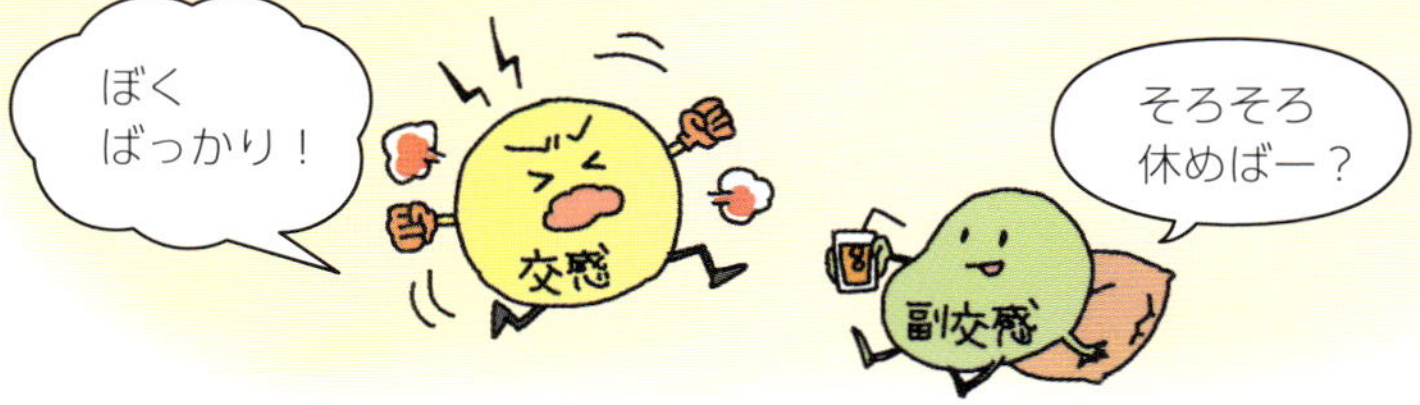
ぼく
ばっかり！
交感
そろそろ
休めばー？
副交感

ストレス解消のため腹式呼吸をしよう

1 鼻から深く長めに息を吸う

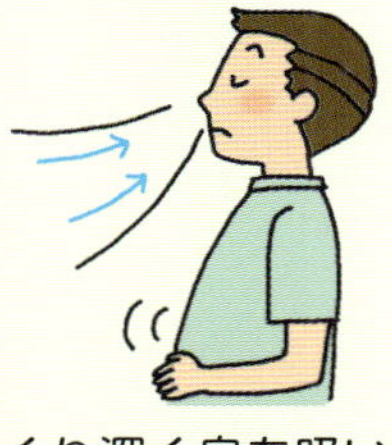

ゆっくり深く息を吸いながらお腹をふくらませる

2 口からゆっくり息を吐く

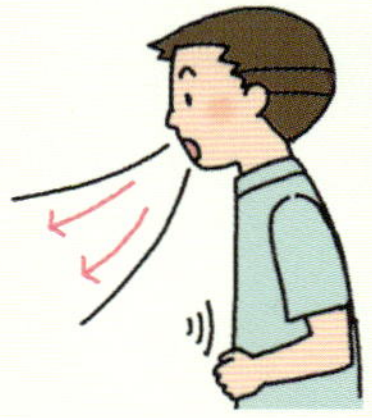

ゆっくり息を吐き、お腹をへこませる

こんなことも肩こりにつながる

小さな不調も見逃さない

普段、あまり気にしないような小さな不調が肩こりにつながっていることがあります。

たとえば、靴ずれやウオノメ、外反母趾《がいはんぼし》などの足のトラブルですが、こうしたことに慣れてしまって放置している人も多いものです。しかし、これらは無意識のうちに歩き方にも影響を与えていることがあります。歩きにくさから姿勢が乱れると、負担が偏り、筋肉疲労から肩こりなどほかの症状につながってくることがあります。思い当たる人は、この際治療をしてみてはいかがでしょうか。

また、目の不調も肩こりにつながります。近視が進行したり、老眼になったり、ピントを調節する機能が落ちたり、見る力というのは知らず知らずのうちに変わってくるものです。見えにくいのにがまんしてものを見ていると、眼精疲労（124ページ）から肩こりを招きます。メガネやコンタクトレンズは定期的に見直しましょう。

メガネといえば、メガネ自体も年数を経るとフレームが緩んできたり、顔にフィットしなくなってくることがあります。痩せたり、太ったり、髪形を変えることで合わなくなることもあります。

メガネが不安定だと、無意識に支えるために顔に力が入りますから、やはり肩がこりやすくなります。メガネはレンズだけでなく、フレームも定期的にメンテナンスしましょう。

また、貧血や頭痛も肩こりにつながりやすい不調です。「昔からそうだから」と、なにも治療を受けず、がまんしている人が意外と多いのですが、こうした症状を治療することで肩こりなどの不調も解消することがあります。

小さな不調が肩こりを招く

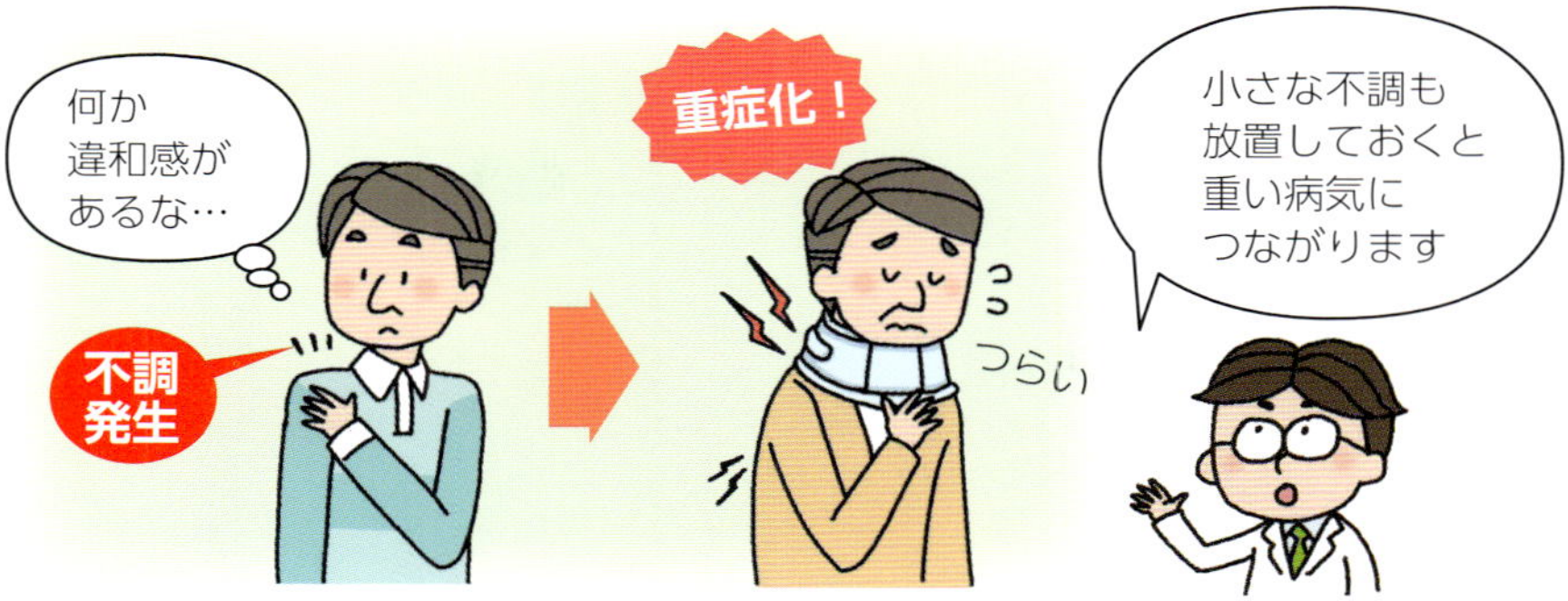
何か
違和感が
あるな…
不調
発生
重症化！
つらい
小さな不調も
放置しておくと
重い病気に
つながります

足の不調	目の不調	貧血・頭痛

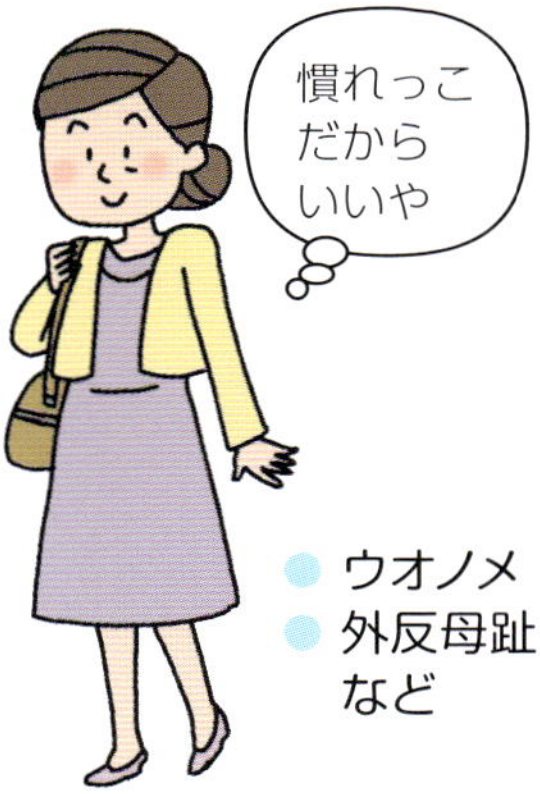
慣れっこ
だから
いいや

- ウオノメ
- 外反母趾

など

放置しておくと

姿勢が乱れ筋肉疲労から肩こりに！

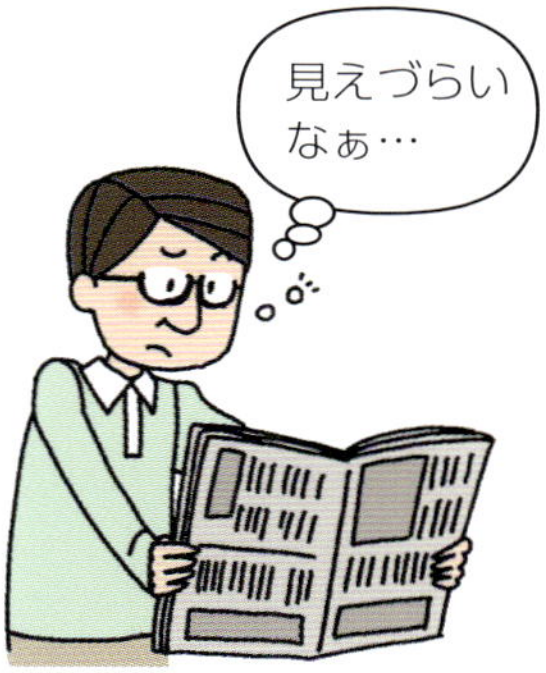
見えづらい
なぁ…

- 近視が進行
- 老眼

放置しておくと

眼精疲労が肩こりに！

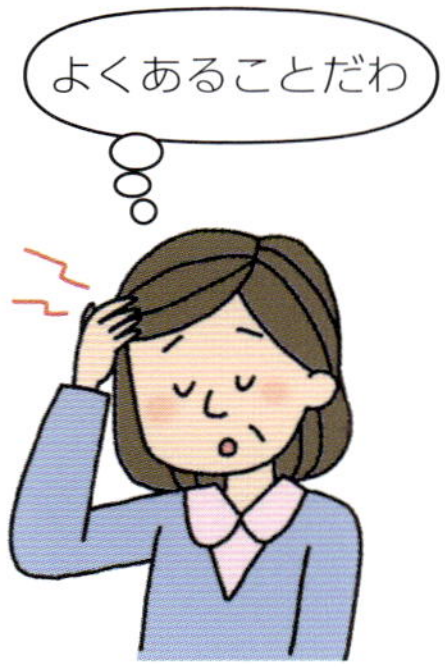
よくあることだわ

- 貧血
- 頭痛

放置しておくと

治療をおこたると肩こりに！

POINT **小さな不調も見逃さず、しっかり治療を！**

眼精疲労

肩こりと密接な関係にあるのが、眼精疲労です。眼精疲労とは、目の疲れから、肩こりや頭痛、倦怠感など、全身のさまざまな不調を招くことです。

近視や遠視、斜視《しゃし》など目の見え方の異常や、目の病気などが原因となることが多く、さらにこうしたことに「目を酷使する環境」が加わることでさらに疲労が蓄積します。

たとえば、読書や、パソコン、スマホの使用など、目の動きが少なく、集中することが続き、まばたきが減ってしまうような作業をすることは、目の負担が大きい環境といえます。

目の痛みや、かすみを感じたり、乾燥したり、涙が出ることもあります。目のほかにも、頭痛、肩こり、吐き気などの症状が起こります。

目の見え方や眼の病気が原因の場合は、眼科で治療を受けます。メガネやコンタクトレンズの度も、定期的に検査をして合わせておきましょう。環境に原因がある場合は、環境の改善も行わなければなりません。

目に負担の大きい作業をするときは、長時間続けず、適度に目を休めます。

読書などに夢中になると、疲れに気づきにくくなります。時間を決めて休憩をとるようにするとよいでしょう。

まばたきの回数も減りますから、意識してまばたきをするようにしましょう。

遠くを見たり、眼球を上下左右に動かしたりして、目のまわりの筋肉のこりをほぐしましょう。その際、一緒にくびや肩を回したり、ストレッチを行うと疲れの解消に効果的です。歩き回ったり、立ち上がって体操を行うなどの全身の運動も有効です。

そのほか、手元が暗くならないようにライトを置くなどして、疲れが少ないように環境を整えましょう。

目の疲れから肩こりに

近視・遠視・斜視は眼精疲労につながる

さらに

目を酷使する環境で症状は悪化！

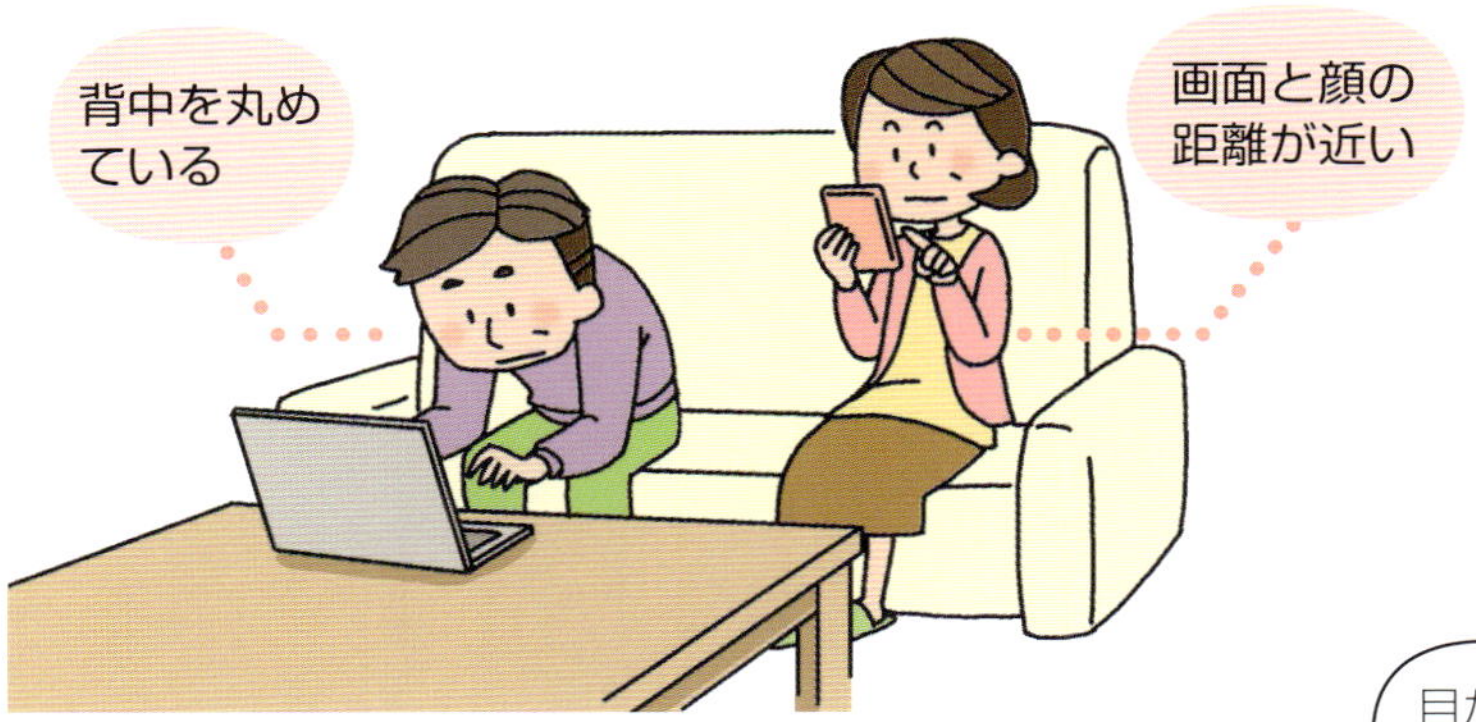
背中を丸めている
画面と顔の距離が近い

POINT

眼精疲労から、
頭痛、肩こり、吐き気が起こる！

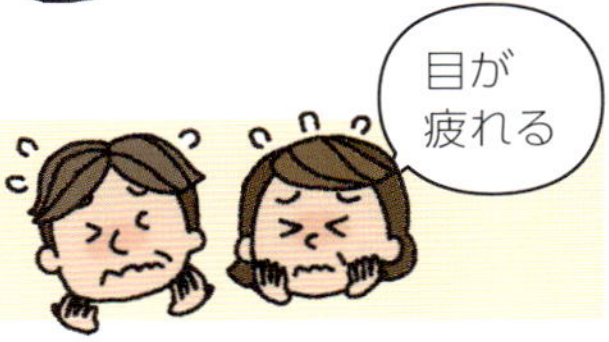
目が疲れる

目が疲れない工夫をする

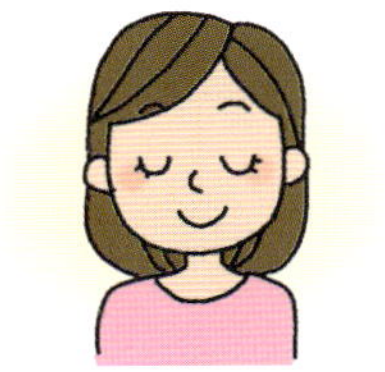

- まばたきをする

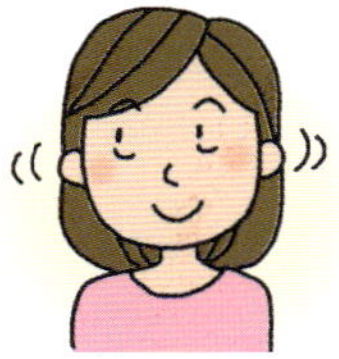

- 眼球を動かす

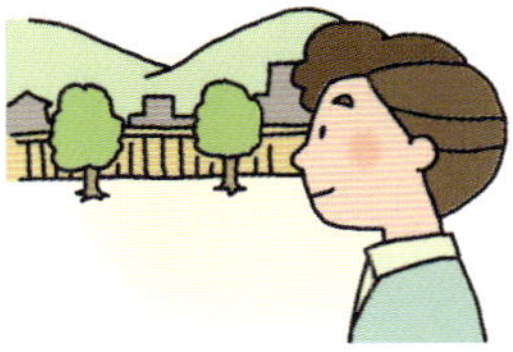

- 遠くを見る

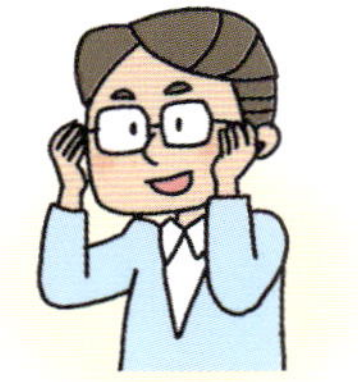

- 度が合った眼鏡を使う

冷えを防いで、肩こりを解消

ここでいう「冷え」とは体温が下がっている状態のことです。

私たちのからだは、寒さを感じると、自律神経の働きにより、手足の先など末梢部分の血流を少なくして、重要な内臓などの中心部を守ろうとします。また、熱が放散されるのを防ぐために、無意識に力を入れ、縮こまる姿勢をとり体表の面積を小さくします。こうなるとやはり筋肉疲労が起きやすく、血流も悪くなります。

また寒いと動くのがおっくうになり、生活の中での活動量が低下してしまいがちです。からだを動かすことで産生される熱の量も減ってしまいます。

体内の熱の多くは筋肉で作られます。筋肉の量が少ない人は、熱を作り出す力が弱いのです。

このように、冷えは疲れやすさや、活動量の低下を招き、さらにそれが筋肉量の低下につながり、冷えやすい体質につながります。

からだを冷やさないために、脱ぎ着しやすい適切な服装で温度調節をこまめに行いましょう。動きにくいほどの厚着は、血流が悪くなり、さらに冷えやすくなりますので、かえって肩こりの原因になってしまいます。

夏場も冷え対策は必要です。エアコンや扇風機などの風は体温を奪いますので、カイロやひざかけ、肩かけなどを活用しましょう。できるだけ風が直接当たらないようにします。

冷たいものばかり食べていてもからだが冷えてしまいます。とくに夏場は冷たいものだけを食べて済ませがちですが、温かいスープや味噌汁などをプラスして、からだを温めるようにしてください。

また、お風呂にゆっくり入るとからだの深部まで体温を上げることができます。お風呂はリラックス効果があり、血流もよくなりますので、肩こりを解消することができます。

冷えも肩こりの原因に

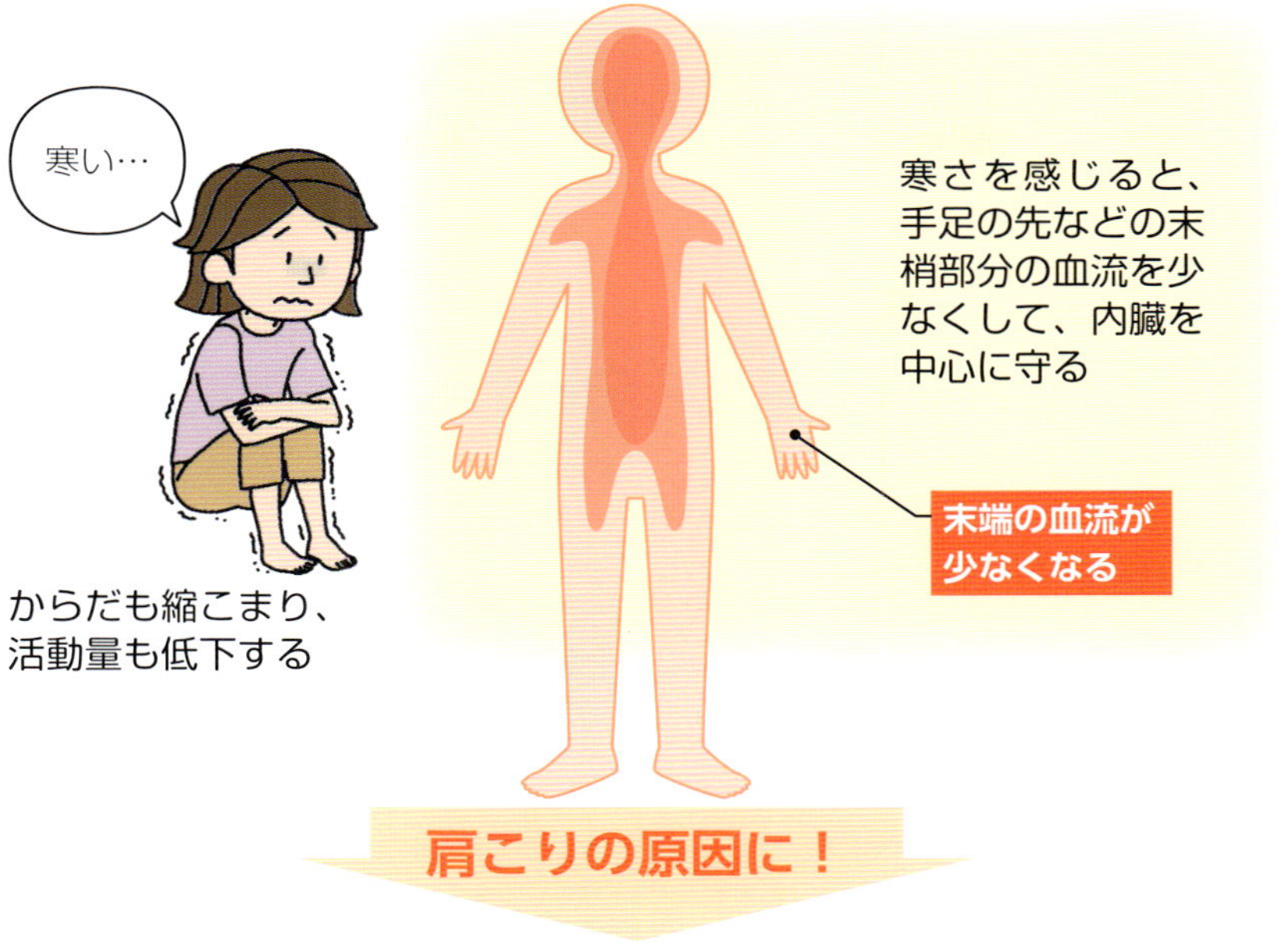
寒い…
からだも縮こまり、
活動量も低下する
寒さを感じると、
手足の先などの末
梢部分の血流を少
なくして、内臓を
中心に守る
末端の血流が
少なくなる
肩こりの原因に！

からだを冷やさない対策

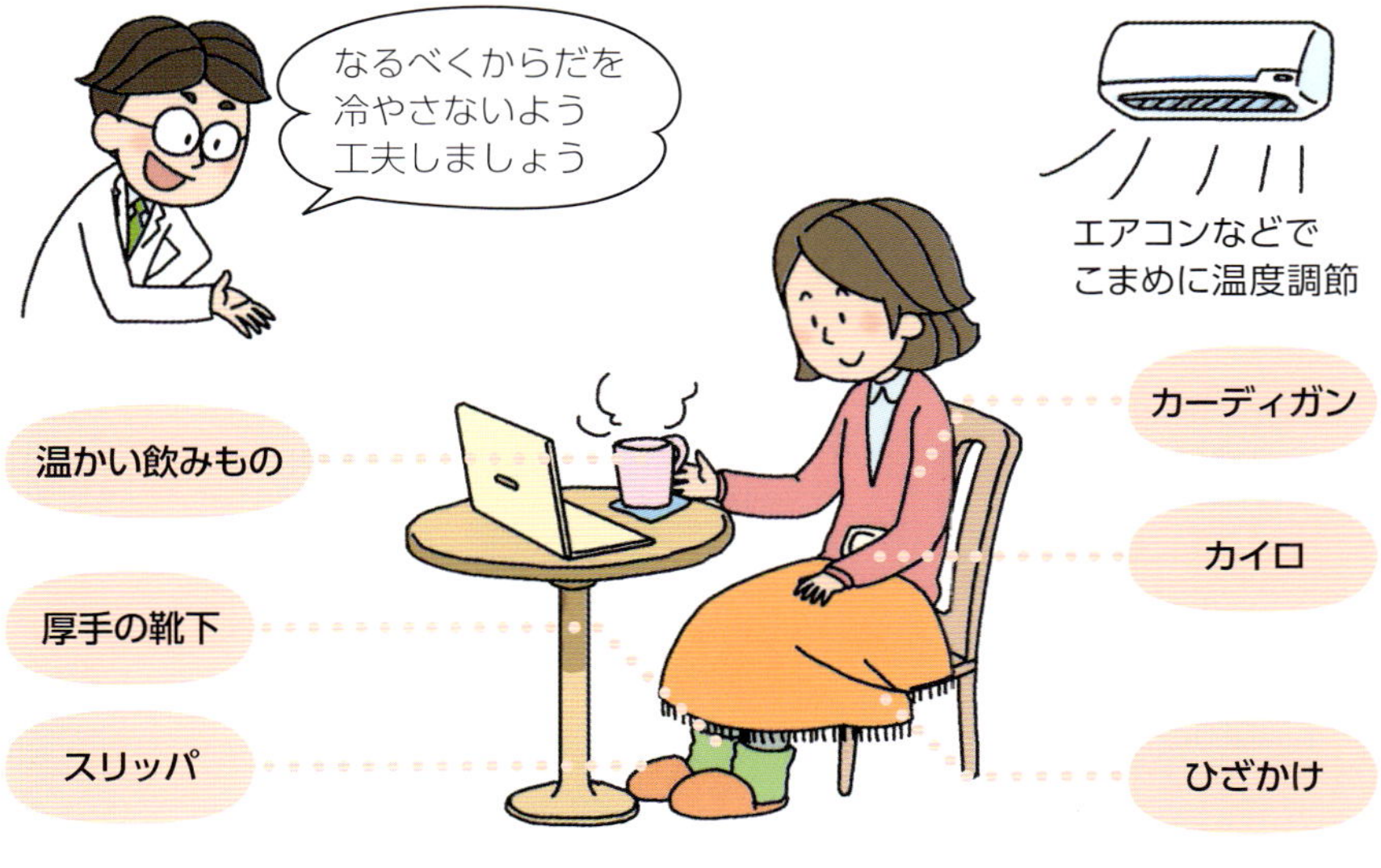
なるべくからだを
冷やさないよう
工夫しましょう
エアコンなどで
こまめに温度調節
温かい飲みもの
カーディガン
カイロ
厚手の靴下
スリッパ
ひざかけ

運転するとき、乗り物に乗るとき

車を運転しているときは、なかなか姿勢を変えられず、また常に安全のために気を配って緊張が続きますから、くびや肩が疲れやすいものです。ハンドルを握るために腕を上げていることも、くびや肩への負担が大きいものです。

運転をするときは、シートやハンドルの位置を調節して、なるべく疲れにくい姿勢を維持できるようにしましょう。

たとえば、運転席のシートを動かして、深く腰かけたときに、足がブレーキやアクセルペダルまで無理なく届く位置にします。ひざを伸ばしきらないと届かないのでは遠すぎます。ひざが軽く曲がり、ひざの高さが、足のつけ根の高さよりも高くなるくらいがちょうどよい距離です。

ハンドルを握るときは、遠すぎても、近づきすぎても疲れてしまいます。ひじが軽く曲がるくらいの位置に合わせ、背もたれを調節したり、背中にクッションを当てたりするとよいでしょう。

しかし、どんなによい姿勢でも、長時間の運転は負担が大きいものです。こまめに休憩をとり、車の外に出て体操やストレッチをしてからだをほぐしましょう。また休憩の際に、目を閉じたり、眼球を動かして目の緊張もほぐしましょう。

運転をしなくても、乗り物に長時間乗っているとやはり動きが制限されますから、疲れやすくなります。

飛行機や長距離の電車、バスなどに乗るときは、ネックピローを使用し、くびの負担を少なくしましょう。

座席などが狭いと周りに気を使って、小さくなりがちですが、適宜ストレッチを行ったり、席を立ってからだを動かして、血流をよくし、筋肉疲労をほぐしましょう。急性肺血栓塞栓症の予防にもなります。

乗り物に乗るときの工夫

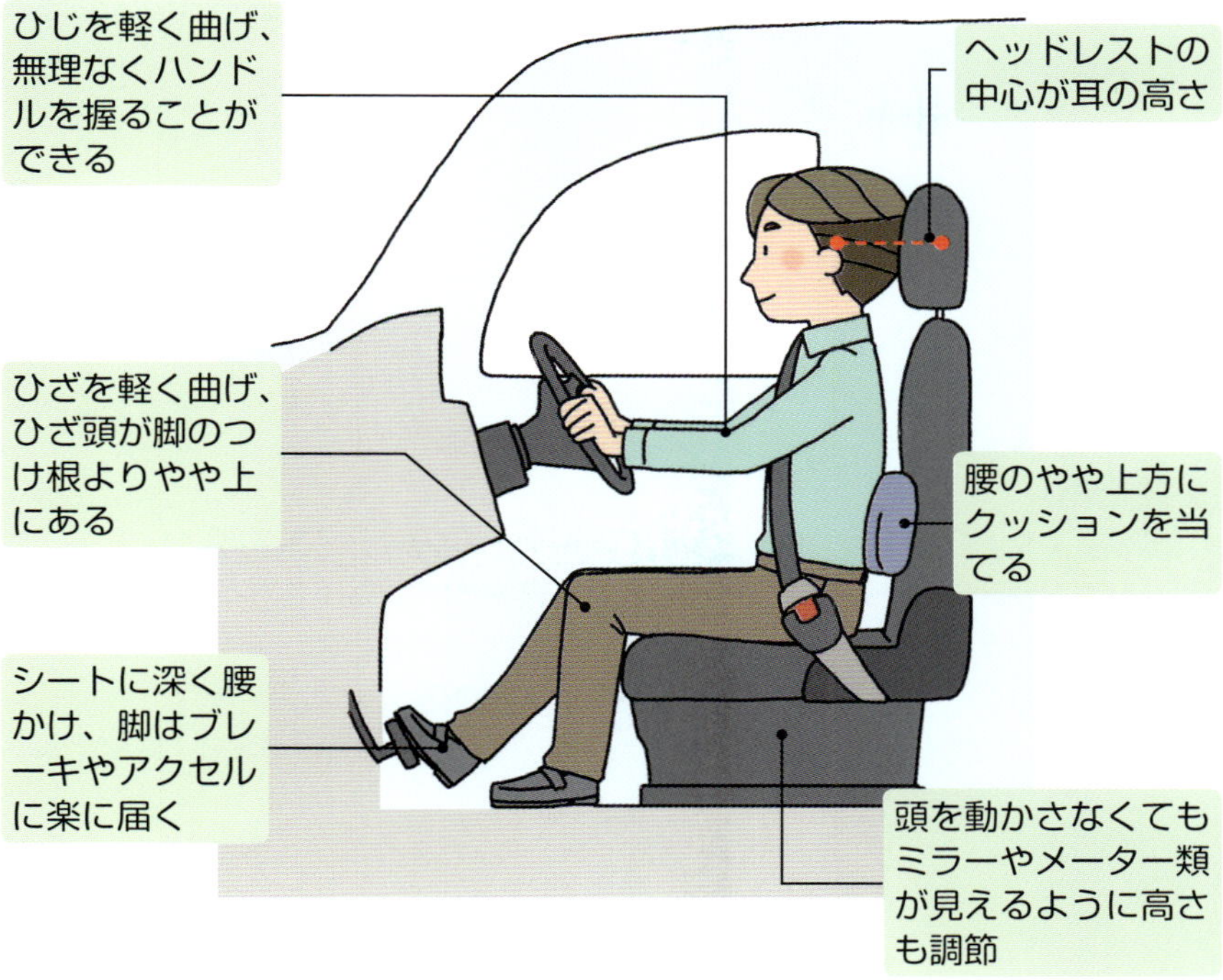
ひじを軽く曲げ、無理なくハンドルを握ることができる
ヘッドレストの中心が耳の高さ
ひざを軽く曲げ、ひざ頭が脚のつけ根よりやや上にある
腰のやや上方にクッションを当てる
シートに深く腰かけ、脚はブレーキやアクセルに楽に届く
頭を動かさなくてもミラーやメーター類が見えるように高さも調節

こまめに休憩をとる

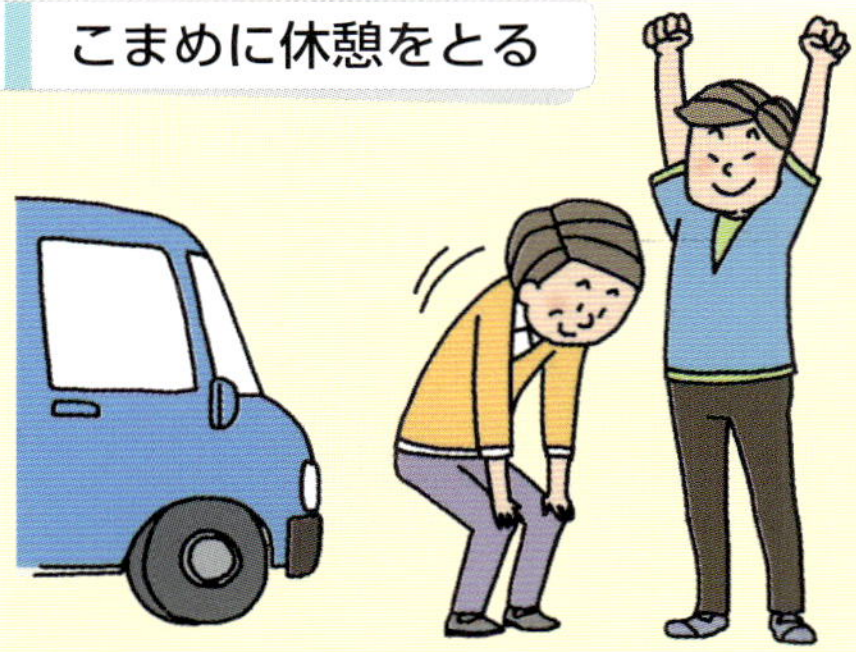

ストレッチでからだをほぐしたり、目の運動などをしよう

長距離の乗車にはネックピローを使用

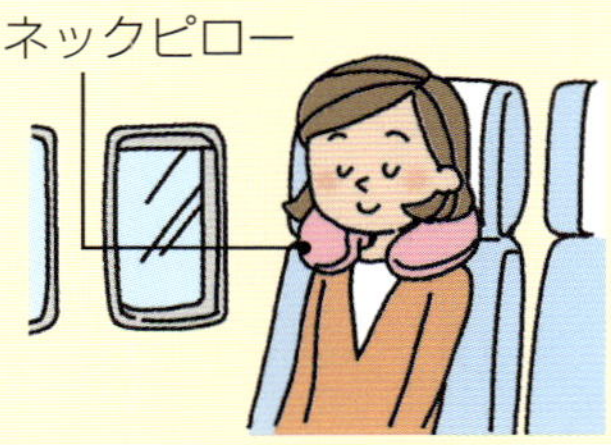
ネックピロー

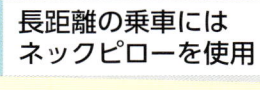

飛行機や長距離の電車・バスなどでは、くびの負担を減らす工夫をしよう

column

肩こりにつながる生活をチェックしてみよう

なにげない生活の動作や、習慣、環境などがくびや肩、背中の痛みやこりにつながっています。もう一度、生活を見直してみましょう。

□猫背
□寝転んで本を読んだり、
テレビを見る
□椅子に浅く座る
□脚を組む
□頬杖をつく
□パソコンやスマホを長時間使う
□デスクワーク
□外出が少ない
□座っている時間が長い
□キッチン台や流しの高さが合わない
□椅子の高さが合わない
□枕が合わない
□布団が重い
□肩を酷使する
□激しいスポーツをする
□荷物をいつも同じ方で持つ
□メガネが合わない
□歯の噛み合わせが悪い

このほかにも、くびや肩、背中の筋肉に負担がかかりそうな習慣がないか考え、改善できることは改善するようにしましょう。

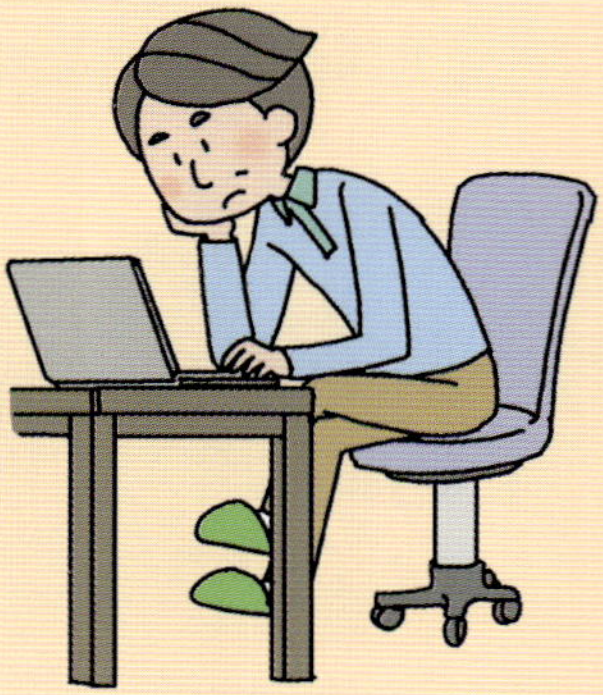

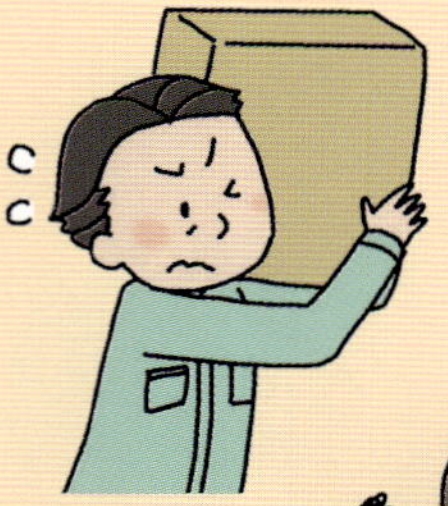

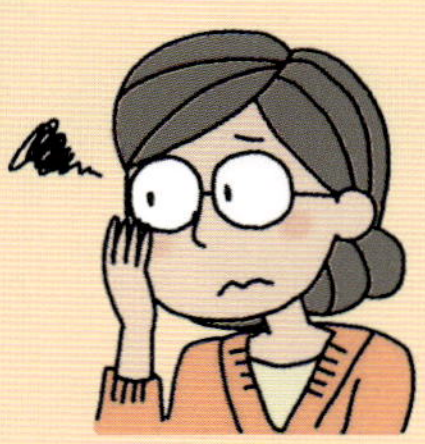

第5章

自分でできるこりや痛みの解消法

くび、肩、背中のこりや痛みを改善するために自分でできるストレッチや体操などを紹介します。無理のない範囲で、生活のなかに取り入れましょう。

血行を促進する温熱療法

家庭でできる温熱療法

　保存的療法のところで温熱療法についてご説明しましたが、温熱療法は家庭でも行うことができます。

　整形外科では、電気や遠赤外線、極超短波（マイクロ波）などを肩に当てて患部を温め、血行を改善し、筋肉のこわばりをとります。

　家庭では、蒸しタオルや使い捨てカイロなどを利用することで、整形外科での温熱療法に近い効果を得ることができます。予約や通院などがなく手軽にできるというメリットがあります。

　しかし、長時間、1日に何回もやればやるだけ効果が上がるというものではありません。やけど（低温やけどを含む）にも注意が必要です。肩こりのひどい人は、肩周辺の感覚が鈍くなっていることがあるので、とくに注意してください。

使い捨てカイロ

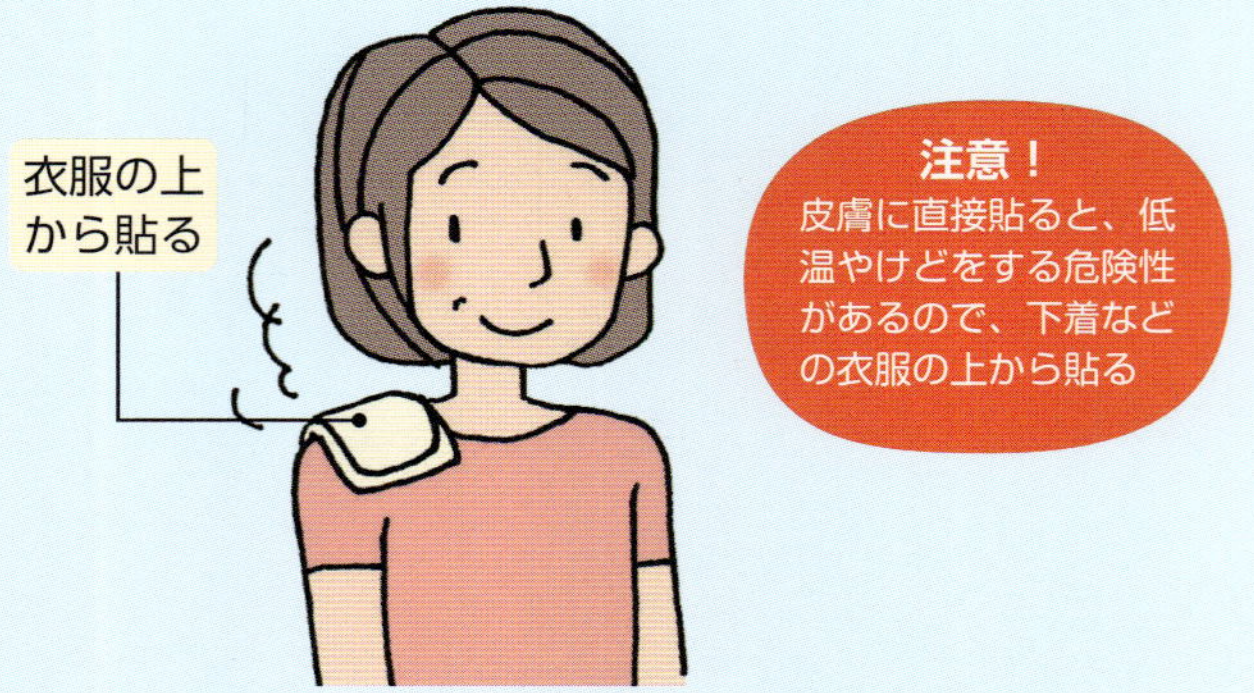

衣服の上
から貼る
注意！
皮膚に直接貼ると、低
温やけどをする危険性
があるので、下着など
の衣服の上から貼る

家庭でできる肩こり解消に効果のある温熱療法

蒸しタオル

濡れタオルを電子レンジで
1 分半ほど加熱する

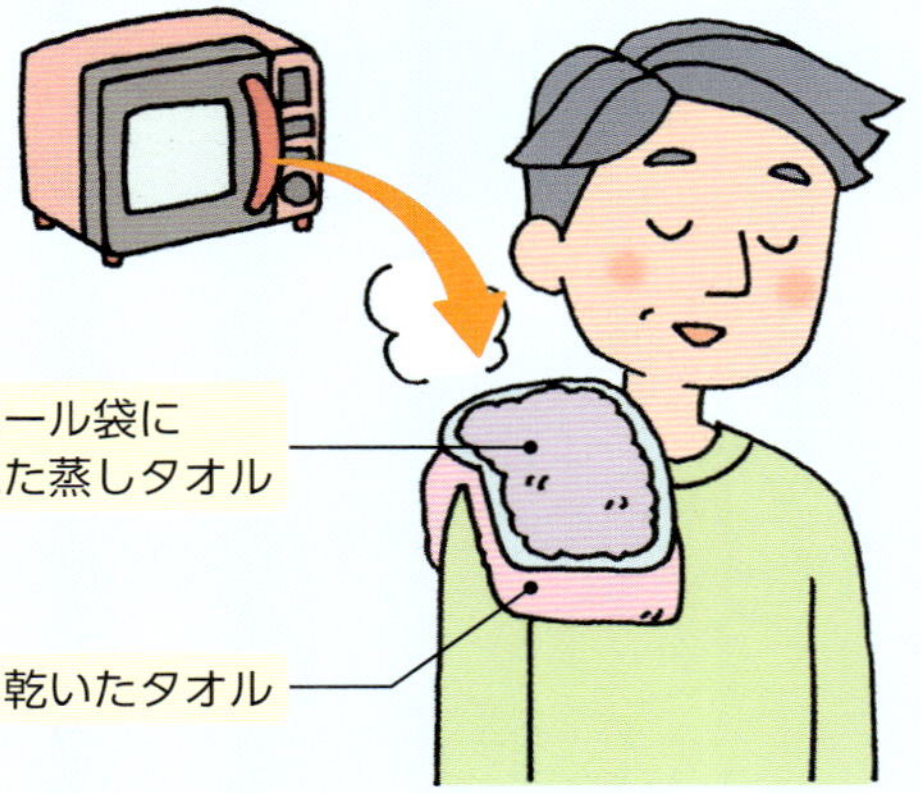
ビニール袋に
入れた蒸しタオル
乾いたタオル

必要なもの

- ビニール袋
- 濡れたタオル
- 乾いたタオル

注意！
やけどを防ぐために
ビニール袋に
蒸しタオルを入れ、
肩に置いた乾いた
タオルの上から温める

シャワー

こりや痛みのあるところに
気持ちのいい温度の
シャワーをかける

痛みを感じない程
度に強めにする
マッサージ
効果もある

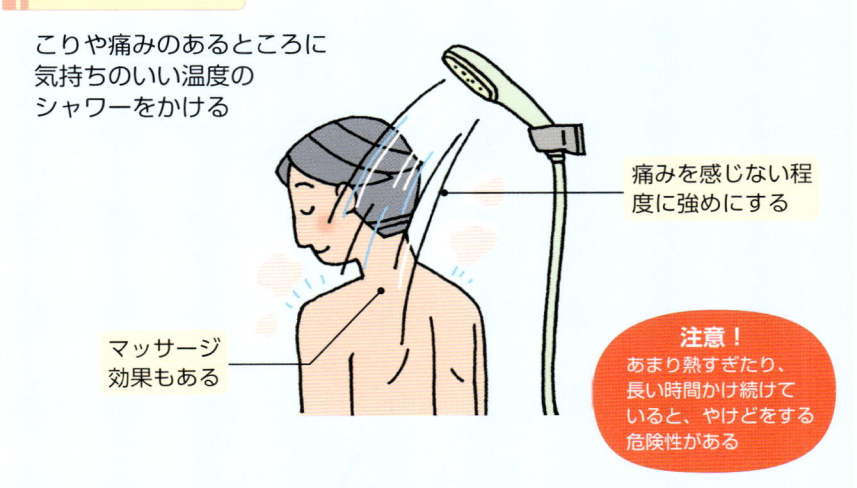

注意！
あまり熱すぎたり、
長い時間かけ続けて
いると、やけどをする
危険性がある

全身を温め、血行をよくする入浴法

前項で紹介した温熱療法は、肩周辺だけを温める局所療法の部類ですが、からだ全体を温めて全身の血行をよくすることも肩こりの解消には効果的です。

全身の血行をよくするいちばんの方法は入浴です。シャワーで患部を温めるのも効果がありますが、湯船でからだの芯から温まると血行がよくなり、気持ちもリラックスし肩こりに効果があります。

ここでは効果的な入浴法として〝半身浴〟と〝温冷交代浴〟を紹介します。

半身浴は、ぬるめのお湯（夏は38度前後、冬は40度前後）に胸の下までつかります。入浴時間は20〜30分間が目安です。寒い季節は、温かいタオルを肩にかけたり、シャワーで浴室を温めておくと、肩が冷えません。

半身浴をしながら、あとで紹介するストレッチ（136ページ）をすると、筋肉がほぐれ、さらに血行がよくなります。

また、入浴で気持ちがリラックスすると、副交感神経が刺激され体温が上昇し、血行がよくなります。そのために、好みの入浴剤やアロマオイルを用いるとよいでしょう。

ちなみに、リラックスしたいときによく使われるアロマオイルには、ラベンダー、ベルガモット、カモミールなどがあります。いろいろ試してみて、自分の好みに合う香りを選ぶといいでしょう。

温冷交代浴は、からだを温めるのと、冷やすのを交互に行う入浴法です。

ぬるめのお湯にじっくりつかってからだを温め、次に湯船から出て20度くらいの少し冷たいシャワーを手足から肩にかけ、再びぬるめのお湯に入ることを3〜4回くり返します。血管の拡張と収縮をくり返すことになるので、からだが温まり冷えにくくなります。

血行をよくする効果的な入浴方法

半身浴

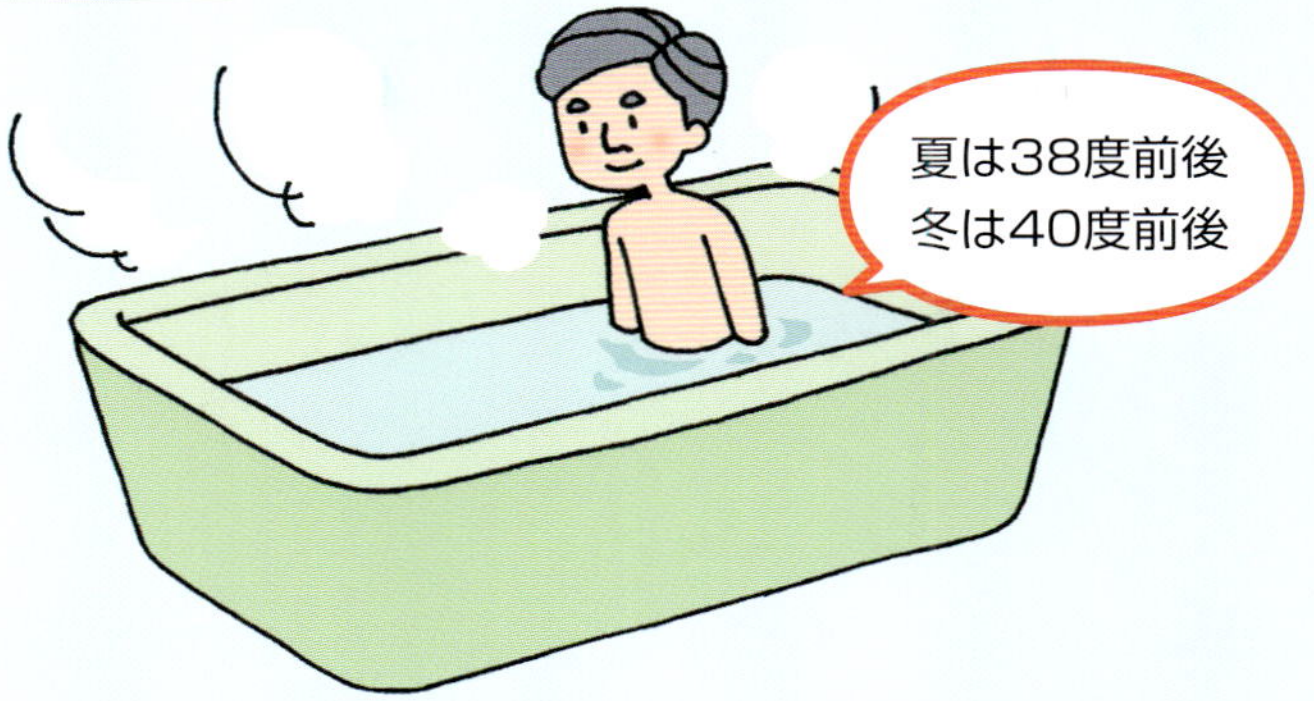

ぬるめのお湯に胸の下までつかり、20 ～ 30 分間を目安につかる。冷えるときは、温めたタオルを肩にかけたり、シャワーで浴室を温めておく

温冷交代浴

1 からだが温まるまで、ぬるめのお湯にじっくりつかる

2 湯船から出て、20 度くらいの少し冷たいシャワーを手足から肩にかける

3 再びぬるめのお湯に入る

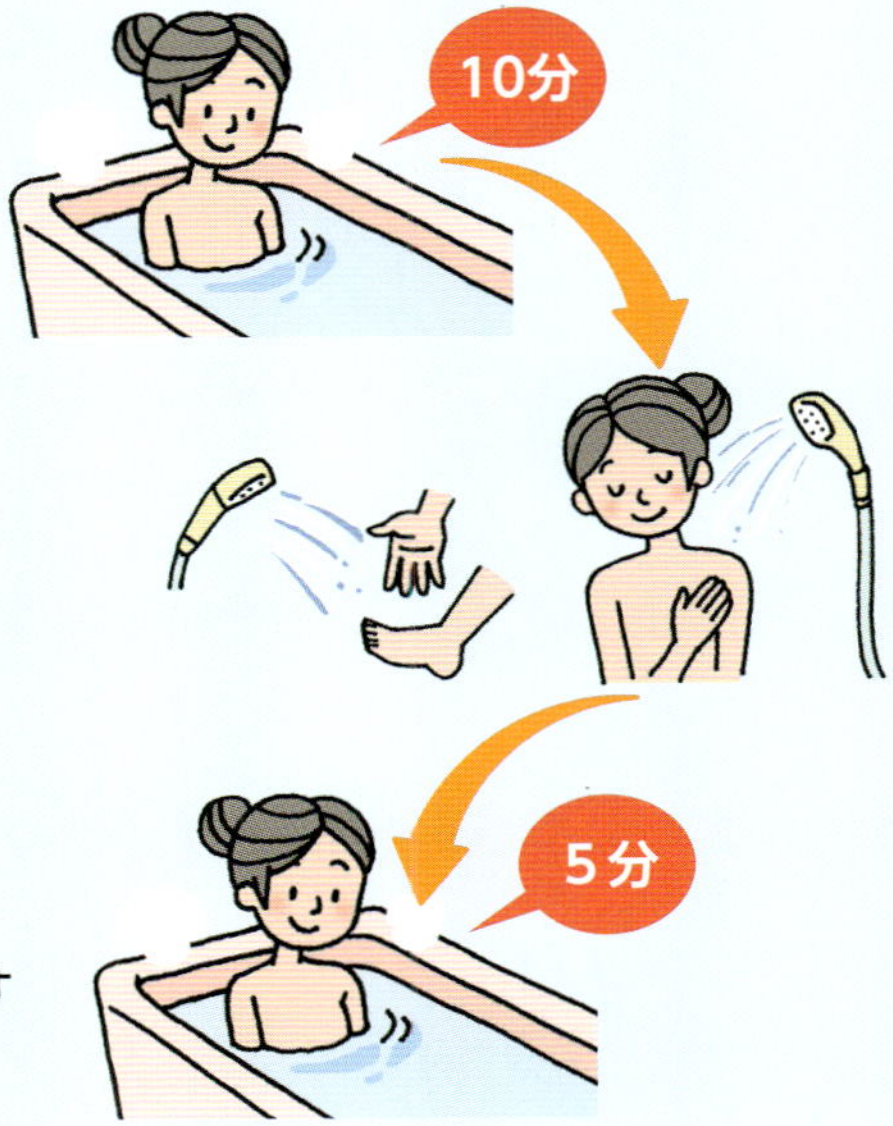

これを 3 ～ 4 回くり返す

筋肉をほぐすストレッチ

くびのまわりのストレッチ

ストレッチの基本は、筋肉を十分に伸ばして緊張をほぐし、柔軟性を高めることです。

肩こりを感じたら、まずくびの筋肉のストレッチをしましょう。

腹式呼吸をしながら、前後左右に無理なく伸ばせるところまでゆっくりとくびの筋肉を伸ばします。伸ばせるところまで伸ばしたら、その状態を20～30秒間保って、もとに戻します。

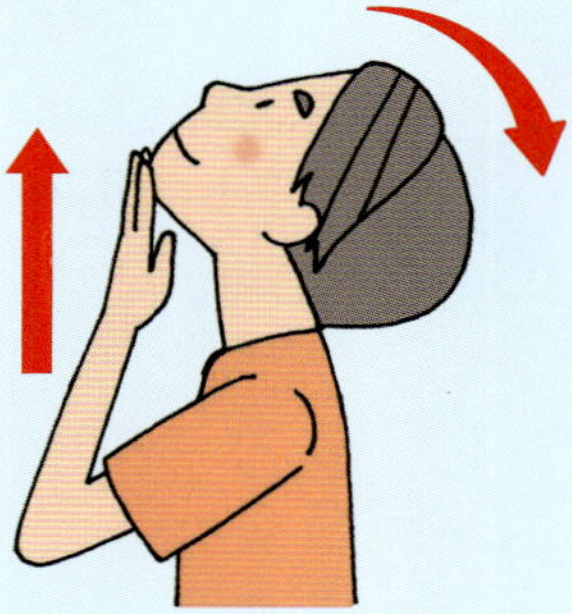

2 あごを指先でまっすぐ上に押しながら、頭を後方に倒す

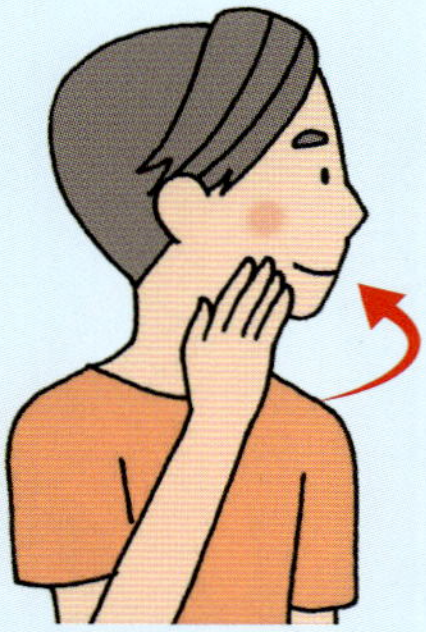

5 頭をまっすぐに起こし、右手の指で右ほほを押して、頭を左に回す。ゆっくりもとに戻したら、同じように左手の指で頭を右に回す。このとき、上半身は正面を向いたままにする

1～5を15分間程度くり返す

くびのストレッチ

ストレッチの効果をあげるポイント（すべてのストレッチに共通）

- ゆっくりした動作で行う
- 腹式呼吸をしながら行う
- 痛みが出る手前まで筋肉を伸ばし、その姿勢を20〜30秒間保つ

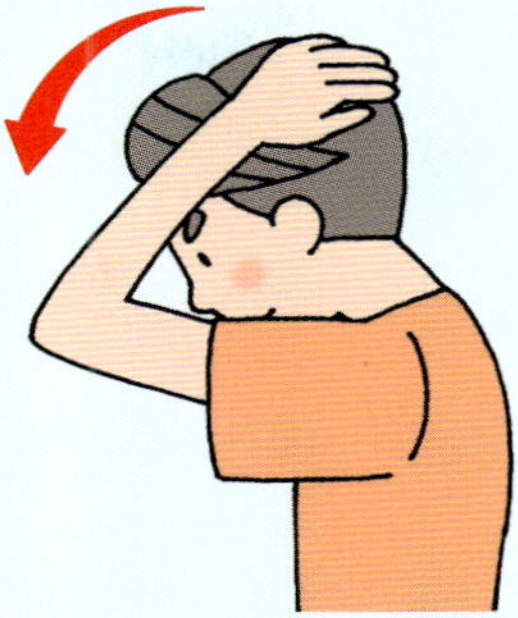

1 後頭部を手のひらで押しながら、頭を前方に倒す

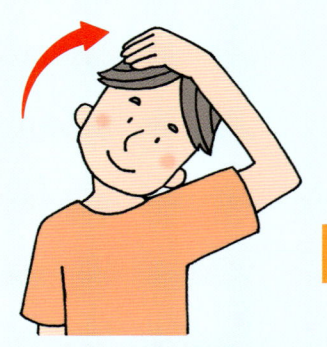

3 左手を右側の側頭部に置いて、頭を引っ張りながら倒していく。ゆっくりもとに戻したら、右側も同じように倒す

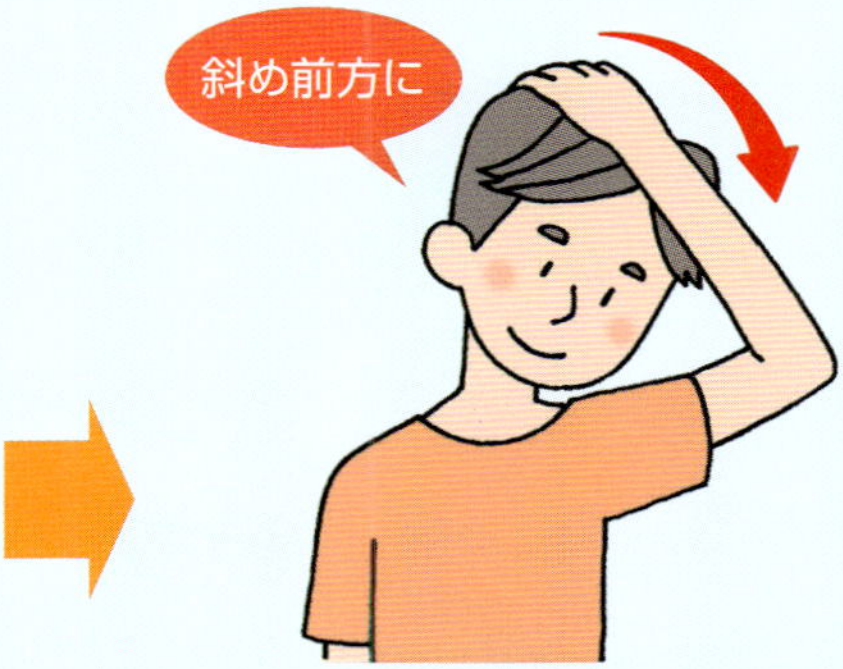

4 左手を頭の右後頭部に置き、左斜め前方に引っ張りながら倒す。ゆっくりもとに戻したら、右斜め前方にも同じように倒す

肩のストレッチ

肩こりの人にとって、肩を動かすことは痛みを伴うかもしれません。しかし、動かさないでいると血行が悪くなり、また筋肉もこわばってより動かしにくくなります。

肩のストレッチを行うときのポイントは二つです。

一つ目は、動かす際に痛みの出ない範囲で止めることです。

もう一つは、はずみをつけずに、ゆっくりした動作で行うことです。急な動きは、炎症を起こしたり、悪化させてしまう恐れがあります。

毎日くり返し肩のストレッチを行っていると、少しずつ動かせる範囲が広くなってきます。

肩の上げ下げ

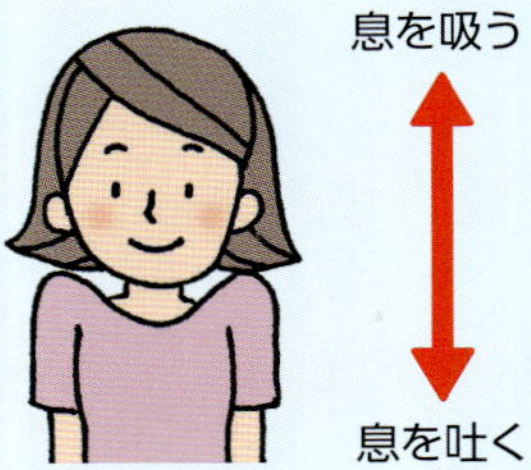

1 息を吸いながらギュッと肩をすくめて上げる

2 息を吐きながら肩を下ろす

1～2をゆっくり10回くり返す

肩甲骨を伸ばす

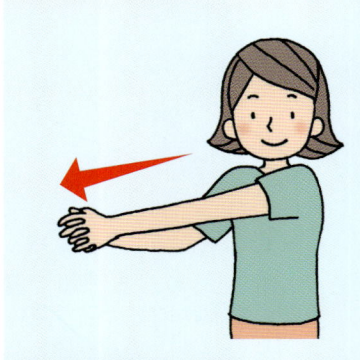

両手を胸の前で組み、右手で左手を引っ張りながら右前方に突き出す。このとき、肩を十分に伸ばす。反対側も同様に行う

これを2、3回くり返す

肩のストレッチ

肩を回す

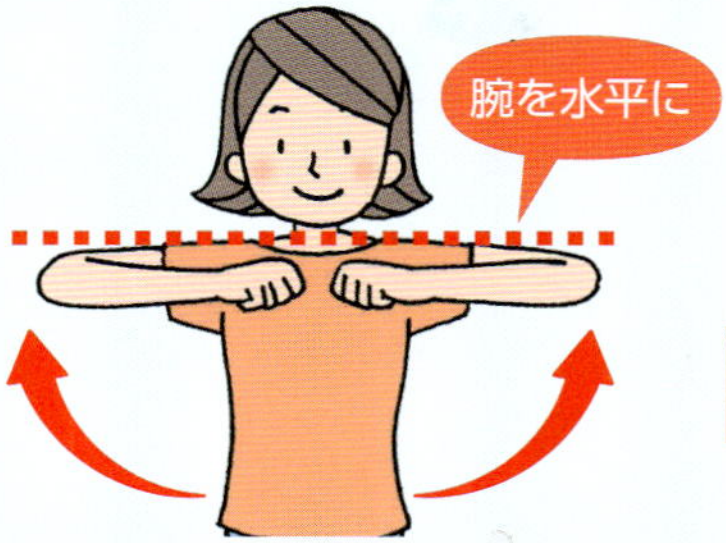

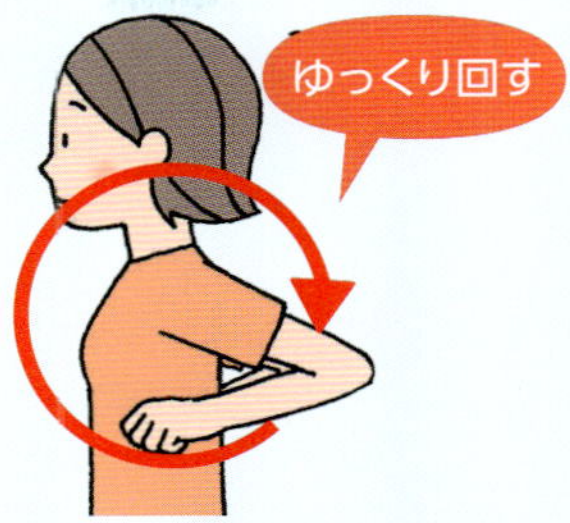

1 両ひじを曲げて腕が水平になるように上げる

2 ひじの先で大きな円を描くように、できるだけ大きく肩を回す

前後に 3 回ずつ回す

肩関節を伸ばす

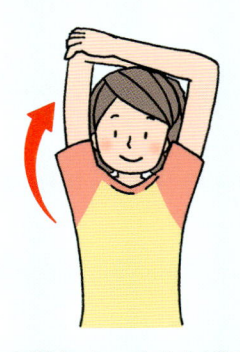

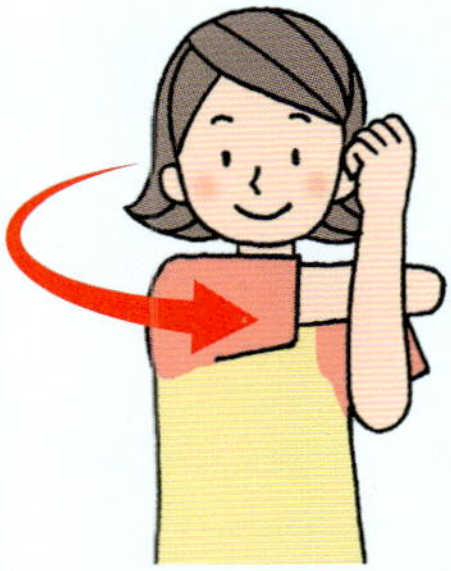

1 右腕をまっすぐ上げてひじを曲げる。左の手のひらで右ひじをつかみ、左側に引っ張る。反対側も同じように引っ張る

2 右腕のひじを曲げて肩の高さまで上げる。左腕を右ひじにつけてからだに引き寄せる。反対側も同様に行う

背中と腕のストレッチ

背中や腕の筋肉の緊張も血行障害を招き、肩こりの原因になります。とくに腕の骨と脊柱《せきちゅう》（背中）・骨盤をつなぐ広背筋を伸ばすことで、肩甲骨と脊柱をつなぎ肩を上に動かす僧帽筋がほぐれ、肩こりを解消します。くびや肩のストレッチに比べて動きが大きくなるので、周囲の安全に注意を払って行ってください。

肩を前に突き出す

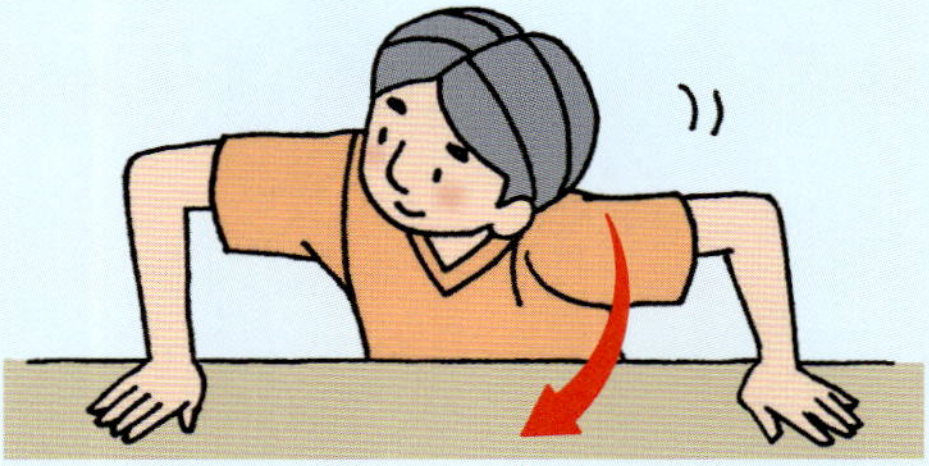

両方の手のひらをデスクにつき、ひじを約 90 度に曲げる。顔は右を向きながら左の肩を前方に突き出した姿勢を 10 秒間保ち、もとに戻す。右肩も同様に行う。

左右交互に 2、3 回くり返す

二の腕を伸ばす

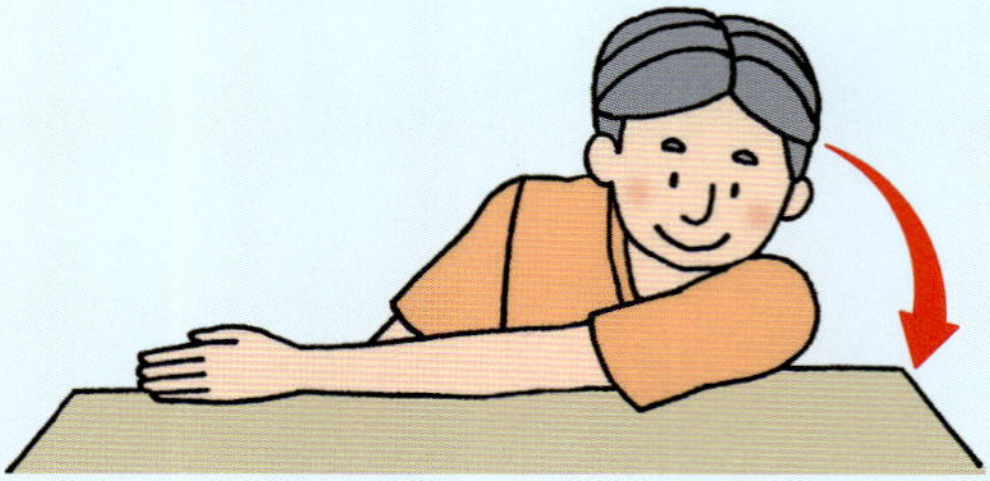

デスクの縁に沿うように左腕をまっすぐ伸ばし、上体を前傾させて体重を腕にかけた姿勢を 10 秒間保つ。右腕も同様に行う。

左右交互に 2、3 回くり返す

背中と腕のストレッチ

前腕を伸ばす

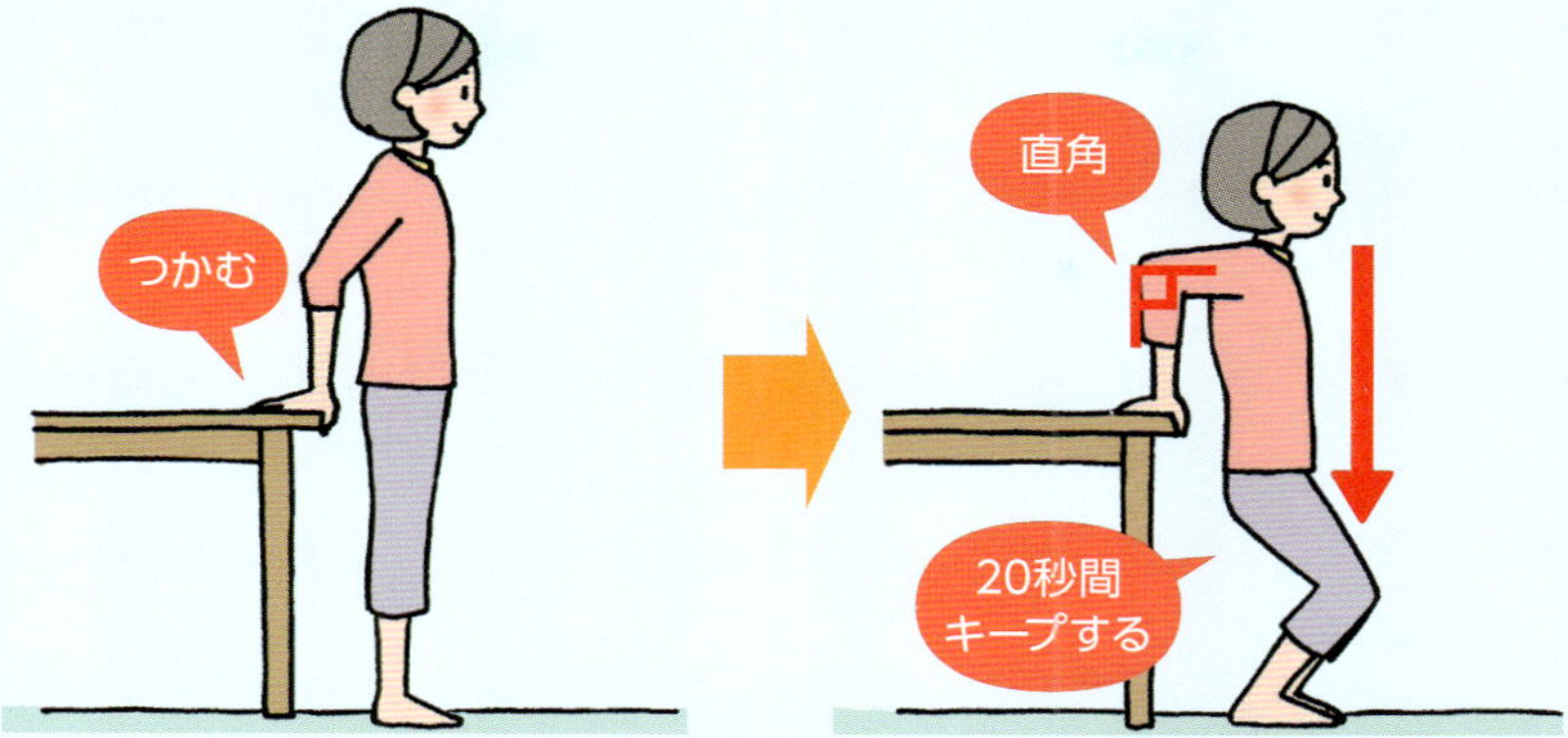

1 テーブルを背に立ち、後ろ手に手のひらをテーブルの端に置き、指でテーブルをつかむ

2 ひじが直角になるまでゆっくり腰を落とす

これを 2、3 回くり返す

腕を伸ばして体重をかける

1 右腕を肩の高さで、ひじを曲げずに前方に伸ばし、手首を下に曲げる。左手で右手の甲を手前に引っ張る

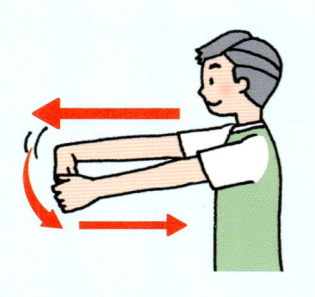

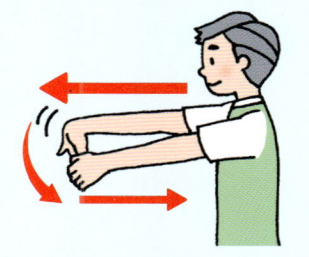

2 伸ばした右腕の手のひらを上に向け、左手で手前に引っ張る

左右交互に 2、3 回くり返す

こりや痛みを防ぐ筋力アップトレーニング

くびの筋力アップトレーニング

筋力をアップすると、筋肉疲労を解消して、血行が促進されるうえに、楽に正しい姿勢を保つことができるようになります。4章でウォーキングを紹介しましたが、さらにくびや肩のまわりの筋肉を鍛え、肩こりが起こりにくいからだをつくりましょう。

筋力トレーニングは、ストレッチのように毎日行う必要はありません。というのも、筋肉を構成する筋線維は負荷と休みを交互にくり返すことで太くなっていきます。目安として一日おきに休みがある方が、筋肉は効率よく鍛えられるのです。

筋力トレーニングを行う時間は、はじめのうちは1日10～15分間程度が目安になります。慣れてきたら、1回10～15分間を1セットとして、1日3セットくらい行うようにします。

押し戻しトレーニング ①

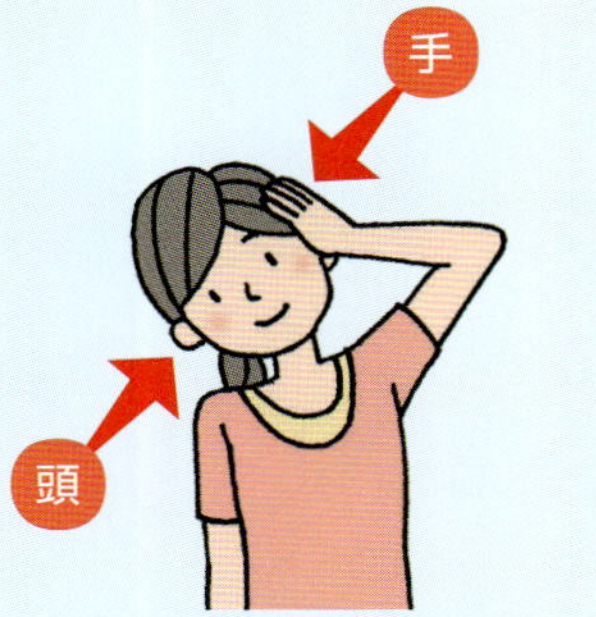

頭を右側に傾け、左の手のひらを左側頭部に当てる。左手で頭を押し、それに逆らって頭をまっすぐに戻そうとする

押し戻しトレーニング ②

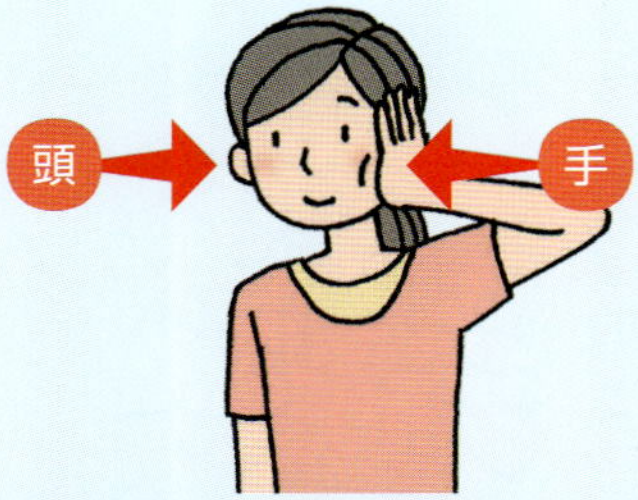

顔を右に向け、左の手のひらを左ほほに当てる。左手でほほを押し、それに逆らって顔を正面に戻そうとする

気持ちよい疲労感を感じる程度に左右交互にくり返す

くびの筋力トレーニング

押し戻しトレーニング ③

1 両手を組んでひたいに当てる。組んだ手で頭を後ろに押し、それに逆らって頭を前方に倒そうとする

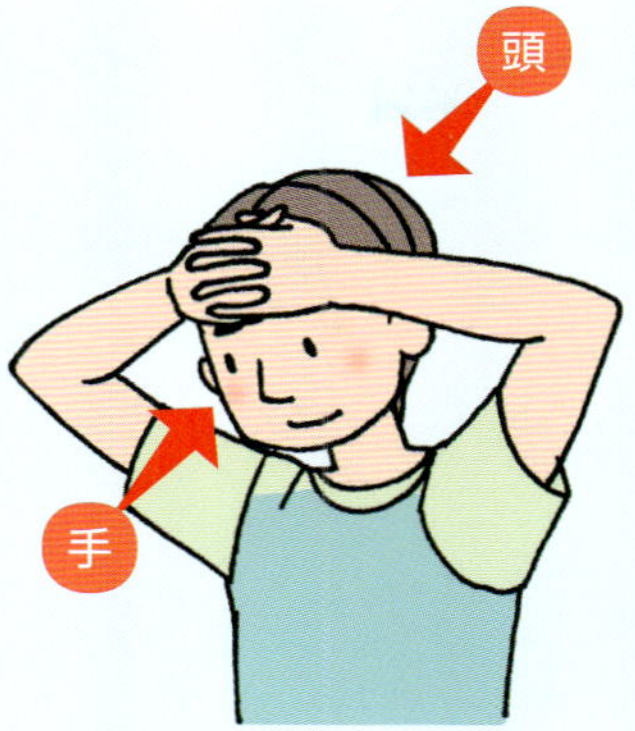

2 組んだ両手を頭の後ろに当てる。組んだ手で頭を前方に押し、それに逆らって頭を後方に倒す

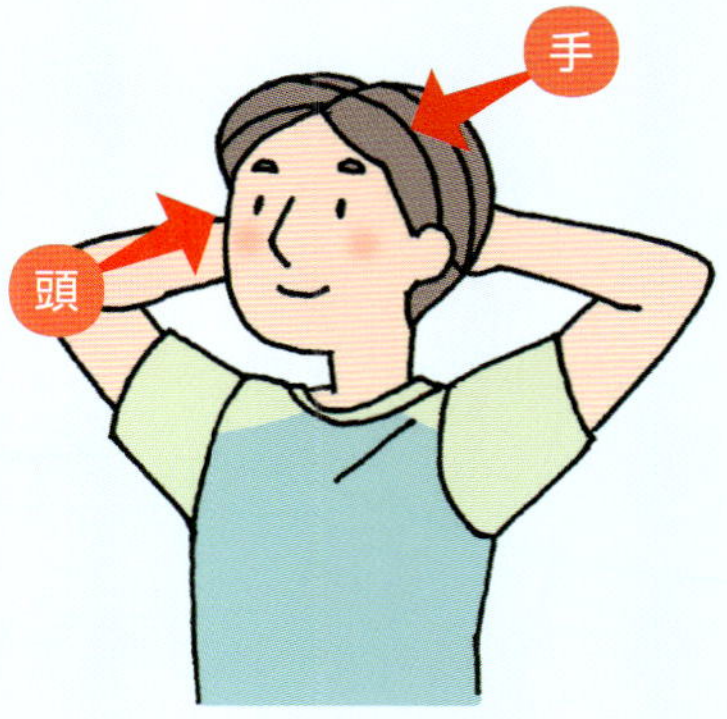

気持ちよい疲労感を感じる程度に左右交互にくり返す

POINT
はじめから張り切りすぎると、筋肉を傷めたり、途中でつらくなって続けられなくなる。自分に合ったペースで気長に続けることが大切

肩と背中の筋力アップトレーニング

肩こりの最大の原因は、肩から背中を覆う大きな表層筋（僧帽筋、三角筋、広背筋）の緊張です。これらの筋肉を鍛え、しなやかに動かしやすくしておくことで、肩こりを起こしにくくなります。肩甲骨は、日常の生活のなかで大きく動かすことはあまりありません。

最初のうちは動かしにくいかもしれませんが、動かしているうちにしだいに肩甲骨を動かすことが気持ちよくなってきます。腕の筋肉を鍛えることで、肩への負担が大幅に軽減されます。また、長時間のパソコン作業などによる肩や腕の疲労を軽くしてくれます。

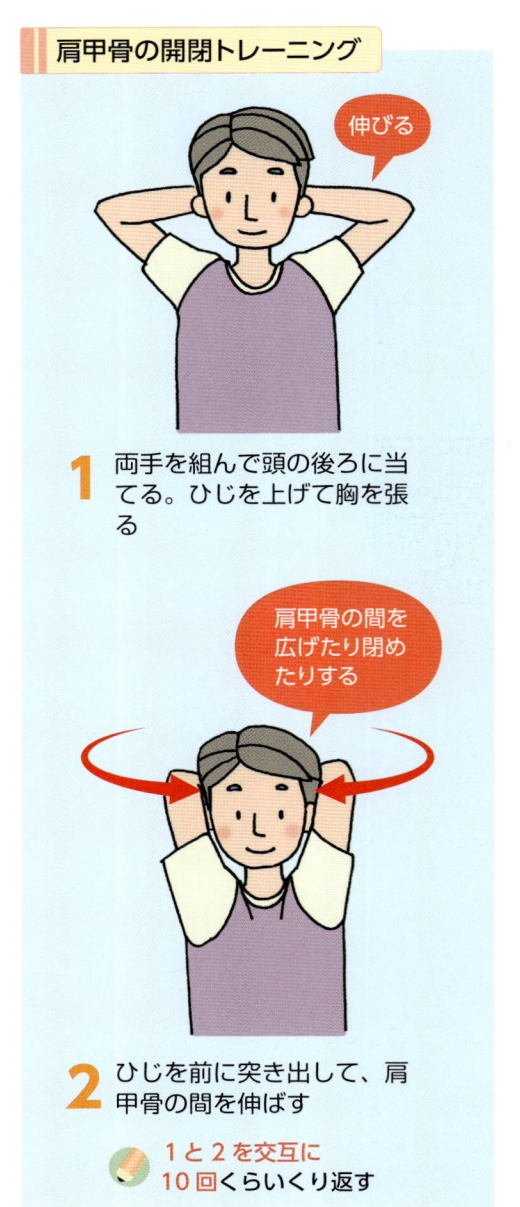

肩甲骨の開閉トレーニング

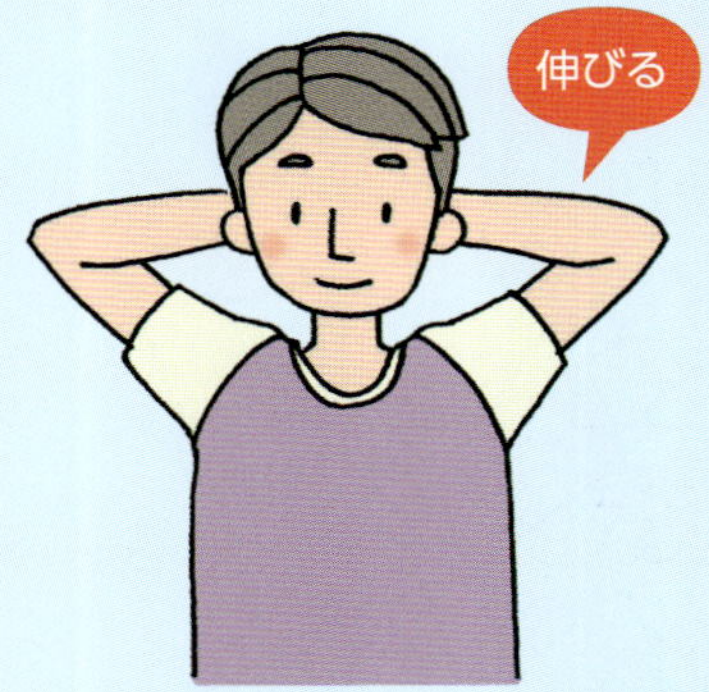

1 両手を組んで頭の後ろに当てる。ひじを上げて胸を張る

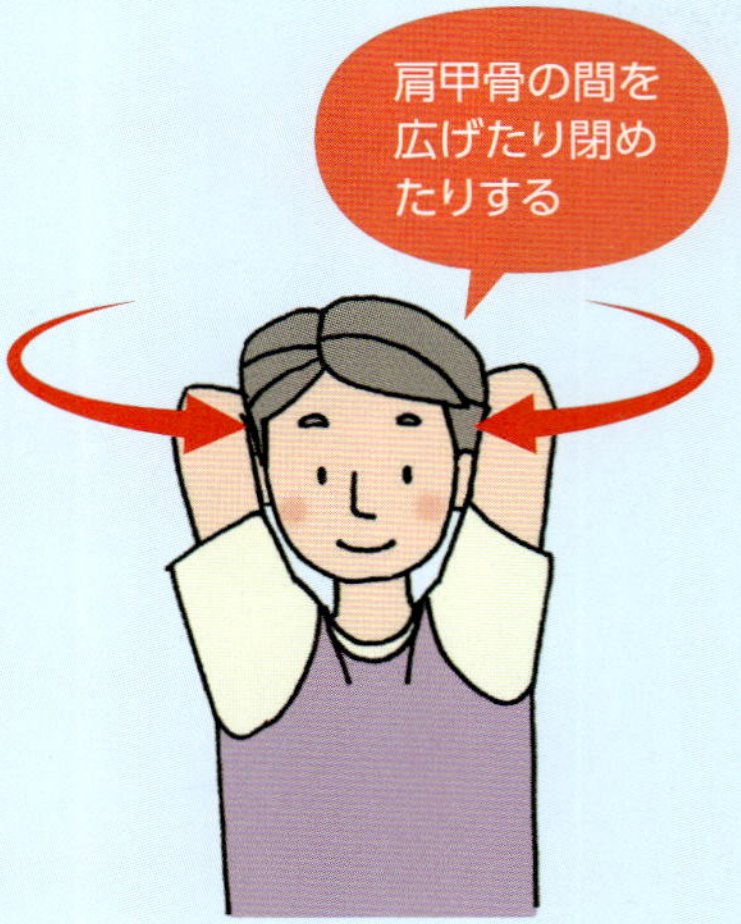

2 ひじを前に突き出して、肩甲骨の間を伸ばす

1と2を交互に10回くらいくり返す

肩と背中の筋力トレーニング①

腕上げ

1 床にうつ伏せになり、両腕を前に伸ばす。このとき、顔も前に向ける

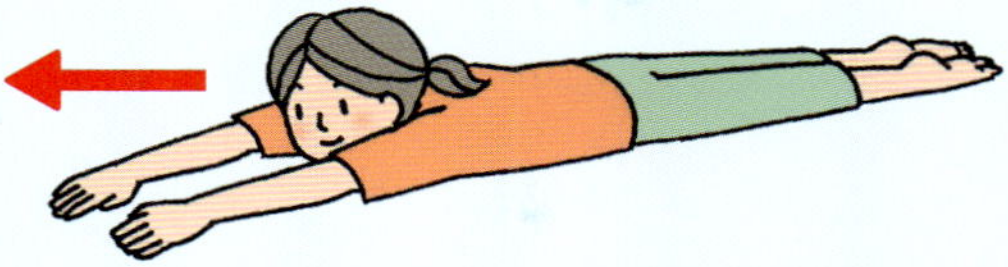

2 両腕を床から上げられるところまで持ち上げ、その姿勢を数秒間保つ

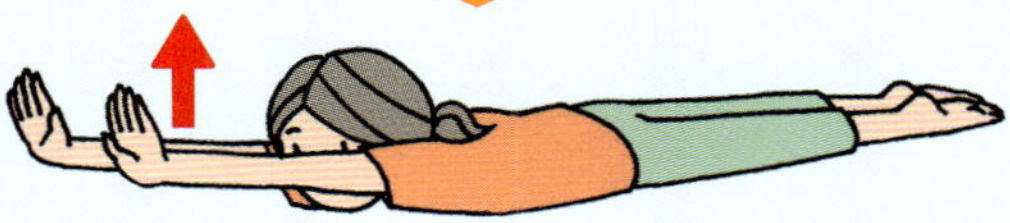

気持ちよい疲労感を感じるまでくり返す

胸上げ

1 床にうつ伏せになり、両手のひらを肩のわきに置く。このとき、顔も前に向ける

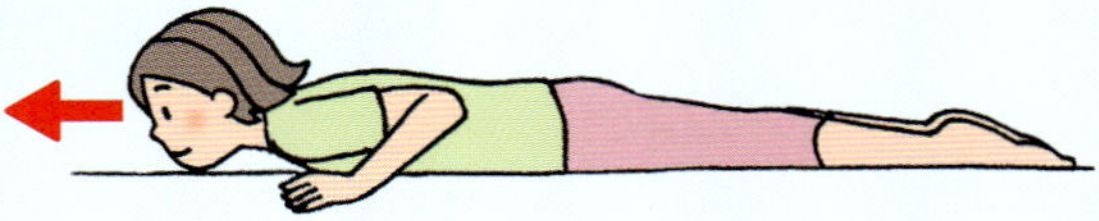

2 腕と胸を同時に床から持ち上げられるところまで上げ、その姿勢を数秒間保つ

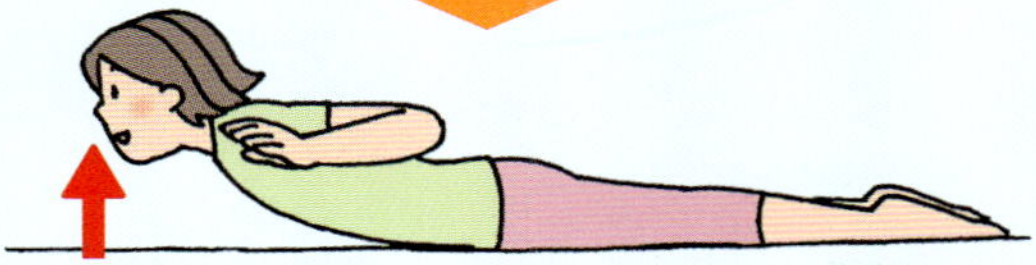

気持ちよい疲労感を感じるまでくり返す

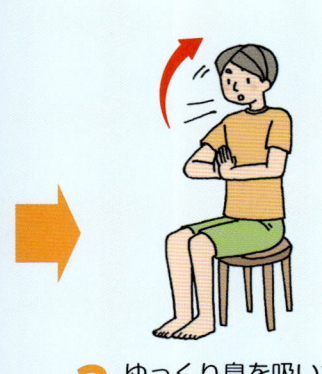

3 ゆっくり息を吸いながら、頭を起こし、手のひらの力を抜く

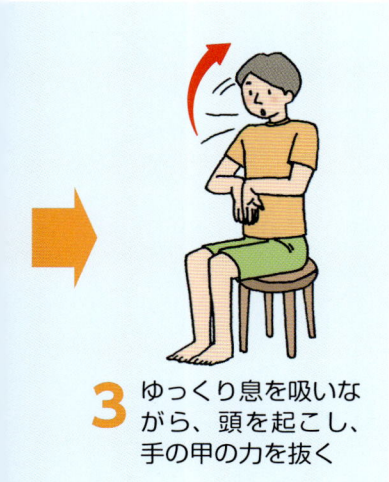

3 ゆっくり息を吸いながら、頭を起こし、手の甲の力を抜く

肩甲骨の上げ下げ

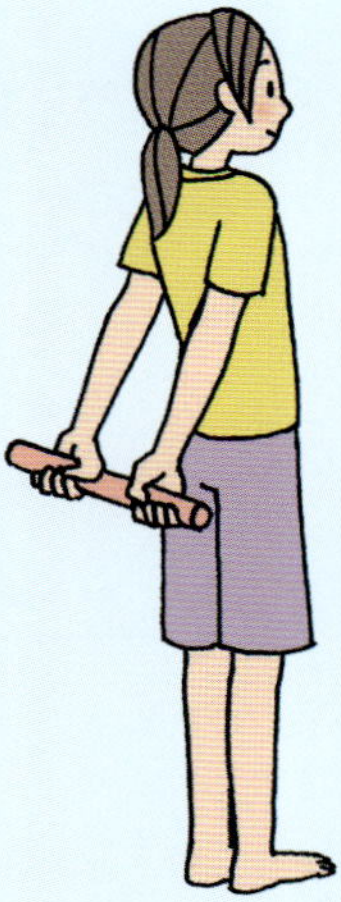

1

両手をからだの後ろに回し、肩幅で棒を持つ。ひじを伸ばしたまま棒を上げられるところまで上げて、その姿勢を２～３秒間保つ

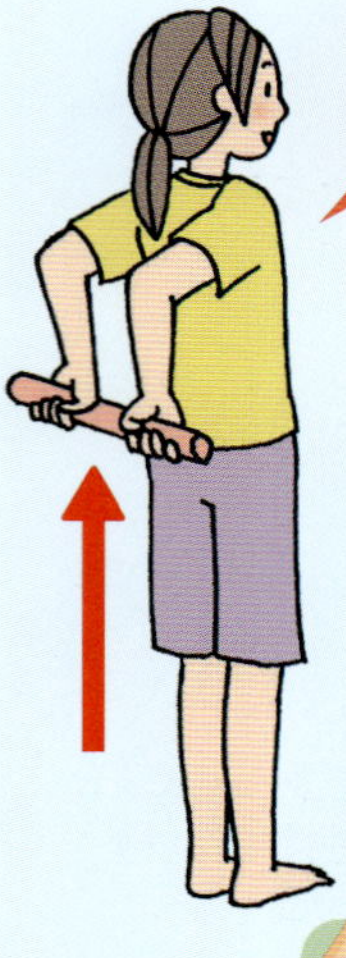

腕を上げたところでひじを曲げ、棒を引き上げる

2

１の棒を上げたところで、棒をからだに沿わせるようにひじを曲げ、棒を引き上げてその姿勢を２～３秒間保つ

それぞれ10回くり返す

肩と背中の筋力トレーニング②

手のひらを押し合う

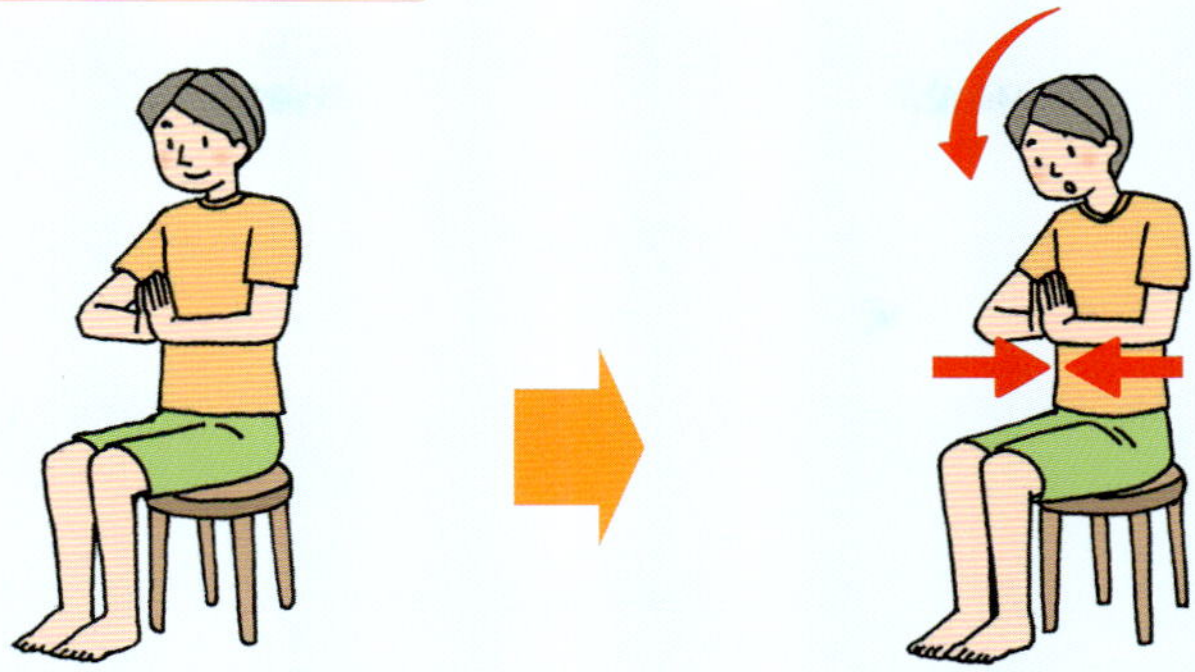

1 背すじを伸ばして椅子に深く座る。胸の前で両手の手のひらを合わせ、ひじから手首までを水平にする

2 ゆっくり息を吐きながら頭を前方に倒し、左右の手のひらを押し合う。その姿勢を5秒間保つ。このとき、ひじから力を加えることを意識する

手の甲を押し合う

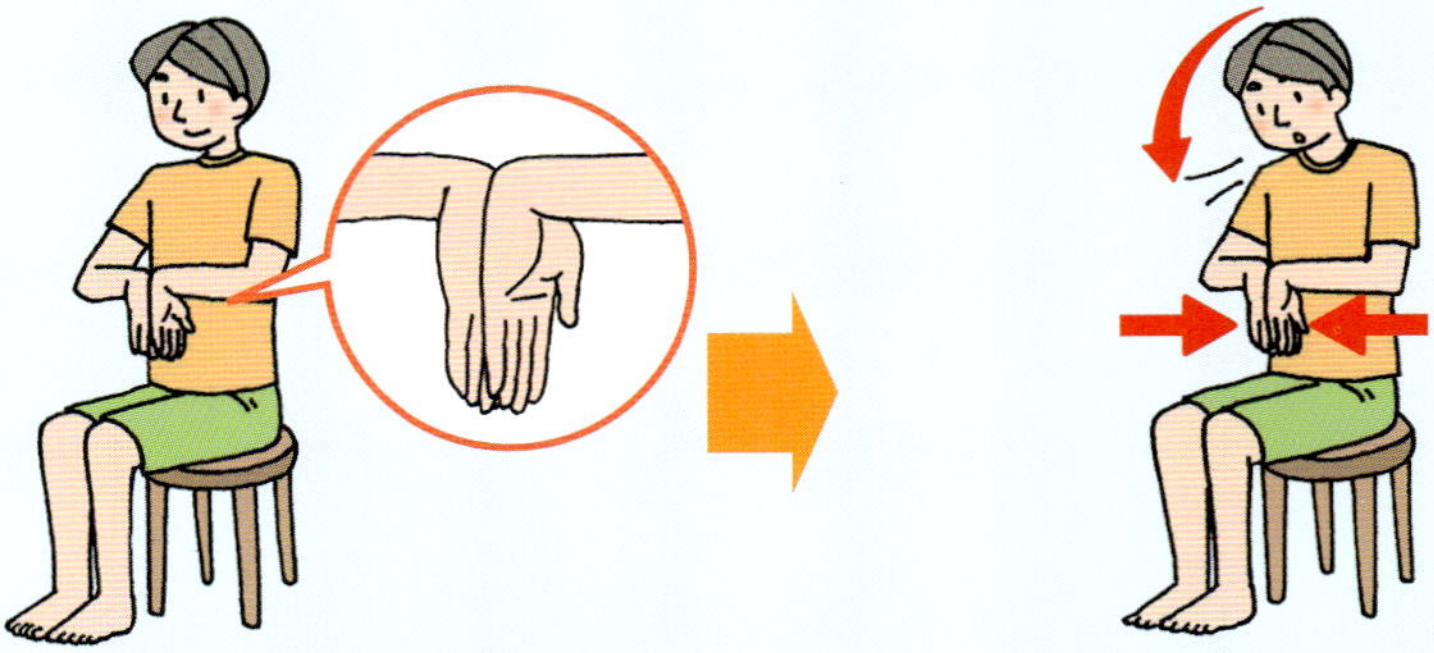

1 背すじを伸ばして椅子に深く座る。両手の指先を下にして、胸の前で手の甲を合わせ、ひじから手首まで水平にする

2 ゆっくり息を吐きながら頭を前方に倒し、左右の手の甲を押し合う。その姿勢を5秒間保つ。このとき、ひじから力を加えることを意識する

五十肩を改善する体操

肩の動きをよくする体操

五十肩（62ページ）は肩が痛く、思うように動かせなくなる病気です。

痛みがあるときに無理に動かそうとすると炎症を起こしたりして悪化してしまうので、無理はしないようにしましょう。

また、動かしづらいからといってあまりにも長期間動かさないでいると、筋肉がこわばって（拘縮《こうしゅく》）、より動かしにくくなってしまいます。

ある程度痛みが落ちついてきたら、症状や回復の段階に応じて少しずつ肩や周辺を動かし、拘縮を予防しましょう。

ここでは五十肩による拘縮を防ぎ、回復を助けるための体操をご紹介します。

急性期

発症したばかりのときや、痛みが強いときはまだ安静が必要。
腕は動かさず、おじぎ体操を行う

おじぎ体操

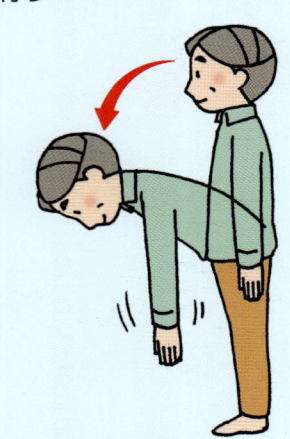

手をだらりと下げたまま、ゆっくりとおじぎを深くしていき、痛みを感じたところで1～2秒止め、からだを起こす。転ばないように注意しよう

10回くり返す

肩の動きをよくする体操

慢性期

痛みが落ちついてきたら、少しずつ動かすようにして可動範囲を広げていく

振り子体操

痛みがない方の手を台に置いて、上半身を支えながら、軽く腰を曲げて立つ。

痛みがある方の腕の力を抜いてぶら下げる。下げた方の手で、あまり力を入れずに直径 40 ～ 50 センチくらいの円を内回りに描く

10回ほど円を描く

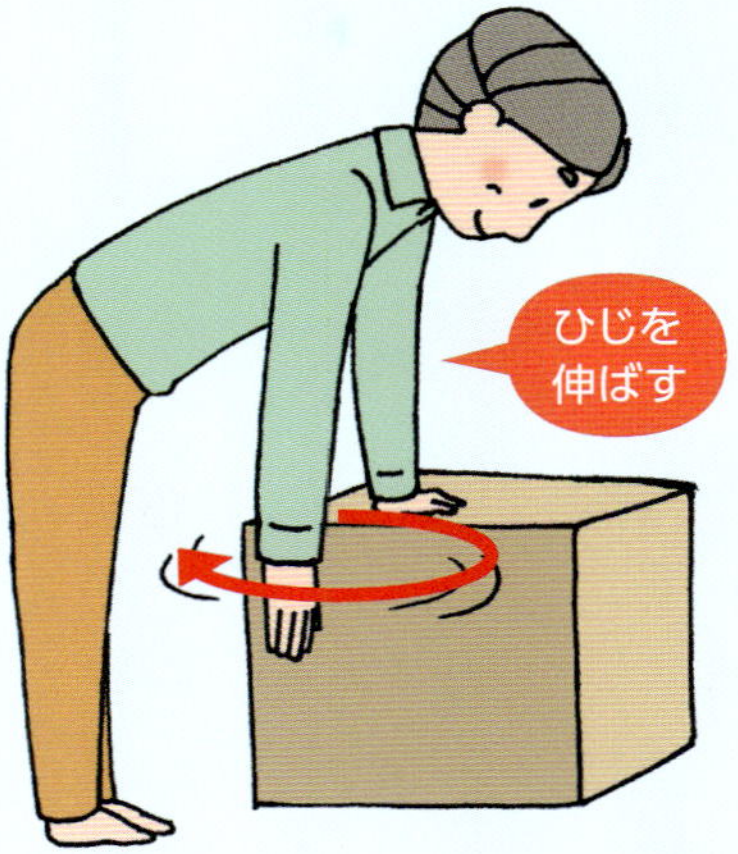

かたさをほぐす体操

座った姿勢で、痛みがある方の手首を、反対の手で持ち前方へ引っ張る。目の前の目標にタッチし、目標までの距離を少しずつ遠ざける。肩の動かせる範囲を広くしていこう

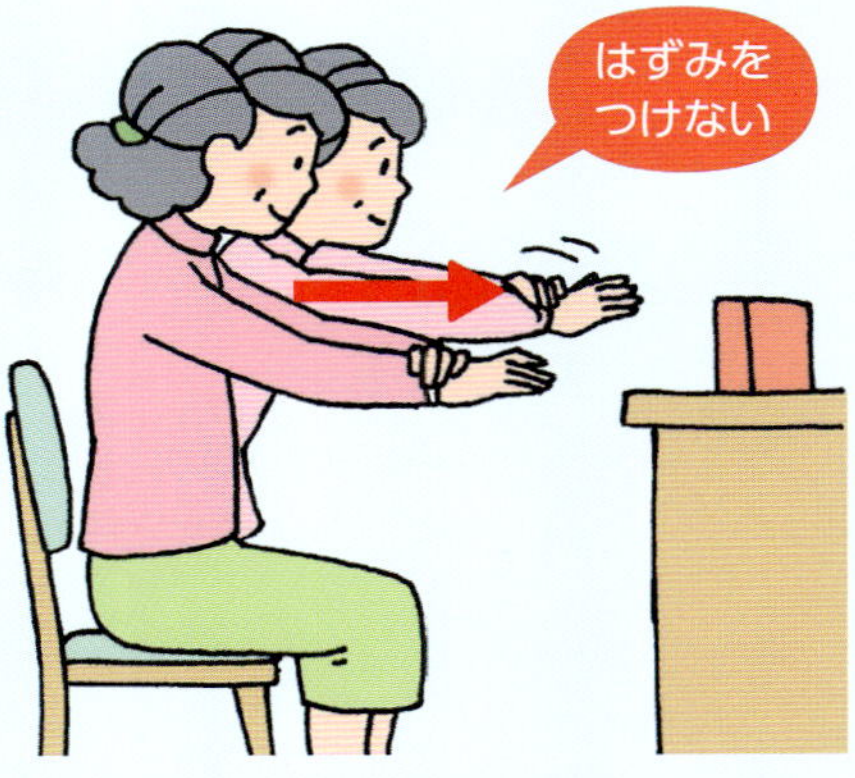

少しずつ痛みを感じない程度に動かせる範囲を広げていく

回復期

痛みが治まってきたら、積極的に運動やストレッチを行う。左右の手が同じように動かせることを目安に行う

腕組み体操

頭の上で手を組み、ひじを開いたり、閉じたりする　10回くり返す

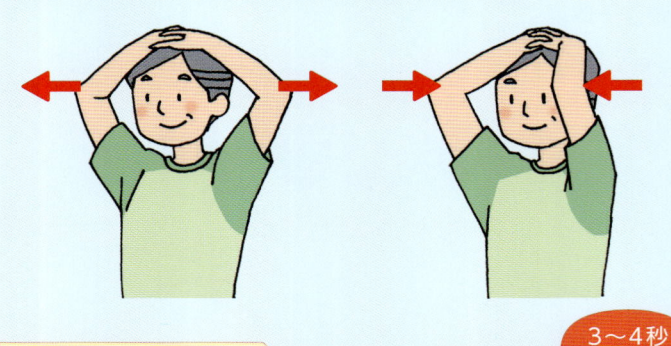

かたさをとる仕上げの体操

丈夫な柱や壁から40～50センチほど離れて立つ。動かしにくい方の手を壁につけ、肩の力をぬき、からだを寄りかからせる。このとき勢いがつきすぎないように、反対側の手は顔の高さにつき、体重を支えておく。軽く痛みを感じるところで3～4秒止める

10回くり返す

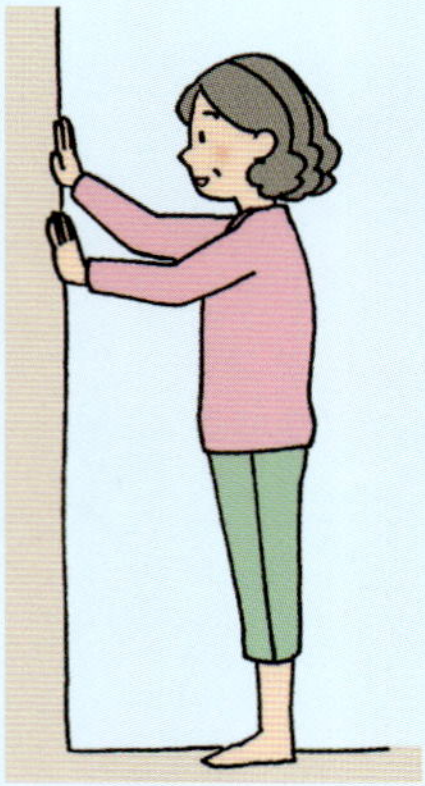

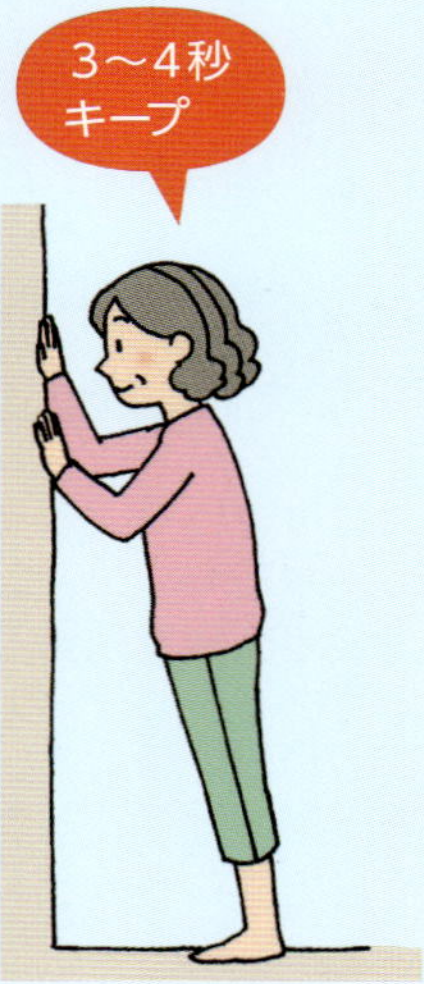

POINT　五十肩の回復を助けるための体操のコツは、力を入れすぎず、自然に可動域を広げていくこと

五十肩の回復のために

五十肩の症状があるときには、日常生活でもいろいろな不便が生じます。

症状を悪化させないために、患部にかかる負担を減らす工夫をしましょう。

動かしづらい方の腕で、荷物を持ったりするのは避けましょう。

洋服を着るときは、動かしにくい方の手から先に通し、脱ぐときは後から抜きます。

寝るときは、肩とひじの下にクッションなどを置いて支えます。また手の下にも丸めたタオルや小さいクッションを当てておきます。

サポーターや上着などで患部をなるべく冷やさないようにし、お風呂にゆっくり入ってからだを温めましょう。

寝るときの工夫

寝るときは、肩とひじをクッションや2つ折りにした座布団で支える

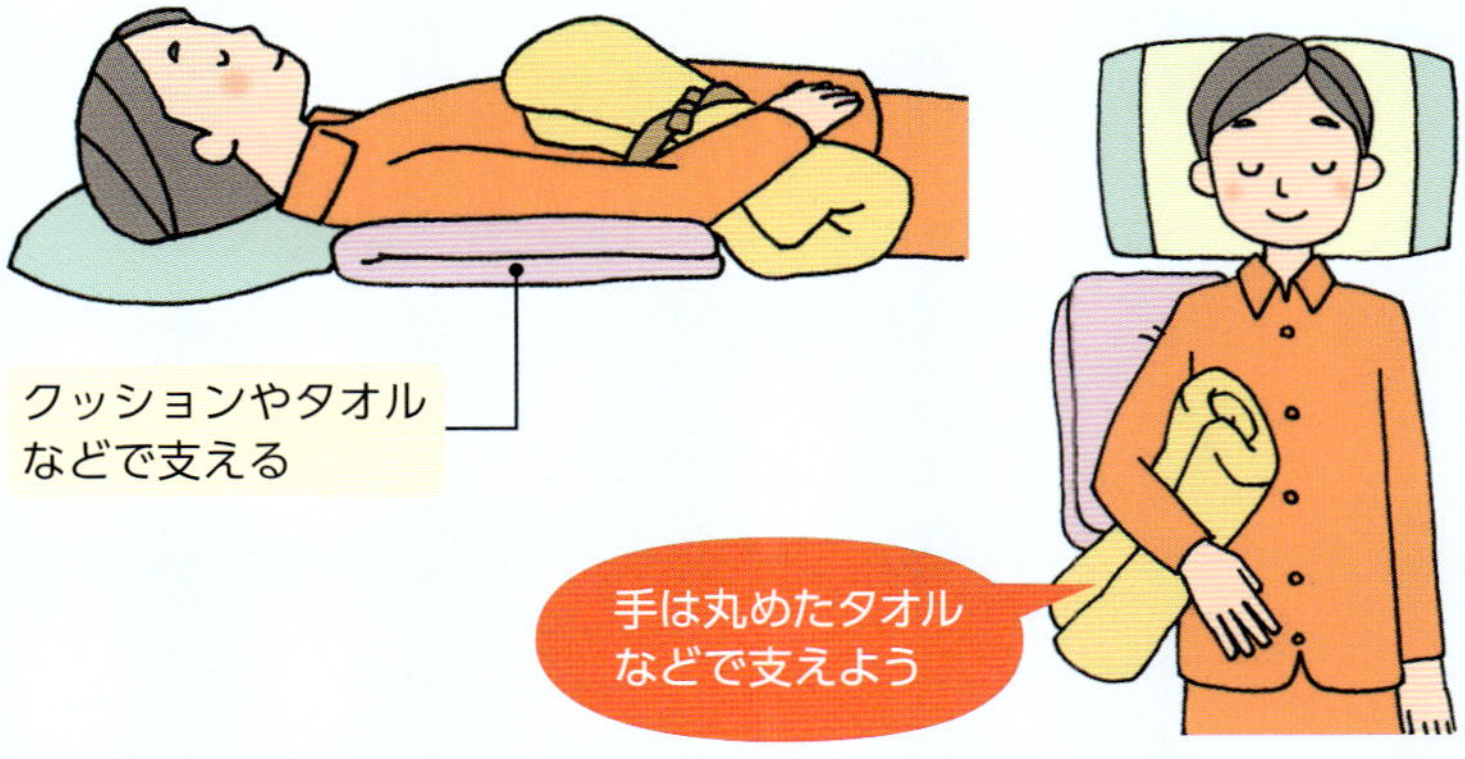
クッションやタオル
などで支える
手は丸めたタオル
などで支えよう

肩こりを予防する体操

簡単にできる体操で肩こりを予防

肩こりを予防するために、積極的に体操を行いましょう。体操には血行をよくし、筋肉疲労をやわらげ、心をリラックスさせる効果もあります。

体操をするといっても難しいことや、特別なことをする必要はありません。読書や仕事の合間や、テレビを見ながらのちょっとした時間に、気分転換をかねて行うとよいでしょう。

長時間同じ姿勢を取り続けたり、運動不足などの、肩こりを起こしやすい生活習慣の解消にもつながります。

ここでは、短時間で行える簡単な体操をご紹介します。道具もいりませんし、室内で簡単に行えます。

ポイントは、ぎゅっと力を入れてから、すとんと力を抜くことです。

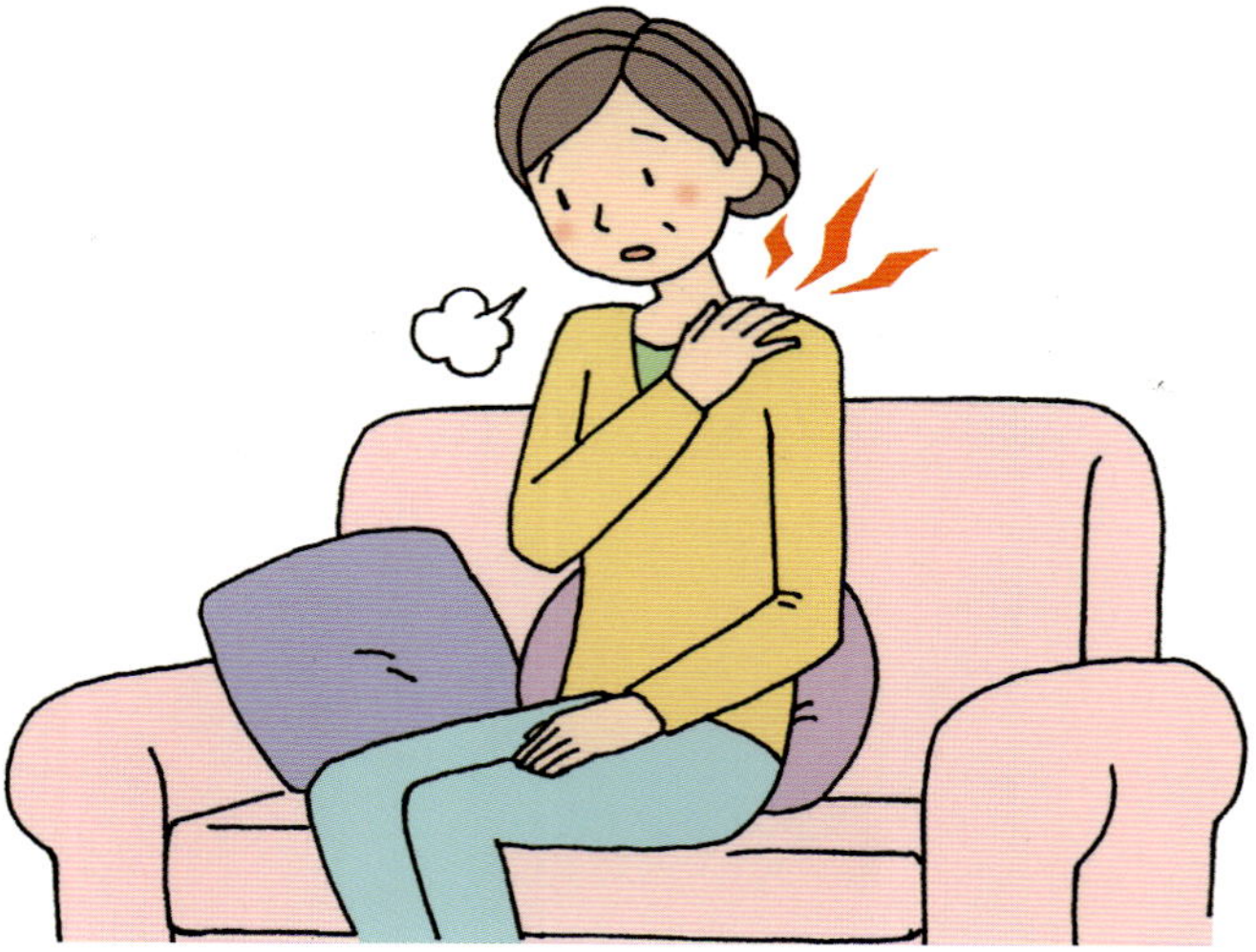

肩こり予防の体操

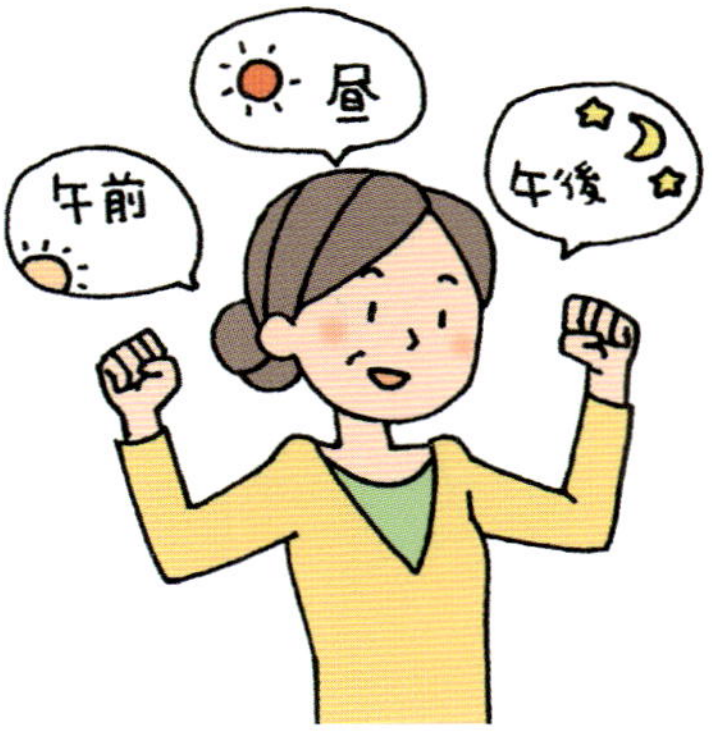

体操には、こりをほぐし血行をよくする作用やリラックス効果がある。気分転換をかねて午前・昼・午後の３回ぐらい行うとよい

1 力を込めて肩をすくめたら、力を抜いてすとんと肩をおろす

5回くり返す

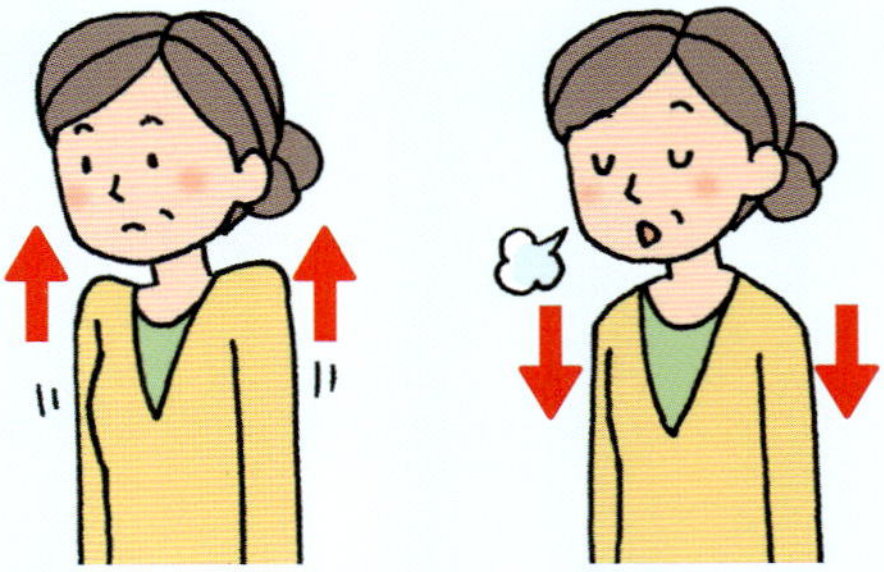

2 ひじを張って、両腕を広げ、左右の肩甲骨を真ん中に寄せる

5回くり返す

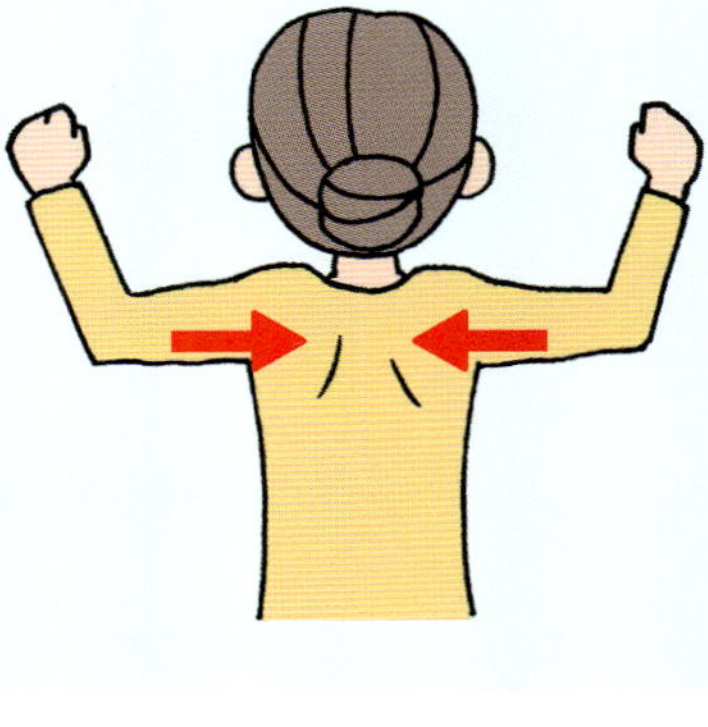

3 両手のひらを胸の前で合わせ、肩甲骨が両側に離れるように力を入れる

5回くり返す

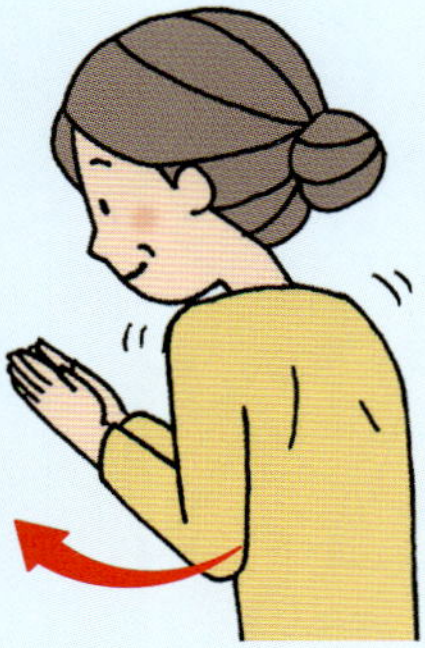

4 両手を組み、頭の後ろに当て、手と頭を押し合う。ひじを張り、頭の位置が動かないように注意する

5回くり返す

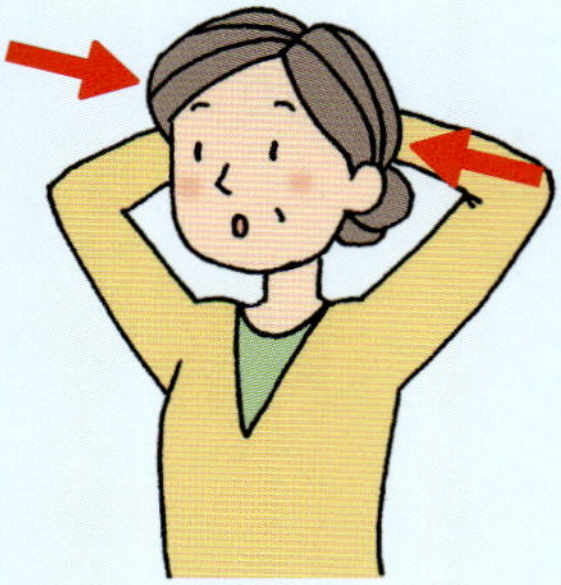

5 組んだ両手を額に当て、ひじを張り、手と頭を押し合う

5回くり返す

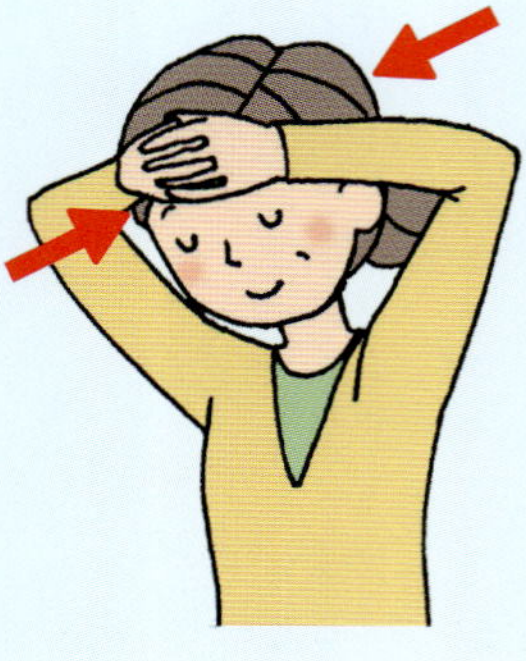

6 ひじを横に張った状態で手のひらを頭の横に当て、手と頭を押し合う。頭の位置が動かないように注意する

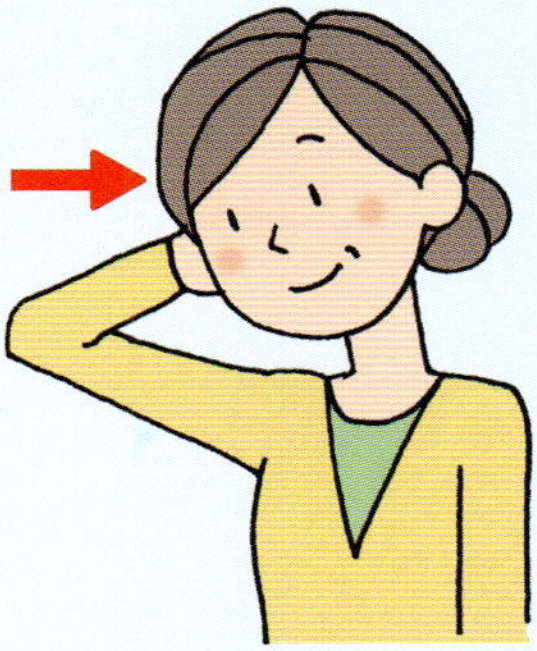

左右、それぞれ**5回**ずつくり返す

1 ～6までをセットで行う

- 時間がないときは、全部行おうとせず、好きなものをいくつか行うだけでもよい
- 一度にたくさん行うよりも、こまめに何度も行う方が肩こりの予防には効果的

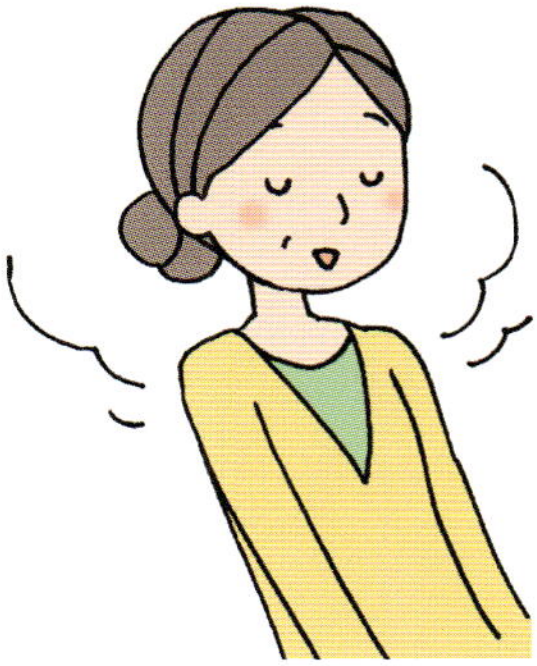

急に力を入れたり、はずみをつけたりすると、筋肉を傷めてしまう。無理なく楽しく、習慣化しよう

POINT **痛みがあるときは無理をせず休み、ゆっくり無理のない力で行う**

column

肩こりを見逃さないで

多くの人が日常的に悩んでいる肩こり。

あまりにもよくある症状なので、肩こりに慣れてしまっている人も多いものです。

しかし、本書でこれまで解説してきたように、くびや肩、背中が痛んだり、こったりするようなときには理由があります。

肩こりが続いているようであれば、生活習慣を見直してみることも大切です。姿勢や、運動不足、ストレス、また食事や睡眠など改善できるところは改善して、肩こりサイクルを断ち切りましょう。

また、症状の変化や、肩こりにともなうほかの症状にも注意することが大切です。別の病気の症状である場合もあるからです。自分のからだからのサインに気づけるようにしましょう。

小さな不調が、肩こりに通じていることがあることもお話ししました。靴擦れや、目の不調、貧血やそのほかの、ありふれているように思える不調を解消することで、肩こりも治ったということもあります。

肩こりを予防する生活は、ほかの病気のリスクも下げる健康的な生活です。

ご自身のからだからのサインに敏感になり、すこやかにお過ごしください。

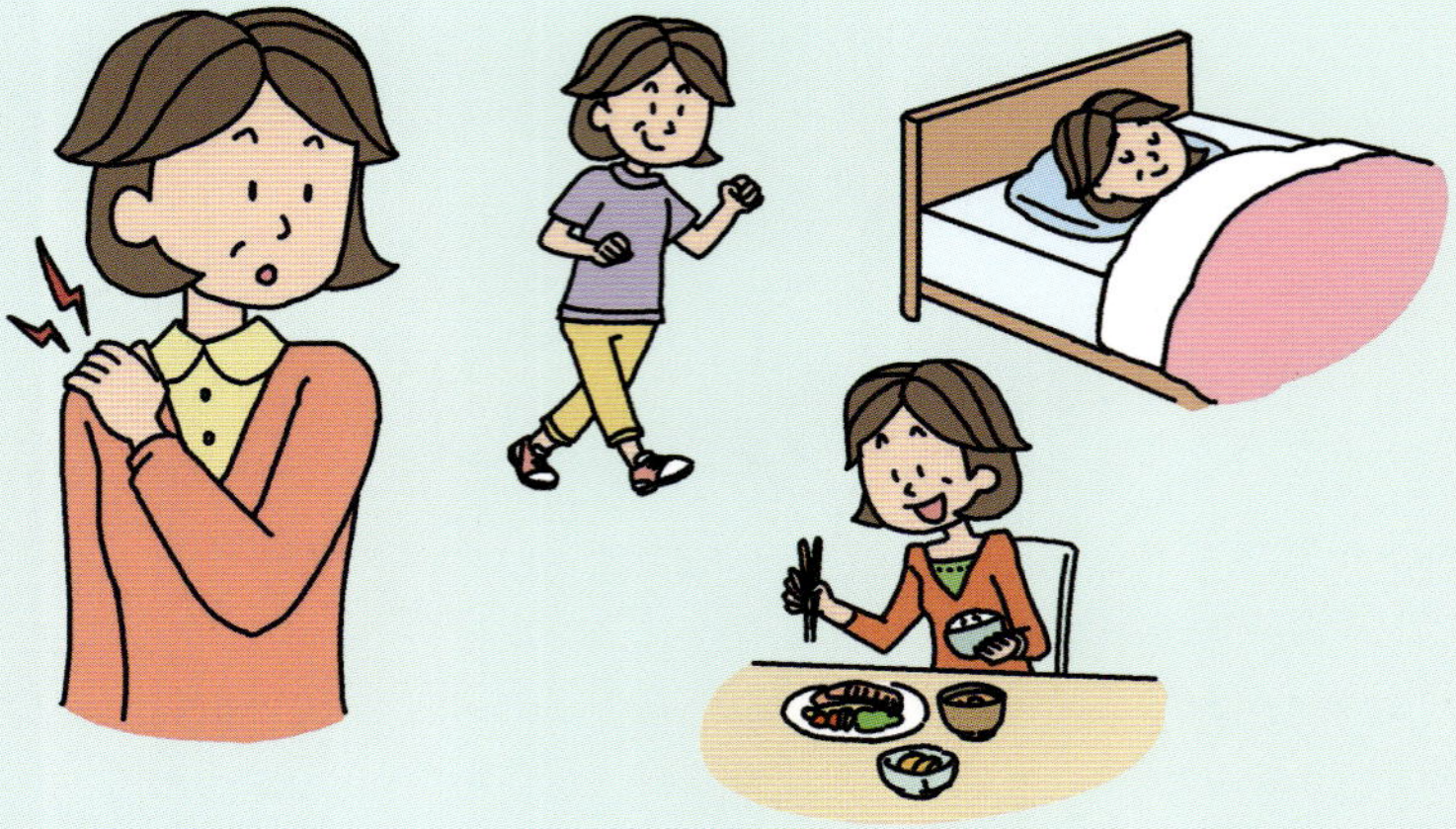

参考文献

- 『快速まるわかり　首・肩の痛みとこりを解消する』
  手塚正樹 監修　(法研)
- 『スーパー図解　くび・肩・背中の痛み』
  星川吉光 監修　(法研)
- 『ウルトラ図解　腰・ひざの痛み』
  柳本繁 岡田英次朗 監修　(法研)

索引

■監修
手塚正樹（てづか　まさき）
東京都済生会中央病院　整形外科担当部長
慶應義塾大学医学部整形外科客員講師
昭和57年慶應義塾大学医学部卒業。慶應義塾大学医学部整形外科学教室入局。昭和63年同助手。平成10年東京都済生会中央病院整形外科医長、15年同部長、21年同担当部長。
専門は脊椎・脊髄外科。
日本整形外科学会専門医、日本整形外科学会認定脊椎脊髄病医、日本脊椎脊髄病学会指定脊椎脊髄外科指導医

ウルトラ図解　くび・肩・背中の痛み

平成28年6月23日　第1刷発行

監修者　手塚正樹
発行者　東島俊一
発行所　株式会社 法研
〒104-8104　東京都中央区銀座1-10-1
販売03(3562)7671／編集03(3562)7674
http://www.sociohealth.co.jp
印刷・製本　研友社印刷株式会社
0102

ISBN 978-4-86513-277-9 C0377　定価はカバーに表示してあります。